LINCHUANG CHANGJIAN SHENJINGWAIKE JIBINGXUE

临床常见
神经外科疾病学

主编◎ 郭良文

汕头大学出版社

图书在版编目（CIP）数据

临床常见神经外科疾病学 / 郭良文主编. - 汕头：
汕头大学出版社, 2019.1
ISBN 978-7-5658-3810-1

Ⅰ. ①临… Ⅱ. ①郭… Ⅲ. ①神经外科学－常见病－
诊疗 Ⅳ. ①R651

中国版本图书馆CIP数据核字（2019）第029593号

临床常见神经外科疾病学
LINCHUANG CHANGJIAN SHENJINGWAIKE JIBINGXUE

主　　编：郭良文
责任编辑：宋倩倩
责任技编：黄东生
封面设计：蒲文琪
出版发行：汕头大学出版社
　　　　　广东省汕头市大学路243号汕头大学校园内　　邮政编码：515063
电　　话：0754-82904613
印　　刷：朗翔印刷（天津）有限公司
开　　本：880mm×1230mm　1/32
印　　张：9
字　　数：241千字
版　　次：2019年1月第1版
印　　次：2019年9月第1次印刷
定　　价：58.00元
ISBN 978-7-5658-3810-1

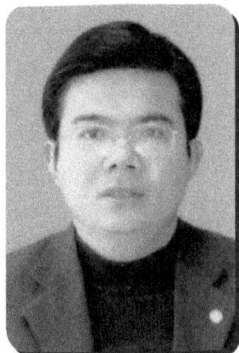

郭良文

男，山东省梁山县人，主治医师。1998年7月毕业于青岛大学医学院医疗系，获医学学士学位。现任济宁市神经外科学会委员、山东省脑血管疾病协会微创治疗专业委员会委员、山东省疼痛研究会癫痫专业委员会委员、济宁市癫痫专业委员会副主任委员。毕业二十年来一直工作在临床第一线，拥有全面系统的业务理论知识和较强的专业手术水平，具有丰富的临床经验和独立处理疑难、复杂问题的能力，以及一定的收集、归纳、总结、应用科研资料的能力。发表专业论文八篇，参编著作两部，包括《临床外科疾病救治学》（主编；北京科学技术文献出版社）和《神经外科疾病临床诊治》（主编；北京科学技术文献出版社），获2014年第四届济宁自然科学创新著作类二等奖。

前　言

　　20世纪后期，生命科学的发展日新月异，神经科学在此基础上取得了令人瞩目的成就。我国现代神经外科与发达国家相比起步较晚，但经过广大神经外科医务人员的共同努力，以及大量高新技术、先进设备的引进，我国神经外科的临床诊疗水平已迅速得到提高，在某些领域已达到国际水平。20世纪70年代以来，随着电子计算机断层扫描、磁共振成像、数字减影血管造影、单光子CT扫描、正电子发射断层扫描、脑电地形图、诱发电位的使用等，使颅内疾病的定位、定性和脑功能的诊断水平得到了很大提高。在神经外科临床治疗方面，随着显微外科技术、双极电凝、脑立体定向技术、介入神经放射技术、神经内镜技术等中心立体定向放射和伽马刀的应用，使既往难以手术的颅内疾病的治愈率有显著性的提高，神经功能的损伤大大减低，同时也降低了手术的致残率和死亡率。当前，在国际上神经外科高速发展，需要广大的神经外科工作者不断更新知识，提高专业水平，同时也需更多青年医务人员投入到神经科学的发展行列之中。

　　本书是综合了国内外先进的研究成果，并对各种神经外科疾病进行了系统的介绍。内容分七章，首先介绍了神经外科疾病的诊断基础，然后从疾病的病理生理、临床表现、辅助检查、诊断与鉴别诊断以及治疗方法等方面比较详细的阐述了临床常见的各种神经外科疾病。本书内容丰富，集先进性、科学性、实用性于一体，并结合图表的形式，使内容更加的充实和易于理解。希望本书能对广大神经外科的临床医学工作者能够提供借鉴与参考。

由于编写水平有限，不免有错误和疏漏之处，衷心希望读者能够对本书予以批评指正。

郭良文

山东省梁山县人民医院

2018 年 11 月

目　录

第一章
神经外科疾病诊断基础

第一节 病史采集

由于现代技术的发展，CT、MRI技术的进步，许多神经外科医师忽略了常规的病史采集，依赖于影像学的诊断，但作为疾病本身来说，它是动态发展变化的，单凭一两次的影像学检查作出某些疾病的诊断是比较片面的，甚至是错误的。因此，要取得一个较为完善的诊断，要依赖于病史采集、体格检查、辅助检查等各个方面。

一、现病史

所有症状均应记明开始出现的时间、程度、性质及演变经过。

（1）详细询问起病诱因及发病日期。急性病从本次发病算起，慢性病从首次发病算起，并注明复发时间。

（2）起病初期的症状及其性质，如头痛要描写部位及呈持续性或阵发性痛等，往往对定位诊断有实际的意义。

（3）有无其他症状相伴出现，如眩晕是否伴有耳鸣等。

（4）症状的发展和演变过程，如有的蛛网膜下隙出血所导致的脑积水患者，可以出现症状和影像学的好转，这对于选择是否手术治疗有主导作用。

（5）入院前曾进行何种检查，其检查日期及结果如何；接受过何种治疗，如有的头痛在使用了脱水治疗后好转，这对于判定颅内压提供了线索。

二、过去史

应特别注意询问与神经系统疾病有关的过去史，如脑炎、结核病、钩端螺旋体病、血吸虫病、风湿病、外伤、糖尿病、高血压、血液病、癌、精神病等。

三、家族史

包括父母、兄弟、姐妹的年龄及健康情况。如已病故，应了解其死因和年龄。神经系统疾病中有遗传性者颇多，如神经纤维瘤病，有的血管网织细胞瘤等。故应了解家族遗传分布情况。

第二节　体格检查

对于清醒和昏迷患者、成年和婴幼儿的体格检查略有不同。

一、一般体格检查

（一）意识状态

当听取患者自述病情或表达自己对疾病的看法以及观察其行为状态时，就可判断患者的意识状态，可分为以下几级。

（1）清醒：积极配合检查及回答问题。

（2）嗜睡：能唤醒，唤醒后能勉强配合检查及回答问题，停止刺激后又入睡。

（3）昏睡：需较强地刺激才能唤醒，能做简单、模糊地答话，刺激停止后又昏睡。

（4）浅昏迷：强刺激后有肢体或面部的反应，可引出生理反射和病理反射。

（5）深昏迷：强刺激后无肢体或面部的反应，所有生理和病理反射均消失。

（二）精神状态

精神状态反映高级神经活动的功能情况，许多神经系统疾病常可出现精神症状。

（三）脑膜刺激征

脑膜刺激征是脑膜病变时脊髓膜受到刺激并影响到脊神经根，

当牵拉刺激时引起相应肌群反射性痉挛的一种病理反射。临床上可见于脑膜炎或蛛网膜下腔出血时。

1. 颈强直

脑膜刺激征主要表现为不同程度的颈强直。被动屈颈时感到阻力，严重时其他方向的被动活动也受到限制。

2. 凯尔尼格征

患者取仰卧位，一侧下肢屈髋屈膝均呈直角，医师以一手按握膝关节上方，另一手托住足跟部并向上抬举使膝关节被动伸展。正常人大腿与小腿可呈角＞135°。如伸展小腿与大腿夹角＜135°，或大腿后屈肌紧张有明显抵抗并伴有疼痛即为阳性。

3. 布鲁津斯基征

患者仰卧两下肢伸直，医师以手托起头部使其下颌接近前胸部，如颈部有抵抗及颈后疼痛感，同时两下肢髋关节反射性屈曲即为阳性。

（四）其他

头、颈、躯干、四肢的外形检查。

二、脑神经检查

脑神经障碍有时是神经系统疾病最早出现的症状，结合其他神经体征时，不但有助于病变的定位，且对病变性质的确定也有意义。

（一）嗅神经检查

有无主观嗅觉障碍，如嗅幻觉等。让患者闭上眼睛，分别检查两侧鼻孔，非受试侧鼻孔以手指堵住，用盛有各种挥发气味的溶液（如松节油、薄荷水、玫瑰水等）的小瓶，或用有气味的香皂、牙膏、香烟等物，分别置于患者受检的鼻孔，嘱其说出所闻到的气味或物品全称，分别测试两侧。

（二）视神经检查

1. 视力

主诉有视力障碍者应用近视力表或远视力表检查。有近视或远视者必须进行矫正，如视力减退不能用视力表检查时，可用数指、手动、光感检查。

（1）数指检查：检查者可伸出手指置于远处，请患者数手指，并逐渐移近，直至能数清手指，记录其距离以表示其视力。

（2）手动检查：如至眼前仍不能数清手指，则由远而近使患者看手动，记录能看见手动的距离表示其视力。

（3）光感检查：如手动仍不能辨别，则用手电筒光在患者眼前晃动，观察有无光感，如光感也消失称为失明。

2. 视野

视野是眼球在保持不动位置时所能看到前方的空间范围。

（1）检查方法：分为较粗略的手试法和较精确的视野计法。①手试法：此法适用于没有条件做详细检查的场合，只能发现较大的缺损。医师与患者相距 1 m，面对面坐着，患者的左眼看医师的右眼或患者的右眼看医师的左眼，彼此注视，双方眼睛保持在同一水平高度。将患者的一眼遮盖，医师伸出自己的手来回摆动，在两人之间从各个方向的外周向中心移动，当患者觉察手指出现的刹那，立即告知，患者能在各个方面与医师同时看到手指，这说明患者的视野大致正常。这种方法比较简单，但准确性较差。②视野计检查：用视野计检查视野比较精确，其中又分为动态视野检查法和静态视野检查法。

（2）动态视野检查法：是用一定刺激强度视标从某一不可见区，如视野周边部或暗点中心向可见区移动来探查不可见区与可见区交界点的方法，动态视野检查法主要用于测绘等视线和暗点范围，目前临床常用的平面视野计、弧形视野计均属此种。

（3）静态视野检查法：视标不动，通过逐渐增加视标刺激强度来测量视野中某一点的光敏度或光阈值的方法。

视觉通路的损害可造成各种视野缺损：损害在一侧球后视神经的该侧全盲；视交叉中部的两颞侧偏盲；一侧视束或视放射的同向偏盲。视束性偏盲的患者常诉述视野中有"黑点"遮蔽（正性暗点），偏盲侧瞳孔对光反应消失。视放射或皮质全部损害引起的偏盲，则患者不觉视野缺损，只在检查时才能发现（负性暗点），偏盲侧瞳孔对光反应存在，中央视力保存。视放射部分的损害则产生对侧视野的象限性偏盲。

3. 眼底

眼底检查要求在不散瞳的情况下进行，以免影响对瞳孔变化的观察。检查时患者背光而坐，注视正前方。检查右眼时检查者位于患者右侧以右手持眼底镜用右眼观察，检查左眼时则反之。开始检查时先将检眼镜转盘转至"0～3"，同时将检眼镜移近被检眼前约2 cm处，如医师与患者都是正视眼，便可看清眼底，看不清时，可拨动转盘至看清为止。正常情况下视神经盘（视神经乳头）为圆形或竖椭圆形，淡红色，边缘清楚，中间有生理凹陷。动脉色鲜红，静脉色暗红，两者管径的比例为2：3（A：V＝2：3）。检查时除观察视盘（视乳头）外，还要注意血管的弯曲度、反光强度及有无交叉压迹。视网膜有无水肿、出血及渗出物等。

（三）动眼神经、滑车神经及外展神经检查

1. 支配范围

动眼神经为支配上睑提肌、上内直肌、下内直肌、下斜肌、瞳孔括约肌及睫状肌；滑车神经和外展神经分别是上斜肌和外直肌。

2. 检查内容

（1）睑裂：注意大小，双侧是否相等，有无上睑下垂。

（2）眼球位置：在直视情况下有无斜视或同侧偏斜、突出或下陷。

（3）眼球转动：观察有无眼球运动的受限，并询问是否出现复视，以明确眼外肌有无麻痹，还要注意有无眼球震颤。

（4）瞳孔：注意位置、形状、大小，双侧是否等大以及边缘是否整齐。

瞳孔对光反应：用电筒光侧面照射瞳孔，当一眼受光刺激时引起该眼瞳孔收缩（直接对光反应），同时也使另一眼瞳孔收缩（间接对光反应）。

调节辐转反应：检查时可令患者注视远方的事物数秒钟后，立即转为注视放于其面前仅数厘米的检查者手指，此时可见双眼球内收，双瞳孔缩小。

动眼神经损害时，病侧上睑下垂，眼球向上、下活动受限，眼球呈外斜位，瞳孔扩大，对光反应消失。滑车神经损害时，眼球不能向下、外运动，患者下楼梯困难。临床上单独滑车神经损害较少见。展神经损害时，眼球不能外展，呈内斜视、复视。展神经较细，在颅底的行程又较长，故容易受损害。

（四）三叉神经检查

三叉神经由运动和感觉纤维组成，检查内容主要包括以下几项。

1. 运动

注意观察两侧颞肌、咬肌有无肌肉萎缩，并以手指分别按触颞肌及咬肌，嘱患者做咀嚼动作，感觉两侧颞肌及咬肌收缩是否有力，并比较两侧是否对称。嘱患者张口，以上下门齿的中缝为标准，观察下颌有无偏斜。正常人三叉神经支配的两侧咀嚼肌力量相等，张口时下颌位于中间而无偏斜。当一侧三叉神经运动支受损时，导致一侧瘫痪，张口时下颌偏向患侧，这是由于健侧收缩将下颌推向前方及患侧所致。

2. 感觉

用针、棉花及盛有冷或热水的试管测定痛觉、触觉及温度觉，观察有无各感觉障碍及其分布范围。并可以区别核性或周围性感觉障碍，周围性 3 种感觉同时发生障碍，且可发生于三叉神经的任何一个分支；核性感觉障碍往往只有痛觉、温度觉障碍而触觉存在，且常呈洋葱样分布。

3. 角膜反射

嘱患者向受检眼的对侧注视，以棉花絮轻触眼的角膜外侧，正常时可见两眼迅速闭合。角膜反射的传入通过三叉神经至脑桥再经面神经传出，因此三叉神经感觉支或面神经运动支受损时，均有角膜反射消失。

（五）面神经检查

面神经由支配表情肌的运动纤维和接受味觉的特殊感觉纤维所构成，检查内容主要包括以下几项。

1. 运动

先观察两侧面部是否对称，包括额纹深浅、眼裂大小、鼻唇沟深浅、口角有无㖞斜。然后嘱患者做皱额、闭眼、露齿、鼓腮等动作，比较两侧是否对称。一侧面神经周围性损害时，患侧额纹少，闭眼不拢、眼裂较大、鼻唇沟变浅，露齿时口角歪向对侧，鼓腮时漏气。一侧中枢性损害时，只出现病灶对侧下半部面肌瘫痪，上半部面肌因受两侧皮质运动区支配，故皱额和闭眼不受影响。

2. 味觉

嘱患者漱口后伸出舌头，用棉签蘸试剂触一侧舌前 2/3 处，试剂分别为酸（醋酸）、甜（糖水）、苦（奎宁）、咸（盐水）溶液。令患者指出事先写在纸上的甜、酸、咸、苦四字，每次试后必须漱口，两侧分别试之。面神经受损时舌前 2/3 味觉丧失。

（六）听神经检查

听神经由蜗神经和前庭神经构成。

1. 蜗神经

常用的有指擦声检查及音叉检查。

（1）指擦声检查：检查者用示指和拇指摩擦，患者用手掩住一侧耳，声音由远及近，至听到声音，与对侧及检查者比较。

（2）音叉检查：Rinne（气导骨导比较）试验，比较一侧耳的气导和骨导时间，正常时气导＞骨导，在感音性耳聋中，气导长于骨导，为 Rinne 试验阳性。在传导性耳聋中，则骨导长于气导，Rinne 试验阴性。Weber（双耳骨导比较）试验，正常时感到声音在正中，有传导性耳聋时感到病侧较响，为 Weber 试验阳性。有感受性耳聋时感到健侧较响，为 Weber 试验阴性。骨导敏度施瓦巴赫试验；纯音听力计检查（必要时）。

Rinne（林纳）试验：将振动的 128 Hz 或 256 Hz 音叉柄置于

患者一侧乳突部（骨传导），当患者听不到声音时，即将音叉置于该耳前（气传导），如能继续听到声音表示气导＞骨导。如置于耳前已听不到尚在振动的音叉，则先试气导，当气导听不到时，再测试骨导，如骨导能听到，表示骨导＞气导。

韦伯试验：将振动的音叉柄置于患者额正中部，让患者说出两耳听到的声音是否相等（觉得声音居中）或何侧较强。

2. 前庭神经

有旋转试验及冷热试验。

（1）旋转试验：简单的旋转试验为手动旋转椅法。受检者坐于旋转椅上，头前俯30°，水平半规管此时处于水平位；两手握住扶手。以每秒 1/2 圈的速度使转椅顺时针方向旋转，连续旋转10圈后突然停止。此时请受检者两眼平视，观察眼震类型、方向、强度、持续时间及伴发的神经症状等。稍事休息后，以同样的转速及方法做逆时针方向旋转。正常人于旋转后可出现与旋转方向相反的眼震（做顺时针方向旋转后出现的眼震方向向左，逆时针旋转后眼震向右），水平性，持续24～30 s。持续时间过短或过久，均示前庭功能异常。

（2）冷热试验：受检者取仰卧位，头抬高30°，将 30 ℃ 及 44 ℃ 的水分别装入盐水瓶，并要求保持此恒温。盐水瓶置于距受检者头部 60～70 cm 高度处，检查者向外耳道注水，注水时间为 40 s。然后观察眼震，记录眼震性质、方向、强度、潜伏期及持续时间。检查按先温后冷，先右耳后左耳顺序逐步进行，每次间隔 5 min，每次注水量250～500 mL。记录从注水开始到最后眼震消失的时间，正常者冷水刺激反应时间约为 2 min，热水刺激反应时间约为 1.7 min。一侧温、冷两种试验的眼震持续时间之和低于另侧，表示半规管功能低下甚至丧失。

（七）舌咽神经、迷走神经

由于舌咽神经与迷走神经都支配咽喉部之肌肉，故应同时予以检查。

1. 运动功能

先询问患者的发声和吞咽功能的改变，有无吞咽困难、喝水呛咳及发声的嘶哑等。再观察咽部肌肉有无萎缩，腭垂（悬雍垂）的位置及软腭高低是否对称。再嘱患者发"啊"的声音，注意两侧软腭上升情况，腭垂（悬雍垂）有无偏歪。一侧麻痹时，进食呛咳，病侧软腭低垂，不能提升，腭垂（悬雍垂）偏向健侧。两侧受损时则完全不能吞咽、发音和提升软腭。

2. 咽反射

以压舌板或棉签分别轻触软腭及双侧咽后壁，正常反应为咽部肌肉收缩，软腭上升、舌后缩、恶心呕吐。

核上性损害一侧不引起咽喉肌瘫痪，双侧损害时引起假性延髓性麻痹。核及核下性损害一侧时，病变侧软腭下垂、上抬无力、腭垂（悬雍垂）偏向健侧、声音嘶哑、咽反射消失；双侧损害时软腭、咽及喉完全瘫痪、严重的吞咽困难及失音。

（八）副神经检查

观察斜方肌和胸锁乳突肌有无萎缩，然后做耸肩和转颈动作，同时给予阻力以测定其肌力。一侧副神经损害可见同侧斜方肌及胸锁乳突肌萎缩、垂肩及斜颈，耸肩及转颈无力或不能。

（九）舌下神经检查

有无伸舌偏斜、舌肌萎缩及颤动。一侧舌下神经损害，伸舌向病侧偏斜；核下性损害，病侧舌肌萎缩；核性损害，舌肌有明显肌束颤动；核上性损害，伸舌向病灶对侧偏斜。双侧舌下神经损害，伸舌受限或不能。

三、运动系统检查

主要检查肌营养、肌张力、肌力、不自主运动、共济失调、姿势和步态等。

（一）肌营养

观察肌肉有无萎缩及假性肥大，必要时用带尺测量，一般选择生理骨隆起处（如尺骨茎突、踝部及髌骨等）作为标志，在其上方或下方一定距离水平测量肢体的周径，两侧差异＞2 cm 时有意义。肌萎缩主要见于神经系统下运动神经元损害及肌肉疾病；假性肥大表现为肌肉外观肥大，坚实而无力，多见于腓肠肌及三角肌，常见于进行性肌营养不良症假肥大型。

（二）肌张力

在肌肉松弛的肢体做被动运动检查时遇到的阻力，即是肌张力。检查时须取得患者的合作，肢体完全放松，然后再做肢体各个关节的被动运动。肌张力减低时，肌肉弛缓，被动运动时阻力减低或消失，关节松弛活动范围扩大，见于周围性瘫痪及小脑病变。肌张力增高时，肌肉坚硬，被动运动时阻力增大或难以施行。锥体外系病变时表现为强直性肌张力增高，呈齿轮状或铅管样肌张力增高；锥体束受损时表现为痉挛性肌张力增高，呈折刀样增高。

（三）肌力

肌力是肢体随意运动时肌肉收缩的力量。随意运动发生障碍时称为瘫痪，按其轻重程度分为完全性瘫痪和不完全性瘫痪。上运动神经元病变及周围神经损害引起的瘫痪呈肌群分布，应以关节为中心检查肌群的伸屈、内收、外展、旋前、旋后等。周围神经损害及脊髓前角病变，瘫痪呈节段性分布，应检查单块肌肉肌力。肌力的记录可采用0～5度的6级记录法，内容如下所述。

0级：完全性瘫痪。

1级：可见肌肉收缩而不引起肢体运动。

2级：肢体能在床面上移动，但不能抬起。

3级：肢体能抬起，但不能抵抗阻力。

4级：能做抗阻力运动，但未达正常。

5级：正常肌力。

如不能用上述方法查出，可做轻瘫试验：①上肢平伸试验，平伸上肢，手心向下，数分钟后可见患侧上肢逐渐下垂而低于健侧。②下肢轻瘫试验，仰卧，双下肢、膝、髋关节屈曲呈90°直角，持续数秒钟后轻瘫侧下肢缓慢下垂。

（四）不自主运动

检查有无震颤、舞蹈样动作、手足徐动症、肌阵挛、肌束颤动等，及其出现的部位、范围、程度、规律，以及有无家族史及遗传史。

（五）共济运动

检查穿衣、吃饭、系扣、端水、取物、书写、讲话、站立及步态姿势等动作的协调准确性，必须排除瘫痪、不自主动作及肌肉力增高等病。

1. 指鼻试验

上肢平举，伸直示指，用其指尖反复多次点触自己的鼻尖，先在睁开眼，后在闭眼情况下进行。共济失调的表现为动作笨拙、摆动、震颤、动作过度、指不准鼻尖等。

2. 快复轮替试验

做快速重复的交替拍击手背、手掌旋前旋后的动作。共济失调时出现动作快慢不一、不协调、笨拙或缓慢。

3. 跟膝胫试验

患者仰卧，依次做下列 3 个动作：一侧下肢伸直举起，将足跟置于对侧下肢的膝盖上，其后沿胫骨前缘向下推移。共济失调时表现动作缓慢摇摆，足跟放不准膝盖上，并不能沿胫骨直线推移。

4. Romberg 征（闭目难立征）

两侧足跟及足尖靠拢站立，双手向前平伸，先睁开眼后闭眼。共济失调时则摇摆不稳或倾跌。

（六）姿势与步态

检查有无卧位、坐位、站立、行走时姿势与步态异常，常见的姿势异常有偏瘫姿势、强迫头位、去皮质强直等。对诊断有帮助的常见步态有以下几种。

1. 偏瘫步态

上肢内收旋前，指、腕、肘关节屈曲，行走时把病侧骨盆抬高，下肢伸直并外旋，往外做划圈样移步前进，最多见为脑卒中后遗症。

2. 剪刀步态

双下肢不完全性痉挛性瘫痪的患者，行走时两下肢伸直，两足向内交叉前进（内收肌张力增高），形如剪刀样。

3. 慌张步态

躯干前倾，走路擦地小步加速前冲，不能立即停步，两上肢前后摆动的联带动作丧失，见于帕金森综合征。

4. 跨阈步态

腓神经麻痹的垂足患者，行走时腿过度抬高跨阈前进。

5. 醉酒步态

站立两足分开，走路摇摆不稳，不能直线行走，如醉汉走路，为小脑病变。

6. 感觉性共济失调步态

看地缓慢行走，足落地沉重，如踩棉花感，摇晃不稳，闭眼不能行走，见于脊髓疾病、亚急性联合变性。

四、感觉系统检查

检查感觉系统需耐心细致，取得患者充分合作。检查程序应先粗查四肢躯干感觉，上下、左右、远近对比，如发现异常区再进行详细检查，或多次重复检查。检查结果以正常、减弱、消失、过敏等表示。

（一）浅感觉

1. 触觉

用棉絮均匀一致地触皮肤，请患者每次感觉到时说出有或无。

2. 痛觉

用圆头针尖轻刺皮肤，嘱患者回答"痛""轻痛""不痛"来区分痛觉有无和程度。

（二）温度觉

用两支玻璃试管或金属管，分别装有凉水（5～10 ℃）、热水（40～50 ℃），交替接触皮肤，嘱患者辨别冷、热感觉。

（三）深感觉

1. 关节位置觉

将患者手指、足趾上下移动，嘱患者辨别运动的方向，如向上、向下。

2. 音叉震动觉

将震动的 128 Hz 音叉柄端放置于骨突起的皮肤上，询问患者有无震动感及持续时间，两侧是否相同。

（四）复合感觉（皮层感觉）

此检查须在浅感觉没有严重障碍时进行。

1. 皮肤定位觉

以手指或棉签轻触患者皮肤，指出刺激的部位。正常误差在3.5 mm～1 cm。

2. 两点辨别觉

将双规仪两脚分开接触患者皮肤，如感觉到两点时，再缩小两点间距，直到感觉到一点为止。正常时指尖为2～8 mm，手背为2～3 mm，躯干为 6～7 mm。

3. 图形觉

用钝针在患者皮肤上划出圆形、三角形等简单图形，或1、2、3 等数字，说出图形与数字。

4. 实体觉

患者闭目触摸钢笔、钥匙、硬币、打火机等常用物品，说出形状与名称。

第三节 辅助检查

神经科疾病中辅助检查内容较多，但主要可以归纳为 3 个方面：脑脊液检查、放射学检查、电生理和超声检查，下面分别来介绍这些检查。

一、脑脊液检查

脑脊液主要循环在脑室系统和蛛网膜下隙中，而在非开放手术中较为安全获取脑脊液，主要通过穿刺侧脑室、腰大池及相对不安全的枕大池（枕大池穿刺，近年在临床中已逐渐减少）。

（一）腰椎穿刺术

1. 适应证

（1）诊断性穿刺：用以测定脑脊液压力（必要时进行脑脊液的动力学检查）。进行脑脊液常规、生化、细胞学、免疫学和细菌学等检查，并可向蛛网膜下隙注入造影剂，进行空气或碘水脊髓造影等。

（2）治疗性穿刺：用以引流血性脑脊液、炎性分泌物或造影剂等，或向蛛网膜下隙注入各种药物。在某些脑膜炎、脑蛛网膜炎、正压性脑积水和脑炎时，也可放取适量脑脊液以降低颅内压和改善临床症状。

2. 禁忌证

病情危重者或败血症患者及穿刺部位的皮肤、皮下软组织或脊柱有感染时，均不宜进行，因后者穿刺后可将感染带入中枢神经系统。此外，颅内占位性病变，特别是有严重颅内压增高或已出现脑疝迹象者，以及高颈段脊髓肿物或脊髓外伤的急性期，也属禁忌，因前者可引起脑疝，后者可加重脊髓的受压，均可引起患者呼吸甚至心跳停止而死亡。

3. 穿刺方法及步骤

通常取弯腰侧卧位，自腰 2 至骶 1（以腰 3～4 为主）椎间隙穿刺。局部常规消毒及麻醉后，戴橡皮手套，用 12 号穿刺针（小儿用 9 号）沿棘突方向缓慢刺入，进针过程中针尖遇到骨质时，应将针退至皮下待纠正角度后再进行穿刺。成人进针 4～6 cm（小儿 3～4 cm）时，即可穿破硬脊膜而达蛛膜网下隙，抽出针芯流出脑脊液，测压和缓慢放液后，再放入针芯拔出穿刺针。穿刺点稍加压止血，敷以消毒纱布并用胶布固定。术后平卧 4～6 h。

4. 检查内容

（1）压力检查。①常压力：穿刺后测得的脑脊液压力，侧卧位成人为 80～200 mmH_2O，婴儿及儿童为 40～100 mmH_2O，新生儿为 10～14 mmH_2O。②颈静脉压迫试验（奎肯施泰特试验）：

用手压迫双侧颈静脉，使颅内静脉系统充血而致颅内压力增高，增高了的压力传达到连接于腰椎穿刺针的压力玻璃管上，可引起液面的明显升高，放松压迫后液面迅速下降。当椎管有梗阻时，压迫后液面上升，但去压后下降缓慢甚或不能。无梗阻时，脑脊液压力应在颈部加压后 15 s 左右迅速升至最高点，去压后 15 s 左右又能迅速降至初压水平；部分梗阻时，脑脊液压力在颈部加压后上升，但去压后下降均缓慢或上升后不能下降至初压水平；完全梗阻时，则在颈部加压后，脑脊液压力不上升或上升极少。

（2）外观检查：正常脑脊液无色透明，新生儿脑脊液（因含有胆红素）、陈旧出血或蛋白含量过高时，脑脊液可呈黄色。新出血时则呈红色或血性，须和穿刺误伤引起的出血鉴别，前者脑脊液血染浓度前后均匀一致，而后者脑脊液血染浓度随放出量增多逐渐变淡。

（3）细胞学检查：成人正常白细胞数在 $0.01 \times 10^9/L$ 以下（早产儿及新生儿在 $0.03 \times 10^9/L$ 以内），但多核白细胞不应超过 5 个，主要为小、中淋巴细胞。当脑膜有刺激性或炎性病变时，脑脊液的白细胞计数可增多。

（4）生化检查。①蛋白：正常脑脊液蛋白含量在蛛网膜下隙为 150～400 mg/L，新生儿为 1 g/L，早产儿可高达 2 g/L。蛋白增高多与细胞增多同时发生，见于各种中枢神经系统感染。②糖：正常含量为 450～750 mg/L，为血糖值的 1/2～2/3。糖量降低见于细菌或隐球菌脑膜炎、恶性脑肿瘤等，系因糖的酵解加速之故。糖量增高见于血糖含量增高（故应同时查血糖量）以及中枢神经系统病毒感染、脑外伤、颅后窝及第三脑室底部肿瘤和高热等，以上均与血脑屏障通透性增高有关。③氯化物：正常含量为 72～75 g/L，较血液氯化物含量 5.7～6.2 g/L 为高。在细菌（特别是结核）和真菌脑膜炎和血液氯化物含量减少时（如呕吐、肾上腺皮质功能减退）而减少，血液氯化物含量增高（如尿毒症、脱水等）时而增高。④细菌学检查：对神经系统细菌性感染时十分必要，包括细菌、真菌涂片和培养。

（二）侧脑室穿刺术

1. 适应证

（1）诊断性穿刺：在脑积水中为了明确是否为梗阻性或交通性，可以穿刺侧脑室注入造影剂或核素，一定时间后观察循环情况。如怀疑脑室内感染时，可穿刺脑室以明确诊断。做颅内压监护时，此法较常用。

（2）治疗性穿刺：当梗阻性脑积水患者出现脑危象时，可行紧急脑室穿刺，挽救患者生命，为手术治疗争取时间；脑室内积血，行脑室穿刺，积血引流；脑室内注药，治疗脑室炎。

2. 穿刺禁忌

穿刺及穿刺通道部位或邻近感染；穿刺经过肿瘤或血管畸形。

3. 穿刺部位与方法

（1）前角（额角）穿刺术：一般取右侧前角穿刺，患者取仰卧位，头位正中，在发际内中线旁 2.5 cm，做长 4～5 cm 的切口，消毒铺巾后，切口处用利多卡因浸润麻醉，皮肤切开直至颅骨，之后行颅骨钻孔，切开硬脑膜，用盲端、带有侧孔的直径为 2～3 mm，内径为 1.5～2.5 mm 的硅胶管，置入针芯，穿刺脑室，针尖方向在穿刺点与矢状面平行的假设平面上，指向双侧外耳道的假想连线，一般进入 4～6 cm 即入脑室，脑室扩大者穿刺其易，刺入脑室有落空感，拔出针芯，即见脑脊液流出。如需进行脑室引流，则接上无菌的引流袋即可，然后用无菌敷料固定包扎。一次穿刺未成功，应将穿刺针拔出至颅骨下重新改变方向穿刺，禁忌在脑实质内任意改变穿刺方向。

（2）枕角穿刺术：患者取俯卧位或侧卧位，切口在枕外粗隆上 5～6 cm，中线旁 3 cm，穿刺方向应保持与矢状面平行指向眉弓，进针 5～6 cm。

（3）侧脑室三角区穿刺术：多选右侧操作，患者左侧卧位，切口在外耳道后方和上方各 4 cm，穿刺方向与颅骨垂直，一般进针 4 cm 即可，多用在脑积水进行侧脑室—心房（或腹腔）引流术。

（4）经眶顶部脑室前角穿刺术：对危重患者的抢救，在病床旁操作。穿刺点在上眼睑眶上缘中点，眶缘与眼球之间先用手锥穿通额骨眶板，更换腰穿针经骨孔穿入，针的方向指向顶结节假想连线上，与矢面（矢状面）平行，前角扩大者刺入 4～5 cm 可进入脑室。

二、X 线检查

尽管 CT 与 MRI 对神经精神疾病的诊断有其独到之处，但因其价格昂贵，多数基层医院尚难以开展，况且其也有一定的局限性，比如空间分辨率远远不如 X 线摄片，尤其对头颅骨、脊椎疾病的诊断，CT 与 MRI 远不如 X 线片直观。相当多数 CT 片与MRI 片又必须以 X 线摄片为基础进行对照分析。因此，X 线检查仍不失为神经精神疾病诊断的最基本和重要的检查手段之一。

（一）头颅 X 线检查

1. 正侧位片

正侧位片是最常规的头颅 X 线摄片。

（1）后前位片：标准前后位像上岩骨与眼眶重叠，矢状缝应成一条直线与蝶骨嵴垂直，居颅骨的正中。可观察头颅之大小、形状及颅盖骨，并可通过眼眶观察岩骨及内听道。

（2）侧位片：侧位像上蝶鞍之前床突两侧应重叠，下颌关节也应彼此重合。可观察头颅大小及形状，清楚地显示蝶鞍形态。还能看到颅前、中、后窝的关系，颅缝、血管压迹、脑回压迹及钙化松果体的位置。

2. 颅底片

用来观察颅底颅中窝的情况，一些颅后窝的结构如颅底的卵圆孔、棘孔、破裂孔、翼内外板和岩骨及中耳乳突均可清楚显示。内听道也经常显示较好。

3. 内听道片

用来观察颅后窝的情况，尤其是内听道、岩椎、枕大孔和枕骨。正常人内听道管径为 4～7 mm，两侧常不完全等大，但相差不应超过 2 mm，超过此限度应提示病变存在。听神经瘤可引起病变侧内听道扩大。

4. 蝶鞍侧位片

用于观察蝶鞍。蝶鞍的大小因人而异，用径线测量其前后径为 8～16 mm，平均为 11.5 mm，深度为 7～14 mm，平均为 9.5 mm。鞍内肿瘤引起蝶鞍骨壁的压迫而使之呈球状扩大，严重时可有骨质结构的吸收破坏。鞍旁肿瘤常使一侧鞍背侵蚀而缩短，蝶鞍呈蝶形，上口较宽，前后径加大，亦可伴骨质吸收破坏。

5. 视神经孔片

视神经孔扩大见于视神经和视神经鞘的原发性或继发性肿瘤。

（二）脊柱 X 线检查

脊柱前后位 X 线摄片用来观察椎管的形态及椎骨骨质结构；侧位片用来观察椎管间隙和椎管的情况；斜位片用来观察椎间孔，椎间孔扩大和破坏是神经根肿瘤常见的征象。在腰椎并可观察椎弓有否断裂。

1. 椎管内肿瘤的 X 线表现

（1）正位片表现为椎弓根距离增大；侧位片显示椎管前后径增宽。其增大的范围和肿瘤的大小密切相关。

（2）椎体和附件的骨质改变：椎体的变形或破坏最易出现于它的后缘。呈弧形向前凹陷；附件的改变最常见于椎弓根和椎板，亦可延及其他结构，表现为椎弓根变形、变薄甚至消失，椎板的吸收腐蚀等。

（3）椎间孔的改变：表现为椎间孔的扩大或破坏，是神经根肿瘤常见征象。

（4）椎管内异常钙化。见于少数脊膜瘤和血管母细胞瘤，表现为斑片状钙化影。

（5）椎旁软组织块影：是肿瘤通过椎间孔向外生长所致。

2. 颈椎病时 X 线表现

X 线上常常显示颈椎前凸消失或呈反曲线，椎间隙变窄、骨质增生，斜位片有时可见骨刺，使椎间孔变小，颈脊神经根、椎动脉或颈髓受压而产生上肢麻木、疼痛、椎动脉供血不足及颈髓受压症状。

3. 腰椎病时 X 线表现

正侧位显示腰椎侧旁，侧位片可见腰椎生理性前凸消失，病变椎间隙变窄，相邻椎体边缘有骨赘增生，使腰脊神经根受压产生下肢麻、痛等症状。

三、头颅 CT 扫描

（一）原理

X 线围绕着人体扫描，在穿过人体之后，X 线投射在随 X 线球管一起运动或静止不动的一系列探测器上，对扫描的体积断面所采集 X 线信息，再通过计算机技术转换成二维的图像。

（二）应注意的扫描参数

1. 扫描基线

通常采用听眦线作为常规头部扫描基线；也有采用听眉线及听眶线作为扫描基线。

2. 平扫与增强

普通扫描，亦称平扫，即不用造影剂而仅利用天然密度对比的检查方法。增强扫描以静脉给予含碘造影剂，可使某些病变显示更为清晰，并可根据不同器官和（或）不同病变的增强程度差异，作出定性诊断。

3. CT 值

表示组织或病变密度的 CT 值单位为 Hu。水的 CT 值为 0，软组织为 20~50 Hu，钙化灶在 60 Hu 以上，脂肪 CT 值在 −70~−90 Hu 以下。

4. 窗宽和窗位

窗宽和窗位是 CT 检查中用以观察不同密度的正常组织或病变的一种显示技术。由于各种组织结构或病变具有不同的 CT 值，因此欲显示某一组织结构细节时，应选择适合观察该组织或病变的窗宽和窗位，以获得最佳显示。

窗宽是CT图像上显示的CT值范围，在此CT值范围内的组织和病变均以不同的模拟灰度显示。而CT值高于此范围的组织和病变，无论高出程度有多少，均以白影显示，不再有灰度差异；反之，低于此范围的组织结构，不论低的程度有多少，均以黑影显示，也不存在灰度差别。增大窗宽，则图像所示CT值范围加大，显示具有不同密度的组织结构增多，但各结构之间的灰度差别减少。减小窗宽，则显示的组织结构减少，然而各结构之间的灰度差别增加。窗位是窗的中心位置，同样的窗宽，由于窗位不同，其所包括CT值范围的CT值也有差异。通常欲观察某一组织的结构及发生的病变，应以该组织的CT值为窗位。

5. 层距和层厚

层距是扫描层面相距的宽度，层厚是每层扫描所包容的组织厚度。一般在选择层距时最好是层厚等于层距，因平扫CT层距＞层厚有可能遗漏病灶。

6. 部分容积效应

CT扫描的层有一定的厚度，如果这个厚度由两种不同CT值的组织所构成时，那么CT图像所实测的CT值就不能反映其中任一组织的CT值，这一现象称为部分容积效应。

（三）各种病变CT表现

1. 颅脑损伤

CT确定颅内血肿比较容易而且可靠。急性期（1周内）表现CT值为60～80 Hu的高密度病灶，而血肿吸收期（2周～2个月）血肿的高密度区向心性缩小，边缘模糊，血肿CT值降低，1个月后血肿区形成等密度或低密度区，此时进行增强扫描血肿可表现为环状强化灶，而在出血2个月后血肿完全吸收，呈脑脊液样低密度灶，不再出现强化环。它不仅可显示血肿的位置、大小和范围，并能明确有无并发其他的脑损伤。依据血肿密度与形状变化可分为以下几个方面。

（1）急性硬膜外血肿：表现为颅骨内板下方局限性梭形均匀高密度区，与脑表现接触缘清楚，占位表现较轻微。

（2）急性硬膜下血肿：表现为颅骨内板下方新月形，薄层广泛的均匀高密度区。亚急性期形状不变，但多为高密度或混杂密度或等密度。等密度血肿需依据脑室与脑沟移位来确定。慢性期血肿呈低密度，也可呈等密度

（3）急性脑内血肿：表现为脑内圆形或不整形均匀高密度区，轮廓清楚，周围有脑水肿，破入脑室或蛛网膜下隙时，可见积血处高密度影。

（4）脑挫裂伤：表现为边界清楚的大片低密度水肿区，区内有斑片状高密度出血灶。单纯脑挫伤只表现为低密度水肿区，边界清楚，于伤后几小时至 3 d 内出现，以 12～24 h 最明显，可持续几周。

（5）慢性硬膜下积液：表现为颅骨内板下方新月形或半月形近于的低密度区。多见于额颞区，累及一侧或两侧，无或只有轻微占位表现。慢性硬膜下积液多见于脑外伤后，也可能是慢性硬膜下血肿的表现之一。

2. 脑瘤

对脑瘤的定位定量诊断相当可靠，定性也优于其他方法，第三、四代 CT 对直径＜0.5 cm 的病灶亦能清楚显示。根据显影病灶的位置和脑室、脑池的改变多不难确定肿瘤位置，结合冠状面与矢状面的图像重建，可显示出肿瘤在三维空间的位置，使定位诊断更为准确。常见肿瘤多有典型的 CT 表现，70％～80％的病例可做出定性诊断。例如脑膜瘤多表现为高密度、边界清楚、球形或分叶状病灶，且与颅骨或小脑幕或大脑镰相连。增强后明显强化。脑转移瘤多在皮质及皮质下区，呈小的低、高或混杂密度病灶，增强后呈环状强化或均匀强化，病灶多发对诊断意义较大。鞍上低或混杂密度病灶，有增强多为颅咽管瘤。听神经瘤为脑桥小脑三角区低或稍高密度病灶，有增强，同时可见内听道扩大与破坏。颅内肿瘤的特征性征象为瘤体周围组织广泛水肿，邻近脑结构及中线结构的偏移。位于脑中线处肿瘤尤其是颅后窝肿瘤，即使瘤体较小亦可引起中、重度的脑积水征象，由于常见肿瘤有

时出现不典型 CT 表现，而一些小肿瘤还可出现常见肿瘤的典型表现，致使 CT 对颅内肿瘤的定性诊断受到局限。

3. 脑血管痛

（1）高血压性脑内血肿：CT 表现与血肿的病期有关。新鲜血肿为边缘清楚、密度均一的高密度区。CT 值为 50～70 Hu。2～3 d 后血肿周围出现水肿带。约 1 周后周边开始吸收密度变淡。约 4 周后则变成低密度的边缘整齐的软化灶。血肿好发于基底核和丘脑区，且破入脑室的概率较高。血肿破入脑室可不同程度地缓冲由血肿而引起的颅内压增高，但脑室内积血亦可引起脑脊液循环梗阻，导致脑积水而使颅压增高加重。然而由脑室内积血引起的脑积水毕竟少见。脑室内积血较脑实质血肿的吸收快而迅速，多于 1 周内完全吸收消散。

（2）脑梗死：缺血性脑梗死多发生于大脑中动脉供应区，动脉主干闭塞多累及多个脑叶的皮质和髓质，呈扇形或楔形，边界不清，有占位表现。增强后出现脑回状或斑状强化。由终末小动脉闭塞引起的腔隙性梗死多见于基底核区和顶叶放射冠区，表现为直径＜1 cm 的边界清楚低密度灶，无占位效应。出血性脑梗死表现为大片低密度区中出现不规则的略高密度出血斑。

（3）动静脉畸形与动脉瘤：显然 CT 对动静脉畸形和动脉瘤的诊断不如 MRI 和 DSA（数字减影）可靠。但 CT 诊断其并发症却很准确。部分病例 CT 亦可作出定性诊断。动脉瘤好发于基底动脉环或交通支动脉，平扫呈类圆形略高密度影，边界清楚，无占位效应，增强后均一明显强化。动静脉畸形多表现为不规则低密度灶中见斑点状钙化，亦无占位表现，增强扫描可见明显强化和病灶周围异常强化、纡曲粗大的血管影。动脉瘤畸形破裂出血可见蛛网膜下隙、脑内或脑室积血影。

4. 其他

CT 对于有形态改变的脑部病变结核病、颅内寄生虫病、蛛网膜囊肿和有脑室改变的疾病，如脑先天发育异常、脑萎缩均有诊断价值。

四、脊柱 CT 检查

（一）脊椎退行性变

病变可以发生在椎间盘间隙和两侧后椎间关节。每个椎间隙的检查范围应从上一个椎体的椎弓根起到下一个椎体的椎弓根止，扫描层面应与椎间隙平行。脊椎退行性变多见活动范围较大的腰椎和颈椎。病变脊椎可见椎体增生、椎间盘突出、后纵韧带增生骨化、黄韧带肥厚、椎后小关节增生。以腰椎退行性变最为常见。早期改变为纤维环的放射状"撕裂"。因为纤维环尚未断裂导致一个薄弱点，该区域内的髓核向四周扩展，虽然仍包含在椎间盘的后缘内，但可向最薄弱点突出，突出部分由变薄的环和环内的髓核组成。当一个或更多的撕裂波及椎间盘后缘时，可出现纤维环真正破裂，可引起附近神经的压迫。椎间盘后缘于中线偏向外侧处（后侧型突出或疝出）、或正中线处（中央型）的突出和破裂最为常见，侧缘型破裂最少见。有两类临床综合征必须明确区分，第一类是马尾压迫综合征，表现为背痛并放射至双侧下肢。疼痛于站立时加重，行走时更剧，令人惊讶的是神经系统检查却是阴性。当出现行走无力时，呈双侧对称，深肌腱受到抑制时也为双侧性。第二类为髓核突出引起的神经根压迫综合征，造成坐骨神经痛，可能伴有背痛。疼痛沿受累的神经根通路放射，孔可能伴神经根分布区域的感觉、肌力和深肌腱反射的消失。直腿抬高征阳性和拉塞格试验阳性也提示神经根受压。髓核突出所压迫的常常是从破裂椎间盘的一个平面的椎间孔内发出的神经根，当突出的椎间盘碎片很大时，马尾也会受压，出现两类综合征同时存在临床征象和特征。同样椎间盘突出伴椎管狭窄时，临床上也出现两类综合征合并存在的特征。脊椎退行性变的 CT 表现有：①椎间盘后缘变形。②硬膜外脂肪移位。③硬膜外间隙中的软组织密度。④硬脊膜囊变形。⑤神经根鞘的压迫与移位。⑥突出的髓核钙化。⑦椎间盘内或骨性椎管的"真空"现象（积气）。

（二）椎管内肿瘤

在肿瘤与非肿瘤病变之间，各种类型的肿瘤之间，有时甚至肿瘤与正常组织之间，CT值测量也是缺乏鉴别意义的。然而明显的密度差异对囊肿，低密度肿瘤、高密度病变或钙化的识别却很有帮助。椎管内肿瘤的钙化或骨化是罕见的，但脊柱骨质的状况对诊断却是很有帮助的，如转移性病变常有骨质破坏，而侵蚀或穿凿状改变则见于生长缓慢的膨胀性病变。髓内肿瘤的特征为脊髓节段的增宽或口径增大，而髓外肿瘤则表现为脊髓的受压变形、移位，以及多数肿瘤与周围结构无明显密度差异，即使静脉造影后也不出现选择性增强或碘浓度的差异，需借助甲糖葡胺脊髓造影辅助诊断。

（三）脊椎外伤

CT轴面扫描图适合于诊断脊髓压迫、测定椎管的大小和椎管内有否碎片存在，常见的损伤类型为椎体的"爆裂"、椎弓断裂或崩解，椎管失去正常形态。椎管变形和椎管内游离骨碎片等导致脊髓受压和损伤。脊髓出血可表现为密度分明的高密度区，但外伤所致的脊髓水肿并不能显示，尤应注意的是伴有退行性椎管狭窄和特发性发育异常造成的椎管狭窄的外伤，即使见不到明确的骨折征象，但脊髓损伤症状却往往较典型。这是因为本已狭窄的椎管在受到外力冲击时极易引起脊髓的间接挫裂伤。此种损伤尽管临床表现出很重的症状，然而CT扫描却多无异常发现（损伤征象）。MRI对此诊断较为可靠，这种损伤以颈椎多见。

（四）其他

脊柱和脊髓的某些先天发育畸形，脊椎结构等均在CT片上得到良好地显示。CT诊断由于它的特殊诊断价值，已广泛应用于临床，但CT对直径＜1 cm的肿瘤或其他病变常不能很好显示，在一些情况下也只能提供病变部位、大小、数目而不能确定病变的性质。

五、MRI检查

（一）原理

磁共振技术的基本原理是利用在人体中氢原子具有核自旋的

特征，通过使用强磁场激发其成像。

（二）应注意的参数

1. 回波时间（TE）

回波时间（TE）是从射频脉冲激发到采集磁共振信号所间隔的时间。

2. 重复时间（TR）

重复时间（TR）是两次射频脉冲的间隔时间。选择不同的TE 和 TR，可以产生 T_1 或 T_2 加权像，使组织对比不同。TE 延长，图像 T_2 成分加强，TE 缩短，图像 T_2 成分减少；TR 缩短，图像 T_1 成分加强，TR 延长，图像 T_1 成分减少。

（三）各种颅脑病变 MRI 表现

1. 颅脑损伤

由于外伤后血肿内血红蛋白的变化，因此可以出现不同的MRI 表现，见表 1-1。

表 1-1　颅内血肿信号密度随时间变化列表

时间	临床分期	T_1	T_2	血红蛋白变化
当时	超急性期	等信号	高信号	细胞内氧合血红蛋白
6 h	急性期	等信号	低信号	细胞内去氧血红蛋白
6～48 h	亚急性早期	高信号	低信号	细胞外去氧血红蛋白
2 周	亚急性晚期	高信号	高信号	细胞外变性血红蛋白
＞3 周	慢性期	低信号	低信号	含铁血黄素沉积

（1）硬膜外血肿、硬膜下血肿、脑内血肿其 MRI 的形态表现与 CT 相同，信号变化则根据上表，从上表可能看出，MRI 在颅脑外伤的早期由于出现等信号，并非外伤的首选检查，但在慢性期则较 CT 有更大的优势。

（2）脑挫裂伤：表现为边界清楚的大片低密度水肿区，在 T_1 加权像上为低信号，而在 T_2 加权像上表现为高信号，对于脑挫裂伤的判断较 CT 更为敏感。

（3）慢性硬膜下积液：表现的颅骨下的新月形，在 T_1 加权像上为低信号，而在 T_2 加权像上表现为高信号，等同于脑脊液的信号。

2. 脑瘤

MRI 对脑瘤的定位、定性诊断优于 CT，可以发现较小的病灶，而且对于肿瘤内部和边缘的显示较为清晰，能提供对手术方案的制定有较多帮助的信息。但是它对于颅骨和钙化的显示差于 CT。各种颅内肿瘤的 MRl 表现如下所述。

（1）胶质瘤：一般表现为 T_1 加权像为低信号，T_2 加权像为高信号，边界不清，不易与脑水肿信号区别，肿瘤内出现囊变、钙化时，可以使肿瘤表现为混杂信号。增强扫描肿瘤实质出现部分强化。

（2）脑膜瘤：表现为 T_1 加权像为等、低信号，T_2 加权像为等、高信号，增强扫描肿瘤出现边缘清楚的均一强化，部分肿瘤可有附近脑膜增强的"尾征"，为脑膜瘤特有征象。

（3）神经鞘瘤：多发于脑桥小脑三角区和岩部尖，T_1 加权像呈低信号或等信号，T_2 加权像呈高信号占位元，增强扫描肿瘤有显著强化。

（4）垂体腺瘤：肿瘤位于垂体窝内，T_1 加权像为稍高信号，T_2 加权像为高信号，一般信号均匀，有强化，如有囊变或出血则出现瘤内的相应信号改变。

（5）颅咽管瘤：多见于鞍上池，亦可累及鞍内，由于肿瘤有囊变和钙化的特性，则在 MRI 上出现相应的信号改变。

（6）血管网状细胞瘤：肿瘤分为实质性和囊性两种，实质性肿瘤 T_1 加权像为等信号，T_2 加权像为高信号，肿瘤周围为流空血管影，增强扫描肿瘤均一强化，而囊性肿瘤则为瘤内结节影，显著强化。

（7）其他肿瘤：脂肪瘤在 T_1 和 T_2 加权像上均显示为高信号，脂肪抑制后信号减弱。蛛网膜囊肿 MRI 表现与脑脊液信号一致。

3. 脑血管病

（1）动静脉畸形：显示为条状、弧形互相扭结在一起的血管流空影，并可有出血后的含铁血黄素沉积的信号。

（2）动脉瘤：可出现流空信号的结节影，并与动脉连接在一起，瘤内可有血栓形成。

第二章
颅脑损伤

第一节 头皮损伤

一、头皮血肿

(一) 定义

多因钝器伤所致,按血肿出现于头皮内的具体层次可分为皮下血肿、帽状腱膜下血肿和骨膜下血肿 3 种。

(二) 病因

直接暴力性损伤,多为钝器伤所致。

(三) 诊断

1. 病史

患者有头部外伤病史。

2. 临床表现

(1) 局部肿块:皮下血肿一般体积小,有时因血肿周围组织肿胀隆起,中央反而凹陷,易误认为凹陷性颅骨骨折,需用颅骨 X 线摄片作鉴别。帽状腱膜下血肿因该层组织疏松可蔓延至全头部。骨膜下血肿的特点是局限于某一颅骨范围之内,以骨缝为界。

(2) 休克或贫血:帽状腱膜下血肿可蔓延至全头部,小儿及体弱者可致休克或贫血。

3. 辅助检查

(1) 实验室检查。①血常规检查:了解机体对创伤的反应状况,有无继发感染。②血红蛋白下降表明出血严重。

(2) 影像学检查。①头颅 X 线平片:包括正位、侧位和血肿部位切线位平片。②头颅 CT:必要时进行,以除外颅内异常。

（四）治疗

1. 非手术治疗

较小的头皮血肿在 1～2 周左右可自行吸收，巨大的血肿可能需 4～6 周才吸收。采用局部适当加压包扎，有利于防止血肿的扩大。为避免感染，一般不采用穿刺抽吸。

2. 手术治疗

小儿的巨大头皮血肿出现明显波动时，为促进愈合，在严格消毒下可行穿刺抽吸，抽吸后加压包扎。包扎的松紧要适当，过松起不到加压作用，过紧可能导致包扎以下疏松组织血液回流障碍，出现眶内及耳后积血。

二、头皮裂伤

（一）定义

可由锐器或钝器伤所致。由于帽状腱膜具有纤维小梁结构的解剖特点，头皮血管破裂后血管不易自行收缩而出血较多，可引起出血性休克。

（二）病因

头部外伤病史，多为锐器或钝器直接性伤及所致。

（三）诊断

1. 病史

患者有头部外伤病史。

2. 临床表现

（1）活动性出血：常能见到头皮创口有动脉性出血。

（2）休克：在创口较大、就诊时间较长的患者可出现出血性休克。

（3）伤口情况：锐器伤创缘整齐，形状规则，裂口较平直，创缘无缺损；钝器伤创缘参差不齐，形态多样或有部分组织缺损。大多数头皮裂伤仅限于头皮，有时可深达骨膜，但颅骨常完整无损。

3. 辅助检查

同"头皮血肿"。检查应在急诊止血处置后进行。

（四）治疗

尽快止血，尽早施行清创缝合，应在 24 h 内完成。采用一期全层缝合，其后注射破伤风抗毒素，并根据创伤情况应用抗生素、补液、输血等。注意检查伤口深处有无骨折或碎骨片，如果发现有脑脊液或脑组织外溢，须按开放性脑损伤处理。

三、头皮撕脱伤

（一）定义

头皮撕脱伤是指部分或整个头皮被撕脱，完全游离。

（二）病因

多因发辫受机械力牵扯，使大块头皮自帽状腱膜下层或连同颅骨骨膜被撕脱所致。

（三）诊断

1. 病史

患者有头部外伤病史。

2. 临床表现

（1）活动性出血：接诊后常能见到头皮创缘有动脉性出血。

（2）休克：失血或疼痛性休克。

3. 辅助检查

同"头皮血肿"。

（四）治疗

在压迫止血、防治休克、清创、抗感染的前提下，根据创面条件和头皮撕脱程度，选择清创缝合术、清创头皮再植术、清创自体植皮术等。

第二节 颅骨损伤

一、概述

（一）定义

指颅骨受到暴力作用引起颅骨结构的改变。颅骨骨折的伤者并非都合并有脑损伤，但对于骨折线跨越硬脑膜中动脉或大静脉窦的颅骨骨折，须重视。

（二）分类

（1）按骨折部位分类：颅盖骨折和颅底骨折。

（2）按骨折形态分类：线性骨折和凹陷骨折。

（3）按骨折与外界是否相通分类：开放性骨折和闭合性骨折。

二、病因

头部受到暴力作用外伤。

三、临床表现

（一）颅盖部线性骨折

发生率最高，约占颅盖部骨折的 2/3 以上，患者多有明确的头部外伤史，骨折局部头皮有挫伤或血肿，位于颞肌部位的骨折可出现颞肌肿胀隆起体征。

（二）颅底线性骨折

1. 颅前窝骨折

骨折累及眶顶或筛板，可有鼻出血、眶周广泛淤血斑（熊猫眼征）以及广泛球结膜下淤血斑等表现；若脑膜、骨膜均破裂，则合并脑脊液鼻漏，脑脊液经额窦或筛窦由鼻孔流出；若筛板或视神经管损伤，可合并嗅神经或视神经损伤。

2. 颅中窝骨折

骨折若累及蝶骨，可出现鼻出血或脑脊液鼻漏；若累及颞骨岩部，脑膜、骨膜及鼓膜均破裂时，则合并脑脊液耳漏，脑脊液经中耳由外耳道流出；若鼓膜完整，脑脊液则经咽鼓管流往鼻咽部而被误认为脑脊液鼻漏；常合并第Ⅶ、Ⅷ脑神经损伤；若累及蝶骨或颞骨的内侧部，可能损伤垂体或第Ⅱ、Ⅲ、Ⅳ、Ⅴ、Ⅵ脑神经；若骨折伤及颈动脉海绵窦段，可因动静脉瘘而出现搏动性突眼及颅内杂音；破裂孔或颈内动脉管处破裂，可发生致命性的鼻出血或耳出血。

3. 颅后窝骨折

累及岩部后外侧时，多在伤后 1～2 d 出现乳突部皮下淤血斑（Battle 征）；骨折累及枕骨基底部，可在伤后数小时出现枕下部肿胀及皮下淤血斑；枕大孔或岩尖后缘附近的骨折，可合并后组脑神经损伤。

（三）凹陷性骨折

多见于颅盖骨折，好发于额骨及顶骨，多呈全层凹陷，少数仅为内板凹陷。成人凹陷骨折多为粉碎性骨折，硬脑膜多被骨碎片刺破，脑挫伤较严重，婴幼儿可呈"乒乓球凹陷样骨折"。当骨折片下陷较深时，可刺破硬脑膜，损伤及压迫脑组织而出现偏瘫、失语和局灶性癫痫。

四、诊断

（一）颅盖部线性骨折

1. 诊断

根据患者头部外伤病史、临床表现。

2. 辅助检查

（1）实验室检查同"头皮损伤"节。

（2）影像学检查。①颅骨 X 线摄片：骨折线呈线状或星状放射；若骨折处伴头皮损伤，更有利于诊断。②头颅 CT：必要时进行，以除外颅内异常并经 CT 骨窗像可明确骨折部位。

（二）颅底线性骨折

1. 诊断

颅底骨折的诊断和定位主要依靠临床表现。淤血斑的迟发性、特定部位以及非暴力直接作用点可区别于单纯软组织挫伤。

2. 辅助检查

（1）实验室检查：同"头皮损伤"节。对脑脊液漏有疑问时，可收集流出液作葡萄糖定量检测来确定。

（2）影像学检查：普通 X 线可显示颅内积气，但仅 30%～50%能显示骨折线；CT 骨窗像可显示颅前窝或视神经管骨折、视神经管狭窄；MRI 可见视神经挫伤伴水肿、视神经受压等。

（三）凹陷性骨折

1. 诊断

主要根据明确的头部外伤史，骨折局部有明显的软组织损伤，着力点可触及颅骨下陷。

2. 辅助检查

（1）实验室检查：同"头皮损伤"节。

（2）颅骨 X 线：可显示骨折陷入颅内的深度。

（3）CT：可了解骨折情况和有无合并脑损伤。

五、治疗

（一）颅盖部线性骨折

单纯的线性骨折无需特殊处理，但应警惕是否合并脑损伤；骨折线通过脑膜血管沟或静脉窦所在部位时，要注意硬膜外血肿的发生；需严密观察或 CT 检查；骨折线通过气窦致颅内积气，要注意预防颅内感染。

（二）颅底线性骨折

本身无特殊治疗，着重于观察有无脑损伤及处理脑脊液漏、脑神经损伤等合并症。合并脑脊液漏时，需预防颅内感染，不可堵塞或冲洗，不作腰椎穿刺，取头高位卧床休息，避免用力咳嗽、打喷嚏。绝大多数漏口会在伤后 1～2 周内自行愈合，如超过 1 个月仍未愈合者，可考虑手术修补漏口。对伤后骨片压迫，或因水肿、血肿压迫视神经，出现继发性神经损伤且症状逐渐加重时，应争取在 12 h 内行视神经管减压。

（三）凹陷性骨折

1. 手术适应证

（1）合并脑损伤或大面积的骨折片陷入颅腔深度超过 1 cm，导致颅内压增高，CT 示脑中线结构移位，有脑疝可能者，应急诊开颅去骨瓣减压术。

（2）因骨折片压迫脑重要部位引起神经功能障碍者，应行骨折片复位或去除手术。

（3）在非功能区部位的小面积凹陷骨折，无颅内压增高，深度超过 1 cm 者，为相对适应证，可考虑择期手术。

（4）开放性骨折的碎骨片易致感染，须全部取出；硬脑膜若破裂应予缝合或修补。

2. 手术禁忌证

位于大静脉窦处的凹陷骨折，如未引起神经体征或颅内压增高，即使陷入较深，也不宜手术。

第三节　脑损伤

一、脑震荡

（一）定义

脑震荡是指头部受力后在临床上观察到有短暂性脑功能障碍。脑的大体标本上无肉眼可见的神经病理改变，显微病理可有毛细血管充血、神经元胞体肿大、线粒体和轴索肿胀。

（二）病因

头部直接或间接性损伤。

（三）诊断

1. 病史

患者有头部受伤病史。

2. 临床表现

特别是出现短暂的意识障碍和近事遗忘，且患者的临床症状很快消失。

（1）意识改变：受伤当时立即出现短暂的意识障碍，可为神志不清或完全昏迷，常为数秒或数分钟，大多不超过半个小时。

（2）逆行性遗忘：患者清醒后多不能回忆受伤当时乃至伤前一段时间内的情况。

（3）短暂性脑干症状：伤情较重者在意识改变期间可有面色苍白、出汗、四肢肌张力降低、血压下降、心动过缓、呼吸浅慢和各种生理反射消失。

（4）其他症状：可有头痛、头晕、恶心、呕吐、乏力、畏光、耳鸣、心悸和烦躁等。

（5）神经系统检查：未见明显阳性体征。

3. 辅助检查

（1）实验室检查：腰椎穿刺颅内压在正常范围，少数可偏高或偏低，脑脊液常规、生化检查正常。

（2）影像学检查。①头颅 X 线平片：无骨折发现。②头颅 CT：颅脑无异常。

（四）治疗

1. 观察病情变化

伤后短时间内可在急诊科观察，密切观察意识、神智、瞳孔、肢体运动及生命体征变化。对于离院患者，嘱其家属密切观察患者情况，如症状加重及时入院检查。

2. 休息

急性期头痛、头晕较重时，嘱其卧床休息，症状减轻后可离床活动。

3. 对症处理

头痛时给予止痛治疗，对于烦躁、忧虑、失眠者给予安定、安神药物。

二、弥漫性轴索损伤

（一）定义

弥漫性轴索损伤（DAI）：指头部受到外伤作用后发生的，主要弥漫分布于脑白质、以轴索损伤为主要改变的一种原发性脑实质的损伤。其特点为：①广泛性白质变性，小灶性出血。②神经轴索回缩球，小胶质细胞簇出现。③常与其他颅脑损伤合并，死亡率高。

（二）病因

头部外伤后，由于脑的扭曲变形，使颅脑产生旋转加速度和（或）角加速度，使脑组织内部易发生剪力作用，导致神经轴索和小血管损伤。

（三）诊断

1. 病史

患者有头部受伤病史。

2. 临床表现

（1）意识障碍：伤后立即发生昏迷或躁动不安，持续时间长（6 h 以上），恢复缓慢，少数患者可能有中间清醒期。

（2）无明确的神经系统局灶性损害的定位体征。

（3）瞳孔变化：如累及脑干，可有一侧或双侧瞳孔散大。对光反应消失，或同向性凝视。

3. 辅助检查

（1）实验室检查：血常规检查了解应激状况；血生化检查鉴别昏迷因素。

（2）影像学检查。①头颅 CT：具有 DAI 的特征表现。弥散性双侧脑白质水肿、脑肿胀、灰白质界线不清。脑室、脑池、脑沟及蛛网膜下腔变窄或消失，无中线移位。脑弥散性肿胀伴白质内弥散性点、片状出血，但未形成血肿，无占位性效应。可伴有硬脑膜下薄层出血。②头颅 MRI：大脑皮质与髓质交界处、基底节内囊区域、胼胝体、脑干、脑室或小脑的一个或多个点状或小灶性低或高 T_1 信号，T_2 表现为高信号。

（四）治疗

（1）保持呼吸道通畅，必要时行气管切开以及呼吸机辅助呼吸。

（2）亚低温治疗。

（3）高压氧治疗。

（4）神经营养药物：早期使用神经节苷脂有利于促进患者苏醒、改善神经功能，降低病死率和病残率。

（5）钙拮抗剂：主张早期应用尼莫地平，尽可能促进神经功能恢复，改善预后。

（6）对症处理：维持水、电解质平衡，营养补充，防治并发症。

（7）其他：如基因治疗、免疫疗法等。

第四节　开放性颅脑损伤

一、定义

指颅脑损伤后颅腔与外界相通。分为火器性颅脑损伤和非火器性颅脑损伤。除头部开放性创伤外，常有不同程度的脑损伤、出血、水肿、感染等继发损害。与闭合性脑损伤相比，除了损伤原因不同外，因有创口存在，可致失血性休克、易致颅内感染等特点。

二、病因

火器性颅脑损伤和非火器性颅脑损伤。

三、诊断

（一）病史

患者有头部外伤病史。

（二）临床表现

1. 一般情况

询问受伤时间、致伤物种类及经过何处理。

2. 头部创口检查

应仔细检查创口大小、形状、有无活动性出血、有无异物及碎骨片、有无脑组织及脑脊液流出。

3. 意识障碍

取决于脑损伤的部位和程度。局限性开放伤未伤及脑重要结构或无颅内高压患者，通常无意识障碍；而广泛性脑损伤、脑干、下丘脑损伤、合并颅内血肿或脑水肿引起颅内高压者，可出现不同程度意识障碍。

4. 局灶体征

依脑损伤部位不同，可有偏瘫、失语、癫痫等。

5. 颅内高压症状

创口小、创道内血肿和合并颅内血肿以及广泛性脑挫裂伤而引起颅内压升高者，可出现头痛、呕吐，甚至发生脑疝。

（三）辅助检查

1. 实验室检查

血常规检查了解失血、失液情况；腰椎穿刺了解有无颅内感染和颅内压情况，但要慎重。

2. 头颅 X 线平片

了解颅骨骨折部位、类型、颅内金属异物或碎骨片嵌入的位置等情况。

3. 头颅 CT

对诊断颅内血肿、脑挫裂伤、蛛网膜下腔出血、脑中线移位等有意义。

四、治疗

（一）非火器性颅脑损伤

1. 及时清创处理，预防感染

尽早清除异物，变有污染的开放性伤道为清洁的闭合性伤道，为脑损伤的修复创造有利条件。

2. 清创手术

尽可能在伤后 6～8 h 内清创，清创完毕后应缝好硬脑膜与头皮；伤道与脑室相通时，应清除脑室内积血，留置脑室引流管。如果脑组织膨胀，术后脑压仍高，可以不缝合硬脑膜，并视情况作外减压。伤后 24 h 内注射破伤风抗毒素。

3. 特殊伤的处理

钢钉等刺入颅内形成较窄的伤道，现场急救时不要贸然拔出，应入院后完善相关检查（如头颅各方位 X 线、CT 等）后分析可能出现的情况，再决定取出致伤物的方法。

（二）火器性颅脑损伤的处理

（1）现场急救与转送。

（2）早期清创处理，目的是把创道内污染物如毛发、泥沙、弹片异物坏死液化的脑组织等清除，然后修补硬脑膜，缝合头皮。

（3）术后处理：应定时观察意识、瞳孔、生命体征的变化和神经系统体征。加强抗感染、抗脑水肿、抗休克治疗，术后常规抗癫痫治疗。加强全身支持治疗。

第三章
颅脑肿瘤

第一节　神经上皮性肿瘤

　　神经上皮性肿瘤是最常见的颅内肿瘤，尽管发病率调查结果因时间和地域而异，但总体上占颅内肿瘤发病率的一半以上。按照 2007 年 WHO 中枢神经系统肿瘤分类包括：星形细胞肿瘤、少突胶质细胞肿瘤、少突星型细胞肿瘤、室管膜肿瘤、脉络丛肿瘤、其他神经上皮肿瘤、神经元及混合性神经元－神经胶质肿瘤、松果体实质肿瘤和胚胎性肿瘤 9 大类。本节将择取临床常见或有代表性的肿瘤进行讲述。

一、星形细胞肿瘤

　　星形细胞肿瘤是由发生转化的星形细胞组成的肿瘤，约占神经上皮组织肿瘤的 75％。按照 2007 年 WHO 中枢神经系统肿瘤分类可以分成：局限性星形细胞瘤与弥漫浸润性星形细胞瘤两大类。局限性星形细胞瘤边界清楚，肿瘤细胞浸润区域局限，包括毛细胞型星形细胞瘤、室管膜下巨细胞型星形细胞瘤和多形性黄色瘤型星形细胞瘤；弥漫浸润性星形细胞瘤界限不清、浸润广泛，包括弥漫性星形细胞瘤、间变性星形细胞瘤、胶质母细胞瘤以及大脑胶质瘤病。胶质母细胞瘤是最常见且恶性级别最高的星形细胞肿瘤。

　　（一）弥漫性星形细胞瘤

　　弥漫性星形细胞瘤在星形细胞肿瘤中具有分化程度较高、生长缓慢、弥漫性浸润周围正常脑结构的特点，有恶性进展为间变性星形细胞瘤及胶质母细胞瘤的倾向，为 WHO Ⅱ级肿瘤。弥漫性星形细胞瘤占星形细胞肿瘤的 $10\%\sim15\%$，主要见于 $30\sim40$ 岁的青壮年，平均发病年龄约 34 岁，男性略占优势，可发生在中枢神经系统的任何部位，但以大脑半球多见，其中发生于额叶及颞叶的肿瘤各占全部病例的 $1/3$。脑干和脊髓是次常见部位。

1. 症状体征

肉眼观察，肿瘤以浸润方式生长，边界模糊，呈灰色；累及的脑结构增大、扭曲或变形，但基本构筑保留；肿瘤内可见囊腔、结节及不同质地区域，偶表现为充满清亮液体的大囊；可以发生局灶钙化，甚至较广泛的沙砾样变化。肿瘤可以向对侧结构延伸，尤其额叶肿瘤。

组织病理：弥漫性星形细胞瘤由分化良好的肿瘤性星形细胞组成，背景为结构疏松的肿瘤基质，常含微囊；细胞密度中度增加；通常无或仅偶见有丝分裂；肿瘤中绝对不含微血管增殖和坏死；肿瘤细胞中较恒定表达胶质纤维酸性蛋白（GFAP）。按照肿瘤中星形细胞的优势类型分为 3 种亚型：纤维型星形细胞瘤、肥胖型星形细胞瘤和原浆型星形细胞瘤。

纤维型星形细胞瘤是最常见的肿瘤亚型。肥胖型星形细胞瘤的特点是肿瘤中肿瘤性肥胖型星形细胞比例超过 20%，容易发生恶性进展。当肥胖型星形细胞在肿瘤中的比例超过 60% 时，即使不存在间变，临床上就需把这样的肥胖型星形细胞瘤视同于间变性星形细胞瘤来处理。原浆型星形细胞瘤为少见亚型，有时难同纤维型星形细胞瘤区分。弥漫性星形细胞瘤患者所出现临床症状和体征是由肿瘤对神经元和神经联系纤维的直接浸润和破坏、肿瘤压迫邻近结构以及颅压高引起。患者从具有首发症状到确诊可能经历数月或数年，平均间隔时间为 3.5 年。症状的演变以渐进性发展为主，部分呈跨越式发展或突然恶化。约 50% 患者以癫痫为首发症状，其中一半为癫痫大发作。有 $3/4$ 的患者在病程中逐渐出现头痛，$1/3$ 的患者存在呕吐。患者神经缺陷的症状和体征主要决定于肿瘤的部位。

2. 诊断

青壮年起病，癫痫往往为首发症状，病情渐进性发展，出现头痛等颅内压增高表现及相应的神经缺陷体征，结合影像学检查一般可以做出初步诊断。确诊靠肿瘤内多部位取材的系列活检或手术标本的病理证实。

CT 扫描的典型表现为均一的等密度或低密度病灶，边界不清；15%～20%的病例中出现钙化，个别肿瘤显示囊变，偶有瘤内出血；瘤周水肿无或轻微；肿瘤没有或仅轻度对比增强。MRI 成像表现为，病变在 T_1WI 为等或低信号区，T_2WI 及 FlAIR 成像为均匀的高信号区，范围超过 T_1WI 所见的低信号区；病变集中在脑白质，受累半球可表现为轻度肿胀；出血和对比增强比较少见。

3. 治疗

弥漫性星形细胞瘤的自然病史中一般存在临床表现的静息期，影像学表现也可能稳定数年。对这类肿瘤的治疗选择应当以改善患者的神经功能状况和延长患者的生存期为目的。医师可以选择的治疗措施包括定期进行神经系统检查和影像学复查、单纯放射治疗、单纯手术和手术合并术后放射治疗等。

对于生长部位可实施最大范围安全切除的弥漫性星形细胞瘤，一般认为应当采取手术切除的方法进行治疗。影像学所诊断的弥漫性星形细胞瘤，其中某些肿瘤其实已经发生组织学间变，影像学所表现出的局灶强化也往往代表着肿瘤所发生的局部间变；位于额极或颞极的肿瘤，有可能全切而治愈；全切肿瘤可以延迟和阻止弥漫性星形细胞瘤发生恶性进展。对于生长部位不能实施最大范围安全切除的弥漫性星形细胞瘤，如位于重要功能区或位于深部累及广泛的肿瘤，可以采取部分切除、开放活检或活检的方法，明确病理性质后严密观察或接受放射治疗。手术后 72 h 内应进行影像学复查。对于弥漫性星形细胞瘤，宜采用 MRI 的 T_2WI 或 FAIR 序列影像。

放射治疗可以作为手术后的辅助治疗。尽管术后立即放射治疗和术后推迟放射治疗至再复发时，对患者存活期的影响无明显差别，但由于 2/3 单纯手术患者 5 年内发生恶性进展，因而仍倾向术后立即给予放射治疗，尤其是年龄在 40 岁以上的患者。对于非手术而单独采用放射治疗的患者，应当通过立体定向活检首先获取病理诊断，除非不能活检取材的浸润性脑干肿瘤。单独放射治疗可以使弥漫性星形细胞瘤获得长期的生长停滞。弥漫性星形细胞瘤的放射治疗一般采取常规分割照射方法，临床靶体积（CTV）为手术前和术后 MRI FLAIR 像或 T_2 像上异常显示外扩约 2 cm，照射剂量为 45～54 Gy，每日分割量为 1.8～2 Gy。对于弥漫性星形细胞瘤，不推荐立体定向放射外科（SRS）治疗。

弥漫性星形细胞瘤患者手术后平均存活时间是 6～8 年，不同个体变化较大。影响自然病程的主要因素是病变发生恶性进展。

（二）高级别星形细胞瘤

间变性星形细胞瘤（WHO Ⅲ 级）和胶质母细胞瘤（WHO Ⅳ级）属高级别星形细胞瘤。当弥漫性星形细胞瘤发生局部或分散的间变，细胞增殖潜能明显增高，表明肿瘤已恶性进展为间变性星形细胞瘤（WHO Ⅲ 级）。间变性星形细胞瘤一般起源于低级别的星形细胞瘤，但也有在首次活检时就诊断间变性星形细胞瘤，而没有低级别星形细胞瘤的临床经过。间变性星形细胞瘤更倾向于进展为胶质母细胞瘤。

胶质母细胞瘤可以由弥漫性或间变性星形细胞瘤、混合性星形－少突胶质细胞瘤、少突胶质细胞瘤、室管膜瘤进展而来，即所谓继发胶质母细胞瘤；但更常见的是一经发现就诊断为胶质母细胞瘤而无先前较低级别肿瘤的临床证据，即所谓原发胶质母细胞瘤。因为继发胶质母细胞瘤最常由较低级别的星形细胞瘤进展而来，而且在胶质母细胞瘤中常可以发现星形细胞分化的证据，所以在病理分类中归为星形细胞肿瘤。胶质母细胞瘤病理表现具有明显的不均一性，通常又称为多形性胶质母细胞瘤。在 WHO分类中胶质母细胞瘤还包括两种特殊的病理亚型：肿瘤中巨细胞占优势的巨细胞胶质母细胞瘤和肿瘤中存在血管基质成分的胶质肉瘤。胶质母细胞瘤及其亚型均为 WHO Ⅳ 级肿瘤。

间变性星形细胞瘤好发于 35～60 岁，确诊时的平均年龄为 41 岁，介于弥漫性星形细胞瘤（平均年龄 34 岁）和胶质母细胞瘤（平均年龄 53 岁）之间。男性发病率高于女性（男：女＝1.8：1）。间变性星形细胞瘤的发生部位与其他弥漫浸润性星形细胞瘤相同，好发于大脑半球，其中额、颞叶病变累加可占 3/4，还可见于间脑、前视路、脑干和小脑。

胶质母细胞瘤是最常见的颅内恶性肿瘤，约占所有颅内肿瘤的 12%～15%，占星形细胞肿瘤的一半，也是最常见的成人幕上脑肿瘤，可以发生在任何年龄，但是约 2/3 的病例集中在 45～70 岁，诊断时的平均年龄为 53 岁，30 岁以下非常少见。发病的性别分布为男：女＝1.5：1，男性发病优势在老年人更明显。胶质母细胞瘤可以发生在中枢神经系统的任何部位，但最常发生于大脑半球的深部白质，额颞叶同时受累尤其典型。肿瘤浸润常延伸到病变邻近的皮层、基底核和对侧半球。脑室内胶质母细胞瘤非常少见。脑干胶质母细胞瘤一般发生在儿童，也非常少见。小脑和脊髓均属少见发病部位。

1. 病理

肉眼观察：间变性星形细胞瘤一般质地较软，肿瘤剖面上常可发现结节、灰暗与软化或囊变的区域，但是大囊不多见；病灶可以有出血；肿瘤的质地和颜色似勾画出与周围脑结构的分界，但肿瘤细胞实际浸润范围绝对超过肉眼识别的肿瘤边界。这种肿瘤在中枢神经系统内播散与向颅外转移少见。胶质母细胞瘤通常为不均一的团块样结构，混杂有实体、囊性、坏死和出血区域。中心坏死有时可以占据大部分的肿瘤组织。肿瘤的不断增大是肿瘤向邻近组织浸润和自身膨胀性生长的结果，常可造成受累脑结构的肿大和组织构筑的破坏。有些肿瘤位于浅表并同软脑膜和硬脑膜粘连，这种肿瘤经常富含胶原，有时被误认为是转移性肉瘤或脑膜瘤。

组织病理：间变性星形细胞瘤局部或分散出现细胞构成增加，具有明显的核间变和有丝分裂活动，但无典型的微血管增殖及坏死灶；肥胖型肿瘤细胞经常出现在间变性星形细胞瘤中；钙化不多，尤见于由低级别星形细胞瘤进展而来的病变；有时在间变性星形细胞瘤中存在明显的结缔组织成分，有人主张可以诊断为间变性胶质纤维瘤。GFAP阳性是间变性星形细胞瘤较恒定的特点，但不是出现在所有的肿瘤细胞。胶质母细胞瘤主要由分化程度低、多形性明显、胞核的非典型性突出、有丝分裂活跃的高度间变的胶质细胞组成；肿瘤的细胞密度高；肿瘤中可见明显的微血管增殖和（或）坏死。胶质母细胞瘤病理诊断的确立主要依靠上述组织学形式，而不是鉴别肿瘤中存在某种细胞类型，其中微血管增殖和（或）坏死是最基本的诊断特点。胶质母细胞瘤局部不均一性明显，为仅依靠立体定向活检进行病理诊断带来很大困难。

2. 症状体征

由低级别星形细胞瘤进展而来的间变性星形细胞瘤，典型的临床表现为肿瘤切除后再度出现神经功能缺陷、癫痫和颅内压增高。但有时可以没有先前弥漫性星形细胞瘤的阶段，而是在病史存在6～24个月后，直接诊断为间变性星形细胞瘤。这样的患者头痛、精神症状、局限性神经功能障碍更常见，而癫痫在快速生长的病变比由低级别星形细胞瘤进展而来的病变发生率要低。

原发性胶质母细胞瘤大多发生于老年人（平均年龄 55 岁）。临床病史短，通常不足 3 个月，疾病的开始即表现为胶质母细胞瘤，而没有先前较低级别肿瘤的临床和组织学证据。继发性胶质母细胞瘤典型发生年龄＜45 岁。对弥漫性星形细胞瘤出现间变的时间从临床和组织病理角度很难预见。有些弥漫性星形细胞瘤在第一次手术后，可能十几年组织级别没有变化，而有些可能在一两年内迅速转变成恶性，平均间隔时间4～5 年。从间变性星形细胞瘤进展到胶质母细胞瘤则非常迅速，大约在 2 年内。年龄高于45 岁的患者发生恶性进展的时间间隔要短。胶质母细胞瘤的临床病程为跨越式进展的病例占 53%，逐渐进展和突然恶化的分别占28% 和 19%。症状表现既可以是由颅内压增高引起，也可以是局灶神经功能障碍。癫痫出现在 1/3 患者中，而且约 20% 是首发症状。头痛、精神症状、言语困难和偏瘫也是常见的首发症状。在各种症状体征中，对患者生命最具威胁的是快速进展的颅内压增高。

3. 诊断

间变性星形细胞瘤常壮年或中年起病，半年至两年的病史，出现颅内压增高和局限神经功能障碍；胶质母细胞瘤常中老年起病，病程短进展快，颅内压增高症状突出，出现局灶神经功能障碍。如果患者有低级别星形细胞瘤的病史，病情发生进展，应考虑高级别星形细胞瘤的诊断。结合影像学检查一般可以做出高级别星形细胞瘤的初步诊断。确诊靠肿瘤内多部位取材的系列活检或手术标本的病理证实。

间变性星形细胞瘤 CT 扫描表现为边界不清的混杂密度；钙化不常见；瘤内出血可见；20％的病例出现大囊；病灶伴瘤周水肿及占位效应；绝大多数病例可见部分对比增强，但一般不均匀，有时为不规则的强化环。间变性星形细胞瘤 MRI 成像在 T_1WI 为等至低的混杂信号，可见出血灶；T_2WI 为中心高信号、周围环绕等信号，并伴指状高信号的水肿带；肿瘤具有中度占位效应；对比增强后可出现部分或环状不规则强化。影像学上有时发现肿瘤沿室管膜、软脑膜和脑脊液播散的证据。

胶质母细胞瘤 CT 扫描上肿瘤为不均一的混杂高密度；肿瘤中央的低密度区代表坏死或囊变；钙化少见，如果有往往反映肿瘤是由低级别星形细胞瘤进展而来；不同时相的出血常见；瘤周水肿沿着白质传导束延伸；肿瘤常明显强化，但是非常不均匀，典型表现为厚壁不规则的环状增强。偶尔肿瘤不被增强或轻度增强，这是因为肿瘤在半球浸润广泛、未形成明显的瘤结节，或血脑屏障破坏程度低。胶质母细胞瘤 MRI 成像上肿瘤在 T_1WI 为边界不清的混杂信号影像伴有坏死和囊变，并带有不规则的囊壁；大多数胶质母细胞瘤表现为明显的不均一性对比增强，对比增强部分代表细胞密度高及新生血管丰富的肿瘤外周部分；胶质母细胞瘤血管丰富，常可以见到血管流空影和不同时相的出血。T_2WI 为非常不均匀的混杂信号，代表不同细胞密度、坏死和不同时相的出血；肿瘤周围水肿明显，但由于肿瘤边界和周围血管源性水肿重叠，所以 T_2 影像代表"肿瘤＋水肿"的影像。

4. 治疗

高级别星形细胞瘤应采取以手术为主，辅以放射治疗及化疗等综合治疗措施。手术应坚持最大范围地安全切除肿瘤的原则。手术应采用显微神经外科技术，以脑沟、脑回为边界，沿肿瘤边缘白质纤维束走向进行解剖性切除，以最小程度的组织和神经功能损伤获得最大程度的肿瘤切除，并明确组织病理学诊断。对于优势半球弥漫浸润性生长、病灶侵及双侧半球、老年患者（＞65 岁）、术前神经功能状况较差（KPS＜70）、脑内深部或脑干部位的恶性脑胶质瘤、脑胶质瘤病，可以酌情采用肿瘤部分切除术、开颅活检术或立体定向（或导航下）穿刺活检。肿瘤部分切除术具有比单纯活检术更高的生存优势。活检主要适用于邻近功能区皮质或位置深在而临床无法手术切除的病灶。活检方式主要包括立体定向（或导航下）活检和开颅手术活检。

手术后强调早期（＜72 h）复查 MRI，以手术前和手术后影像学检查的容积定量分析为标准，评估胶质瘤切除范围。高级别胶质瘤的 MRI 的 T_1WI 增强扫描是目前公认的影像学诊断"金标准"；在不具备复查 MRI 条件的单位，于术后早期（＜72 h）复查 CT。

放射治疗应在术后 2～4 周左右尽快开始，采用常规分割（1.8～2 Gy/次，5 次/周）6～10 MV X 线的外照射，标准放射治疗总剂量为 54～60 Gy，分割 30～33 次。在一定的剂量范围内，增加肿瘤照射剂量并不能获益。近距离放射治疗增加剂量以及分割方式的改变对生存率无影响。分割立体定向放射疗法（FSRT）/立体定向放射外科（SRS）适用于常规外照射后的推量或作为复发肿瘤治疗的选择方式之一，此治疗对体积较小的肿瘤有优势。

（三）局限性星形细胞瘤

1. 毛细胞型星形细胞瘤

毛细胞型星形细胞瘤是一类具有独特的形态学和生物学特点的星形细胞肿瘤亚型，具有双相组织学表现，即：紧密排列、带有 Rosenthal 纤维的双极细胞，以及带有微囊和颗粒体、结构疏松的多极细胞。毛细胞型星形细胞瘤为良性肿瘤（WHO Ⅰ级），最常发生在儿童和青年人，男女发病率大致相等，可见于大脑半球、下丘脑、前视路、脑干、小脑和脊髓。毛细胞型星形细胞瘤在幕上的常见发病部位为前视路及下丘脑，一般呈实体性；在幕下最常发生于小脑半球，一般呈囊性伴囊壁或囊旁的瘤结节。毛细胞型星形细胞瘤是神经纤维瘤病Ⅰ型在中枢神经系统的主要合并肿瘤，视神经尤其是双侧视神经受累是典型表现。患者是否有梗阻性脑积水或脑积水出现的早晚及程度由肿瘤发生部位决定。

毛细胞黏液型星形细胞瘤是 2007 年版 WHO 分类中新确认的一种亚型，属 WHO Ⅱ级肿瘤，主要发生在婴儿和儿童，平均发病年龄 10 个月，见于下丘脑/视交叉区，组织学特点为同态的双极细胞位于富于黏液的基质中，并常以血管为中心排列。同毛细胞型星形细胞瘤相同，毛细胞黏液型星形细胞瘤也可为Ⅰ型神经纤维瘤病的颅内伴发肿瘤。毛细胞黏液型星形细胞瘤易局部复发和脑脊液播散，预后差于毛细胞型星形细胞瘤。

实体性毛细胞型星形细胞瘤在 CT 扫描上为圆或卵圆形、边界清楚的低或等密度占位病变，钙化出现率约为 10%，可见不同程度的对比增强；MRI 成像在 T_1WI 为低至等信号，可被造影剂轻度或中度增强。肿瘤如向视交叉后延伸生长，可在 T_2WI 或对比增强后发现。囊性毛细胞型星形细胞瘤在 CT 扫描及 MRI 成像均可发现瘤囊伴有对比增强的壁结节。

手术全切肿瘤是最理想的治疗方法。对于未能全切的肿瘤，术后可以辅以放射治疗。视神经毛细胞型星型细胞瘤，单独放射治疗可在长时间内缓解和控制病情。

2. 多形性黄色瘤型星形细胞瘤

一般发生于儿童和青年，多为位于大脑半球，尤其是颞叶浅表的囊性病变并累及脑膜，少见于小脑、脊髓、视网膜。"多形性"是指肿瘤细胞的组织学表现多种多样：单核或多核巨细胞混杂，核的大小和染色深浅变化大，甚或星形细胞排列呈上皮样形式；"黄色瘤型"是因为肿瘤细胞呈现脂化特点，类似于黄色瘤。肿瘤细胞的 GFAP 免疫染色阳性，提示为星形细胞源性肿瘤。尽管组织学表现出多形性，多形性黄色瘤型星形细胞瘤仍属 WHO Ⅱ级肿瘤。但如果肿瘤细胞的有丝分裂活跃，每 10 个高倍视野发现 5 个或 5 个以上的有丝分裂，则描述为多形性黄色瘤型星形细胞瘤具有间变特点。由于肿瘤一般位于大脑半球的表浅部位，所以多数患者都有较长的癫痫病史。肿瘤累及重要的皮层功能区会出现相应的神经功能缺陷。

CT 扫描的典型表现是低密度囊样占位病变，边界清楚，钙化不常见，壁结节可以被明显对比增强。MRI 成像多数肿瘤为边界清楚、部分囊性的占位病变，在 T_1WI 为低或等信号，囊壁上存在瘤结节；瘤结节和囊液在质子密度成像和 T_2WI 均为高信号；瘤结节对比增强明显；由于肿瘤生长缓慢，瘤周水肿一般不明显。

手术切除是最合适的治疗，即使是复发患者也仍可选择手术。放射治疗和化疗的作用不确定。

3. 室管膜下巨细胞星形细胞瘤

室管膜下巨细胞星形细胞瘤是起源自侧脑室室管膜下层、缓慢生长的良性肿瘤（WHO Ⅰ级）。多数患者在 20 岁以前发病。发病时可以是独立的疾病，也可以合并中枢神经系统错构瘤以及结节硬化在神经系统以外的疾病表现。结节性硬化最常出现及最显著的表现是在神经系统。多数结节性硬化患者出现癫痫、精神发育迟缓和行为异常；另一个代表性的表现是婴儿痉挛症。大约 6%～16% 结节硬化患者并发室管膜下巨细胞星形细胞瘤。有些肿瘤因阻塞室间孔以及延伸至第三脑室引起颅压高而急性起病。如果青少年出现皮肤多发的血管纤维瘤及智力发育迟缓，要高度怀疑患有结节性硬化，并进行相关检查。

CT 扫描可以发现位于室间孔的局灶占位病变，表现为低密度和等密度混杂，伴有侧脑室增大；钙化和囊变常见；典型的强化形式为明显强化但不均一。多数室管膜下巨细胞星形细胞瘤的 MRI 成像表现混杂信号，即 T_1WI 为低和等信号混杂，T_2WI 为等和高信号混杂；对比增强明显但不均一。在 CT 及 MRI 上，多数患者会合并结节硬化的其他影像学表现。

开颅手术，争取全切为主要治疗。持续脑积水患者，尽管手术已开放脑室，仍需要脑室腹腔分流。放射治疗可以用于肿瘤继续生长或不能接受手术的患者。尽管手术全切可以治愈室管膜下巨细胞星形细胞瘤本身，但患者的总体预后还决定于结节硬化在中枢神经系统内、外的其他病变类型和发展。

二、少突胶质细胞肿瘤

少突胶质细胞肿瘤包括少突胶质细胞瘤（WHO II 级）和间变性少突胶质细胞瘤（WHO III 级）。少突胶质细胞瘤主要由分化良好、形态学类似于少突胶质细胞的肿瘤细胞组成，呈弥漫浸润性生长；如果少突胶质细胞瘤表现出局灶性或弥漫性的恶性组织学特点，则为间变性少突胶质细胞瘤，预后差于少突胶质细胞瘤。间变性少突胶质细胞瘤可以由低级别的少突胶质细胞瘤进展而来，也可以无先前低级别少突胶质细胞瘤的过程。少突胶质细胞肿瘤约占原发性颅内肿瘤的 4%～5%，占全部胶质瘤的 5%～20%，发生于脑白质，最常累及大脑半球，并多见于额叶和颞叶，偶见于脑干、小脑和脊髓等。主要是成人发病，40～60 岁为发病高峰。

（一）病理

肉眼观察：少突胶质细胞肿瘤一般发生在大脑半球的浅表，比同级别星形细胞瘤更容易向皮层浸润，甚至可以呈蘑菇样生长，通过脑表与硬脑膜粘连而被误认为脑膜瘤。多数少突胶质细胞肿瘤生长缓慢，并可以出现囊变及坏死。自发性出血倾向可使临床症状突然恶化。半数以上肿瘤出现钙化，一般呈条索状，常发生在血管壁内，也见于瘤周脑组织中。肿瘤有时出现广泛的脑膜和脑室播散，而与病理级别无关，主要由于肿瘤邻近脑脊液循环通路，或由手术引发。

组织病理：少突胶质细胞瘤由均匀一致的细胞组成，无突起，细胞密度低至中等，细胞间存在神经纤维网。细胞核呈圆或卵圆形，核深染，周围胞质清晰，描述为"煎蛋样"形态。这种特征性的细胞形态是经甲醛溶液固定后、在切片制作过程中产生的，冰冻切片不能见到。肿瘤存在网状的薄壁毛细血管是另一个特征性表现。枝芽状的血管结构将肿瘤细胞分隔成肿瘤细胞群，有时见到少突胶质细胞瘤同周围正常的白质有明显的边界，甚至被误认为转移瘤。

间变性少突胶质细胞瘤组织学上为恶性，可以出现中枢神经系统外转移。肿瘤具有可辨认的少突胶质细胞瘤成分，同时具有下述部分或全部间变的特点：细胞密度增高、明显的细胞非典型性、有丝分裂活跃、微血管增殖和坏死。需要注意的是，在间变性少突胶质细胞瘤中出现微血管增殖和假栅栏样坏死，并不诊断胶质母细胞瘤。少突胶质细胞瘤出现间变并不意味着肿瘤迅速生长，这点不同于星形细胞肿瘤。间变性少突胶质细胞瘤比少突胶质细胞瘤更具有侵袭性。

少突胶质细胞肿瘤由于可以起源于具有向星形细胞和少突胶质细胞分化潜能的多能细胞，因而许多少突胶质细胞肿瘤具有混合胶质细胞的成分，尤其是星形细胞。如果仅包含有 $10\% \sim 25\%$ 少突胶质细胞以外的胶质细胞成分就只诊断为少突胶质细胞肿瘤。少突胶质细胞肿瘤尚无可靠的诊断性的免疫组织化学标志。肿瘤中所包含的小肥胖细胞和胶质纤维性少突胶质细胞都可以表现为GFAP 阳性。所以，GFAP 阳性并不排斥少突胶质细胞瘤的诊断。

（二）症状体征

少突胶质细胞肿瘤的症状和体征主要取决于肿瘤的部位和进展速度。少突胶质细胞瘤可以是无症状性肿瘤，生长缓慢，病程甚至可以长达数十年，多数肿瘤位于额叶和颞叶。少突胶质细瘤最常出现癫痫症状，且往往是首发症状，可以表现为部分性癫痫，也可以是复杂性癫痫。间变性少突胶质细胞瘤倾向表现出颅内压增高症状，如头痛和视盘水肿，归因于肿瘤的占位效应和脑脊液通路梗阻。根据肿瘤累及的不同部位可以出现相应的局限性神经功能障碍的症状与体征。少突胶质细胞肿瘤较少种植在中枢神经系统的其他部位，也很少出现颅外转移。

（三）诊断

中老年发病癫痫常为首发症状，病史依肿瘤的组织级别而不同，可以出现颅压高和局限神经缺陷症状，或有先前确诊的少突胶质细胞瘤病史，病情再度出现进展。结合影像学检查一般可以做出初步诊断。确诊靠肿瘤内多部位取材的系列活检或手术标本的病理证实。

CT 扫描上少突胶质细胞瘤为低密度病灶，伴有条索状钙化和周围水肿，无对比增强。头颅平片上有时就可以见到钙化，但 CT 发现肿瘤钙化比头颅平片更敏感。MRI 成像中，少突胶质细胞瘤在 T_1WI 为低或等信号，T_2WI 为高信号，肿瘤边界在 T_2WI 更好辨别，注射造影剂无对比增强。而多数间变性少突胶质细胞瘤在 CT 及 MRI 上出现不均匀强化，但影像学不表现强化并不能除外间变性少突胶质细胞瘤。

（四）治疗

低级别少突胶质细胞瘤应当手术切除。但也有人主张，对于非症状性的小肿瘤或仅存在癫痫且可被药物良好控制，可以首先观察，直至病情进展或癫痫不能控制时再行手术；症状性、进展性的较大肿瘤直接选择手术切除。但应当强调的是，在影像学无强化的少突胶质细胞肿瘤，其中约 30% 组织学已经发生间变。术后应随访观察。如果肿瘤未被完全切除，术后应当给予放射治疗。间变性少突胶质细胞瘤以最大范围的安全切除肿瘤为手术原则，对于不能手术的肿瘤应活检明确病理性质，并给予放射治疗和化疗。

三、髓母细胞瘤

髓母细胞瘤归属神经上皮组织肿瘤中的胚胎细胞肿瘤，为WHOⅣ级肿瘤，发生于小脑。一般认为，髓母细胞瘤起源自小脑外颗粒层的未分化细胞，这些胚胎性细胞具有向其他细胞谱系分化的能力。但也有观点认为髓母细胞瘤实际上就是发生在小脑的原始神经外胚层肿瘤，或包括不止一种的细胞起源。

髓母细胞瘤占全部颅内肿瘤的6%～8%。在儿童，髓母细胞瘤占儿童颅内肿瘤的12%～25%，占全部儿童颅后窝肿瘤的38%，在3岁和7岁为两个儿童发病高峰，为最常见的儿童恶性颅内肿瘤；在成人，髓母细胞瘤仅占成人颅内肿瘤的0.4%～1%，发病年龄多在20～40岁，50岁以后罕见。男性发病率高于女性，约(1.5～2)：1。1%的髓母细胞瘤患者合并痣样基底细胞癌综合征(Gorlin综合征)或Turcot综合征。3/4的髓母细胞瘤发生在小脑蚓部，而大龄儿童、青春期、成人的髓母细胞瘤倾向发生在小脑半球。髓母细胞瘤易在中枢神经系统内播散，偶尔也可向中枢神经系统外转移。

(一)病理

肉眼观察：髓母细胞瘤可以是质地较紧实、有分界的肿块，也可以是质地较软、分界不清的肿块。有时可见明显的出血。

组织病理：典型的髓母细胞瘤由紧密排列的许多小细胞组成，胞质很少，胞核深染呈圆或卵圆形，有丝分裂常见，细胞凋亡突出，坏死区不常见。神经母细胞性Homer Wright菊形团是常见特征。瘤细胞存在不同程度的神经元分化，星形细胞分化不常见，常仅出现局灶的GFAP阳性。

按照2007年WHO分类，除典型的髓母细胞瘤以外，还包括4种亚型：促纤维增生/结节型髓母细胞瘤、髓母细胞瘤伴广泛结节、间变性髓母细胞瘤和大细胞型髓母细胞瘤。典型的髓母细胞瘤约占80%～90%，其次为促纤维增生型约为3%～15%。

促纤维增生/结节型髓母细胞瘤的特征是不含网硬蛋白的结节

或称"苍白岛"内含均匀一致的小个神经细胞，胞质较丰富；结节间区域可见大量的基质成分及网硬蛋白纤维，其中分布着非典型性细胞，成人的髓母细胞瘤倾向于这种亚型。大细胞型髓母细胞瘤细胞形态均一，胞核大、圆、含空泡，核仁突出，嗜酸性胞质含量不等。大细胞型髓母细胞瘤预后差，易随脑脊液循环播散。间变性髓母细胞瘤的组织学特点为细胞核的多形性显著，胞核塑形，细胞包绕细胞，有丝分裂高度活跃，常呈非典型性形式。尽管髓母细胞瘤都可以表现出不同程度的间变，但在间变性髓母细胞瘤尤为突出和广泛。组织学表明，经典的髓母细胞瘤可以进展为间变性髓母细胞瘤。高度恶性的大细胞型髓母细胞瘤和间变性髓母细胞瘤可以有重叠的细胞学表现，有人建议启用"大细胞/间变联合型髓母细胞瘤"的称谓。髓母细胞瘤伴广泛结节亚型一般发生在婴儿，组织学上同促纤维性/结节性髓母细胞瘤关系密切，以前曾称为"小脑神经母细胞瘤"。同促纤维性/结节亚型不同的是，缺乏网硬蛋白的区域大且富含神经毡样组织，显得结节结构明显扩大。这些区域中包含大量的类似于中枢神经细胞瘤的小细胞，呈流动性表现；在促纤维/结节型髓母细胞瘤中占优势的结节间网硬蛋白成分，在髓母细胞瘤伴广泛结节型中明显减少。髓母细胞瘤伴广泛结节型在放射治疗和（或）化疗后，有时进一步成熟为神经节细胞占优势的肿瘤，临床结局好于经典的髓母细胞瘤。

（二）症状体征

临床病程短，75%的患者病程不足 3 个月。患者就诊时的主要症状是颅内压增高。泛化或仅局限于枕部的头痛及持续呕吐是最常见的症状。癫痫不常见，如果出现，常提示有皮层的播散。躯干共济失调是最常见的客观体征，常伴有肌张力升高，反映了小脑蚓部受到肿瘤的破坏。其他常见的体征包括视盘水肿、眼球震颤、肢体共济失调、轮替运动障碍，其中后两个表现反映了肿瘤位于小脑半球。1/3 患者 Babinski 征和 Hoffmann 阳性。肿瘤压迫第四脑室底，可以出现展神经麻痹。背痛或神经根症状常提示脊髓受累。患者出现病情的急性恶化，常由于出现肿瘤自发出血或随脑脊液循环出现广泛的播散。大约5％的髓母细胞瘤可自发性出血，引发急性临床表现。

髓母细胞瘤易于发生中枢神经系统内播散，尸检发现约1/2的病例有脑脊液播散。约2％～7％的髓母细胞瘤可能转移到颅外。髓母细胞瘤是易发生颅外转移的中枢神经系统肿瘤之一，特别是在儿童。最常见的转移部位是骨和骨髓。骨痛是颅外转移患者的常见症状。其他颅外转移部位还有淋巴组织、腹膜、肺和肝。

（三）诊断

儿童是主要发病群体，或青壮年起病，病史短、进展快，颅压高症状突出，表现出小脑受累的局灶体征，结合影像学检查一般可以做出初步诊断。确诊需要手术后病理标本证实。CT扫描可见颅后窝的高密度占位，周围有血管源性水肿，儿童患者常比成人表现出更均匀的强化，可见囊变及坏死区，钙化（22％）不常见。MRI成像与CT扫描相比，肿瘤具有更明显的不均一性影像表现，T_1WI为低或等信号影，T_2WI为高或等信号影，可见不同程度的对比增强。MRI还有助于发现蛛网膜下腔的播散（图3-1）。

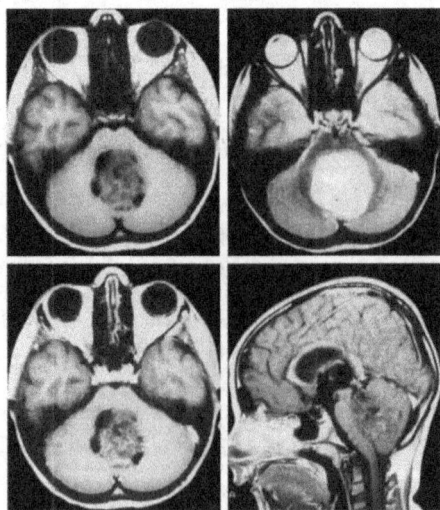

图3-1 髓母细胞瘤 MRI 表现

左上：T_1WI，右上：T_2WI，下：轴位及矢状位对比增强

（四）治疗

髓母细胞瘤患者的术前评估包括全脑脊髓的影像学检查以及脑脊液分析。适于手术的患者其治疗包括手术切除和术后全脑脊髓的放射治疗。放射治疗不宜用于 3 岁以下儿童。化疗可延长某些高危患者（已有播散或转移、脑干受累、未能完整切除）的存活期，也可用于 3 岁以下儿童，以推迟放射治疗。化疗的主要药物是亚硝基脲类烷化剂、金属铂盐类、环磷酰胺及长春新碱等。化疗可以加重全脑脊髓放射治疗所致的儿童发育障碍。

成人的髓母细胞瘤中位生存期为 26 个月，29％经治疗的患者 5 年后复发；而 75％的儿童患者在 2 年内复发。针对不同预后，儿童患者分为普通危险和高危险两组。普通危险指诊断时病变局灶，手术获得全切或近全切；高危险因素包括诊断时肿瘤已播散、术后残余肿瘤最大平面＞1.5 cm^2 或发生于 3 岁以下儿童。高风险患者的 5 年存活率仅 25％；而接受了手术、放射治疗和化疗的普通危险患者 5 年生存率可达 70％。

第二节　脑膜瘤

一、概述

脑膜瘤有颅内脑膜瘤和异位脑膜瘤之分。前者由颅内蛛网膜细胞形成，后者指无脑膜覆盖的组织器官发生的脑膜瘤，主要由胚胎期残留的蛛网膜组织演变而成。好发部位有头皮、颅骨、眼眶、鼻窦、腮腺、颈部、三叉神经半月节、硬脑膜外层等。这里主要讨论颅内脑膜瘤。

（一）发生部位

脑膜瘤可见颅内任何部位，但幕上较幕下多见，约为 8：1，好发部位依次为大脑凸面、矢状窦旁、大脑镰旁和颅底（包括蝶骨嵴、嗅沟、桥小脑角等）。

（二）脑膜的胚胎学和组织学

脑膜包括 3 层组织，硬脑膜、蛛网膜和软脑膜，由于后两层脑膜常相互粘连，与硬脑膜比，它们显得柔软，故它们又称软脑膜。在妊娠 22～24 d，发育的神经管被一层单细胞组织围绕，这层组织以后形成软脑膜。在妊娠 33～41 d，整个神经系统被来自间充质的多层组织包绕，它们以后形成蛛网膜和硬脑膜。蛛网膜有两种细胞构成。一种形成蛛网膜的梁柱细胞，附着在软脑膜上，构成蛛网膜下腔，另一种为蛛网膜屏障细胞，与硬脑膜毗邻，它们之间没有腔隙。蛛网膜还有一种特殊结构－蛛网膜绒毛，能吸收脑脊液。这些绒毛可突入静脉窦内，静脉的内皮细胞与蛛网膜颗粒（扩张或增大的绒毛）或蛛网膜帽细胞接触。蛛网膜本身无血管，因此来自硬脑膜的供血是脑膜瘤赖以生存的条件。

（三）病因

脑膜瘤的病因迄今不完全清楚。各种致癌因素的实验研究，只能造成恶性脑膜瘤。临床发现，颅脑外伤和放射性照射虽不是引起脑膜瘤的主要致病病因，但可能是形成脑膜瘤的因素之一。胚胎发生时形成 3 层脑膜：软脑膜、蛛网膜和硬脑膜。蛛网膜细胞能合成几种赖蛋白和粘连分子，因此能对脑膜的损伤作出直接的纤维修复反应。现在较一致的意见认为脑膜瘤来源于蛛网膜细胞。其证据为：①蛛网膜细胞是一种网状内皮系统的细胞，能演变为其他细胞，如受刺激，它能演变成具阿米巴运动的吞噬细胞；在组织修复过程中它又可演变成纤维细胞。此特征与脑膜瘤的多种细胞形态类型相符。②蛛网膜向硬脑膜里伸进许多突起，称蛛网膜绒毛，后者扩张而形成蛛网膜颗粒，它主要分布于大静脉窦的壁（如上矢状窦、窦汇、横窦）和静脉窦的静脉分支附近，以及颅底的嗅沟、鞍区（鞍结节、鞍膈、鞍旁）、上斜坡、Ⅲ～Ⅺ脑神进出颅腔的骨孔附近（特别是卵圆孔、内听道、颈静脉）。而脑膜瘤也是好发于上述部位。蛛网膜绒毛细胞巢在显微镜下呈旋涡状排列，有钙化的砂粒小体，这些改变与脑膜瘤的结构相似。少数脑膜瘤发生于不附着脑膜的部位。如脑实质内、脑室内、松果体内等。可能这些脑膜瘤起源于异位蛛网膜细胞或脉络丛细胞。

由于蛛网膜细胞的分裂率很低，因此脑膜瘤的发生必须有外因，如病毒感染、放射照射、外伤、遗传因素或者内源性因素，如激素、生长因子等。

1. 外伤

早在 1884 年 Keen 就报告脑膜瘤的发生与外伤有关。Barnett（1986）报告 1 例 75 岁男性患颞顶脑膜瘤（瘤直径 5 cm），肿瘤与 67 年前头部外伤所致的骨折线下硬脑膜粘连，镜检除具典型的黄色瘤样脑膜瘤内皮型细胞外，还有丰富的多核异物巨细胞环绕大胆固醇裂隙，特别在有慢性炎症的透明变性区内，提示有慢性炎症和异物反应。但也有反对意见，Annegrs 等（1979）报告长期随访 2953 例头外伤者，亦未见有比一般人群更高的脑膜瘤发生率。Ewing 提出外伤后发生脑膜瘤的诊断标准：①可靠的头外伤史。②外伤部位必须完全确定。③肿瘤起源必须在外伤的部位。④伤后相当长一段时间后才发生肿瘤。⑤肿瘤性质必须明确。

2. 病毒感染

病毒感染在脑膜瘤发生中的作用已研究 20 余年，大多集中在 DNA 病毒、乳多泡病毒家族（如猴病毒 40，BK 和其他猴病毒 40 样病毒等）。虽然在人类脑膜瘤中常发现大量乳多泡病毒的 T 抗原，但是这些病毒不能在实验动物身上产生脑膜瘤。虽然研究发现用原位杂交技术和不同的病毒 DNA 探针，在 3/7 例脑膜瘤中找到猴病毒 40 有关的核酸系列，可将人类脑膜瘤中分离出猴病毒 40 进行克隆，但它们与自然发生的猴病毒 40 在调节和增强活动方面颇不同。因此尽管上述研究提示这些 DNA 病毒可能在脑膜瘤发生上起一些作用，但确切因果关系仍有待阐明。因肿瘤发生是多步骤的过程，病毒感染正常的蛛网膜细胞可能起一定作用。

3. 放射线

放射治疗可治疗某些不能手术切除的肿瘤，但放射治疗应用不当却又会促发脑膜瘤等发生。放射线可通过直接或间接机制损伤 DNA，导致肿瘤发生。Modan（1974）报告 1100 例儿童曾用深度X线治疗头癣，长期随访发现 19 例发生颅内脑膜瘤，为正常儿童的 4 倍，这些脑膜瘤附近的头皮、颅骨和脑组织均有放射治疗的痕迹。Ghin（1993）报告 15 例儿童在高剂量放射治疗后发生脑膜瘤，大多为良性，仅 1 例为多发。综合文献显示放射治疗剂量越大、患者越年轻，发生肿瘤的潜伏期越短。

（四）病理

1. 大体病理

脑膜瘤可小如针头，在尸检中偶尔发现；也可大如苹果，重达 1890 g。肿瘤形状依其所在部位而异，一般有 3 种形态：①球状，最常见，多见于脑表面或脑室内，前者与硬脑膜紧密粘连，并嵌入邻近脑组织中；后者与脉络膜丛紧密相连。②扁平状（毡状），位于脑底，其厚薄不一，一般不超过 1 cm，与颅底硬脑膜广泛粘连。③马鞍状（哑铃状），位于颅底的骨嵴上或硬脑膜游离缘，如蝶骨嵴、大脑镰、小脑幕、视神经包膜脑膜瘤。

脑膜瘤多有 1 层由结缔组织形成的包膜，其厚薄不一。瘤表面光滑或呈结节状，常有血管盘曲。瘤质地坚韧，有时有钙化、骨化，少数有囊变。肿瘤多为灰白色，剖面有螺旋纹，少数由于出血或坏死，瘤质变软，色暗红，可呈鱼肉状。脑膜瘤与脑组织之间的界面可光滑、分叶状、指状突起和呈浸润生长，后两种情况肿瘤常无包膜。脑膜瘤可侵入静脉窦、颅骨、颞肌和头皮。颅骨可因破坏或反应性骨增生而形成外生或内生骨疣。肿瘤血供大多来自于肿瘤粘连的硬脑膜（颈外动脉系统供血），少数来自皮质动脉（颈内或椎基动脉）。静脉回流多经硬脑膜附着处。肿瘤与脑之间有时可有黄色液体囊腔，邻近脑组织可有程度不同的水肿，水肿范围与肿瘤大小不成比例，有时脑水肿严重，似恶性胶质瘤或转移瘤。有时水肿可发生在远离肿瘤处，而使诊断和手术定位发生错误。产生脑水肿的原因复杂，与肿瘤所在部位、组织学特性、瘤细胞分泌功能、脑皮层软脑膜的完整性、脑组织静脉回流和水肿液回流到脑室的通道有关。

2. 组织学分型

WHO 于 1979 年统一脑瘤的分类，1993 年、2000 年和 2007 年WHO 对脑瘤分类重新做了修改（表 3-1）。

表 3-1　2007 年 WHO 脑膜瘤分组（根据复发倾向和侵袭性）

较少机会复发和侵袭的脑膜瘤	WHO 分级
脑膜内皮细胞型	Ⅰ级
纤维型（纤维母细胞型）	Ⅰ级
过渡型（混合型）	Ⅰ级
砂粒型	Ⅰ级
血管瘤型	Ⅰ级
微囊型	Ⅰ级
分泌型	Ⅰ级
淋巴浆细胞丰富型	Ⅰ级
化生型	Ⅰ级
较多机会复发和（或）侵袭性强的脑膜瘤	
非典型脑膜瘤	Ⅱ级
透明细胞型	Ⅱ级
脊索样型	Ⅱ级
横纹肌样	Ⅲ级
乳头状型	Ⅲ级
恶性或间变型	Ⅲ级

多发性脑膜瘤：指颅内有多个互不相连的脑膜瘤，且不伴神经纤维瘤病。如伴神经纤维瘤病，则称脑膜瘤病。发生率：尸检为8.2%～16%，临床大组病例为 0.9%～8.9%。随着 CT 和 MR 的广泛应用，相信发生率将增高。多发性脑膜瘤可同时，也可间隔数年出现，最长达 20 年。瘤数从数个至数十个，可局限一处或分散于颅内不同区域或伴椎管内脊膜瘤。分子生物学研究发现，多发脑膜瘤的 NF2 基因突变率较一般脑膜瘤高，可达83%。发生多发脑膜瘤的途径可能为：①肿瘤沿蛛网膜下腔播散。②多中心

或不同肿瘤来源。有家族史，后天因素如放射照射也可引起。在病理组织学上与单发者无显著差异，但多发脑膜多为砂粒型，脑膜瘤病则多为纤维型。多发脑膜瘤大多见于女性，平均年龄50岁，以小脑幕上大脑凸面和矢状窦旁多见。

囊性脑膜瘤：少见。多发生在小脑幕上、大脑凸面。根据囊肿与周围脑组织的关系，可分下列4种类型。①瘤内型：囊肿完全位于肿瘤内。②瘤边型：囊肿位于肿瘤的边缘，但仍完全在瘤内。③瘤周型：囊肿位于肿瘤周围，但实际位于邻近的脑组织内。④瘤旁型：囊肿位于肿瘤与脑组织的分界面中间，既不在肿瘤内，也不在脑组织内。囊肿可大可小，囊液黄色，含高浓度蛋白质（可达0.2 mmol/L）。囊壁和壁上瘤结节可找到脑膜瘤细胞。囊肿形成原因：有多种假设，如瘤细胞分泌或肿瘤内坏死、出血和变性（见于瘤内型），瘤周脑组织水肿、缺血、脱髓鞘或积液（见于瘤周或瘤旁型）。临床上应注意与胶质瘤鉴别：①位于矢状窦旁囊变肿瘤应想到脑膜瘤。②术中活检。③脑血管造影见肿瘤有颈外动脉供血者多为脑膜瘤。

复发脑膜瘤：有两种含义，一指肉眼全切除肿瘤后，在原手术部位又出现肿瘤；另一种指切除肿瘤不全，经一段时期临床改善后，症状复出。后一种实为肿瘤继续生长。在组织学上脑膜瘤大多属良性，但是常有恶性肿瘤的生物学特性，如局部浸润、复发、近处或远处转移等。因此脑膜瘤有时不易彻底切除。不全切除者复发率更高，为18.4%～50%。另外良性脑膜瘤术后复发率为3%～38%，恶性（指非典型和间变型脑膜瘤）为6%～78%。因此如果能预测脑膜瘤复发或其恶性生物学特性，在术前、术中和术后采取相应措施，减少或防止或延长其复发，从而可提高治疗效果。

（五）临床表现

除具有脑瘤共同表现外，脑膜瘤还具有下列特点。

（1）通常生长缓慢、病程长，一般为2～4年。但少数生长迅速，病程短，术后易复发和间变，特别见于儿童。脑膜瘤的复发与肿瘤的组织学特点有密切关系。组织学上良性脑膜瘤术后 5 年复发率为 3％，25 年为 21％；不典型脑膜瘤术后 5 年复发率为 38％；而间变型脑膜瘤术后 5 年复发率为 78％。其他研究发现良性脑膜瘤复发的中位时间为术后 7.5 年，不典型肿瘤为 2.4 年，间变型为 3.5 年。脑膜瘤也可发生在儿童，大样本回顾分析发现在 1397 例脑膜瘤中有约 1.3％的患者年龄在 16 岁以下。儿童中，脑室内生长、瘤周囊变、缺少硬脑膜附着等现象比成人常见，并且男性患儿占多数。

（2）肿瘤长得相当大，症状却很轻微，如眼底视盘水肿，但头痛却剧烈。当神经系统失代偿，才出现病情迅速恶化。这与胶质瘤相反，后者生长迅速，很快出现昏迷或脑疝，而眼底却正常。

（3）多先有刺激症状，如癫痫等，继以麻痹症状，如偏瘫、视野缺失、失语或其他局灶症状。提示肿瘤向外生长。

（4）可见于颅内任何部位，但有好发部位及相应症状，将在以下分论中分开叙述。

（六）辅助诊断

1. 头部 X 线平片

除高颅压表现外，可有：①肿瘤钙化，见于砂粒型。钙化较密集，可显示整个肿瘤块影。②局部颅骨增生或破坏。③板障静脉增粗和增多，脑膜动脉沟增粗，棘孔可扩大。

2. 头部 CT

MRI 在诊断脑膜瘤方面有取代 CT 之势，但 CT 仍是诊断本病的主要方法，特别可显示脑膜瘤与邻近骨性结构的关系、钙化等。脑膜瘤在 CT 的典型表现有：①瘤呈圆形或分叶状或扁平状，边界清晰。②密度均匀呈等或偏高密度，少数可不均匀和呈低密度，为瘤内囊变或坏死，约见于 15％的病例中。也可见点状钙化，特别是颅底病变。CT 在观察钙化情况时比 MRI 优越。③增强后密度均匀增高。④瘤内钙化多均匀，但可不规则。⑤局部颅骨可增生或破坏。⑥半数患者在肿瘤附近有不增强的低密度带，提示水肿、囊变。脑膜瘤瘤周水肿有两种形式。①局灶水肿：多因肿瘤机械性压迫，导致脑缺血损伤所致，因此本质上不是真正水肿。②广泛水肿：瘤周低密度边缘不清楚，常有指状突起。瘤周脑组织含水量增多，且伴相应症状。产生瘤周水肿的原因：肿瘤体积、部位、组织类型、血供类型、静脉回流和脑膜瘤和邻近脑组织分界面破坏。除分泌型脑膜瘤外，上述原因多非单一起作用，而为多种因素的综合作用。一般单纯颈外动脉供血，不产生脑水肿；颈内动脉供血者常伴脑水肿。但目前也有研究认为：年龄、性别、肿瘤大小、部位、侵袭性、血供、浸润性、血管受压与水肿程度在统计学上无明确相关性，同时肿瘤增殖活性、激素存在与否也与水肿无明确关系。而认为水肿可能是脑内血脑屏障破坏的结果或者来自肿瘤的自身分泌。

尽管 CT 在判断颅骨侵犯或骨质增生程度时有着自身的优越性，特别是岩斜部肿瘤手术中，判断肿瘤与骨性标志间关系，但 CT 图像在决定肿瘤的位置、瘤实体的质地等方面，不如 MRI 清楚，特别是海绵窦、眶部和后颅伪影，影像质量影响临床判断。但近年来逐步得到运用的螺旋 CT 下的图像三维重建，对于肿瘤部位、与周围血管、骨质的关系显示清楚，有利于手术入路的设计。

3. MRI

本病的主要诊断方法，可三维成像，多种成像系列，不受骨伪迹影响等是其优点。特别有利于显示颅底、颅后窝和眶内的肿瘤。T_1 加权增强配合脂肪抑制技术，能准确显示肿瘤生长的范围，与大动脉和静脉窦的关系。脑膜瘤 MRI 的特点：①以硬脑膜为其基底，此处也是肿瘤最大直径。②在 T_1 加权上约 60％脑膜瘤为高信号，30％为低信号。在 T_2 加权上，肿瘤呈低至高信号，且与瘤病理类型有关，如纤维型多为低信号，内皮型为高信号。③在 T_1 和 T_2 加权上常可见肿瘤与脑组织之间一低信号界面，代表受压的蛛网膜或静脉丛。低信号也可能是瘤内钙化（砂粒型）。如此低信号界面消失，特别在 T_2 加权上可见邻近脑内高信号，常提示蛛网膜界面被破坏。④T_2 加权可清晰显示瘤周水肿，瘤周水肿常见于额叶脑膜瘤、蝶骨嵴脑膜瘤以及脑膜内皮型、过渡型、接受软脑膜动脉供血的脑膜瘤。⑤脑膜尾征：肿瘤附着的硬脑膜和邻近硬脑膜可增强（在 CT 也可有），反映该处硬脑膜的通透性增大，并不是肿瘤浸润。

4. 血管造影

并非每例患者均需做血管造影，但它可显示肿瘤血供，利于设计手术方案、术前瘤供血动脉栓塞等，以及了解静脉窦受累情况等。血管造影上脑膜瘤的特点：①瘤血管成熟，动脉期有增粗的小动脉，毛细血管期肿瘤染色，静脉期有粗大静脉包绕肿瘤。②颈外动脉（如颞浅动脉、枕动脉、咽升动脉、脑膜中动脉、脑膜垂体干、小脑幕动脉等）增粗、血流速度加快（正常时颈内动脉循环时间快于颈外动脉）。血管造影不再作为诊断的常规方法，特别是判断静脉窦的受累情况，采用磁共振静脉造影（MRV）结合肿瘤增强扫描能清楚显示肿瘤对静脉窦的侵犯情况。仅在需要术前栓塞肿瘤供应动脉时才选择常规血管造影。

（七）治疗

虽然大多数脑膜瘤属良性肿瘤，手术切除可治愈。但由于手术存在一定的手术死亡率和病残率，所以应谨慎选择手术指征。不同的文献报道指出脑膜瘤的手术死亡率在 7%～14% 左右。根据肿瘤的部位和患者的状态，手术的目的可有不同。对于凸面、嗅沟、矢状窦前 1/3 和一些小脑幕、颅后窝脑膜瘤，力争全切肿瘤是手术的目的，而对于蝶骨嵴内侧、矢状窦后 1/3 脑膜瘤以及斜坡脑膜瘤，有时为减小创伤不行肿瘤全切除，甚至目前仍有一些脑膜瘤，如视神经鞘脑膜瘤，只进行活检或开颅探查。加之影像学进步无症状脑膜瘤发现增多，因此，在决定脑膜瘤处理时应考虑下列因素：①对无症状脑膜瘤应观察 3～12 个月，再决定治疗方案。②伴瘤周水肿者应手术。③有占位效应、伴智力下降者应手术。④幕上大脑凸面、矢状窦旁、镰旁脑膜应早期手术。⑤颅底脑膜瘤如蝶骨嵴、鞍结节、嗅沟、桥小脑角应手术。⑥扁平脑膜瘤、海绵窦内脑膜瘤、斜坡脑膜瘤如无症状，暂可不必手术。

1. 外科手术

为本病首选方法。能做到全切除者应争取做根治性手术，以减少复发。Simpson（1957）的脑膜瘤切除术的分类法已公认。①彻底切除（G1）：脑膜瘤及其附着的硬脑膜、受侵的颅骨均切除。②全切除（G2）：瘤体完全切除，但与其附着的硬脑膜没有切除，仅作电灼。③肉眼全切除（G3）：瘤体切除，但与之粘连的硬脑膜及颅骨未作处理。④次全或部分切除（G4）：有相当一部分瘤体未切除。⑤开颅减压（G5）：肿瘤仅活检。上述 G1～G4 术后复发率分别为：9%、19%、29% 和 40%。

2. 立体定向放射外科

包括伽马刀、X 刀和粒子刀。适用于术后肿瘤残留或复发、颅底和海绵窦内肿瘤。以肿瘤最大直径≤3 cm 为宜。伽马刀治疗后 4 年肿瘤控制率为 89%。本法安全、无手术风险是其优点，但是长期疗效还有待观察。

3. 栓塞疗法

包括物理性栓塞和化学性栓塞两种，前者阻塞肿瘤供血动脉和促使血栓形成，后者则作用于血管壁内皮细胞，诱发血栓形成，从而达到减少脑膜瘤血供的目的。两法均作为术前的辅助疗法，且只限于颈外动脉供血为主的脑膜瘤。物理栓子包括各种不同材料制作成的栓子，以硅橡胶钡剂小球（直径 1 mm）最理想。化学性栓塞有应用雌激素（如马雌激素），按每天 1.5～2 mg/kg 给药，连续6～12 d。根治性手术一般在栓塞 1 周后进行。

4. 放射治疗

可作为血供丰富脑膜瘤术前的辅助治疗，适用于：①肿瘤的供血动脉分支不呈放射状，而是在瘤内有许多小螺旋状或粗糙的不规则的分支形成。②肿瘤以脑实质动脉供血为主。③肿瘤局部骨质破坏而无骨质增生。术前放射剂量一般 40 Gy 为 1 疗程，手术在照射对头皮的影响消退后即可施行。④恶性脑膜瘤和非典型脑膜瘤术后的辅助治疗，可延缓复发。

5. 药物治疗

用于复发、不能手术的脑膜瘤。文献报告的药物有溴隐亭、枸橼酸他莫昔芬（tamoxifen citrate）、米非司酮（mifepristone）、曲匹地尔（trapidil）、羟基脲和干扰素 α-2β 等。溴隐亭可抑制体外培养的脑膜瘤细胞生长。

Tamoxifen 是雌激素拮抗剂，20 mg/d，分 1～2 次服用。注意事项：①定期检查肝功能、周围血象（白细胞、血小板、红细胞）。如发现异常，即应减量或停药。②消化道反应如恶心，对症治疗无效者可停药。③生殖系统毒性反应如子宫内膜异常增生、白带增多。应在用药前和用药期间定期妇科检查。④心血管毒性反应如血栓或栓塞，长期服用者应定期检查凝血功能。

Mifepristone 为黄体酮拮抗剂，25～50 mg/次，2～4 次/d，注意事项：可有消化道反应和催经止孕。Trapidil 有抑制血栓素 A2 形成，抑制血小板衍生生长因子的致有丝分裂作用，促进前列环素生成，又有升高血中高密度脂蛋白，降低低密度脂蛋白和扩张血管等作用。口服，每次 1～2 片，3 次/d。注意事项：①定期检查肝功能、血白细胞计数，如发现异常，应停药。②过敏者禁用。③孕妇不宜用。④偶有消化道反应。

羟基脲可抑制核苷还原酶，选择性阻止 DNA 合成。口服每日每千克体重 20 mg，连服 3 个月，复查 CT 或 MRI，如瘤增大，停服；否则继续服用。注意事项：①骨髓抑制。应定期复查血白细胞、红细胞和血小板。②胃肠道反应。

干扰素 α-2β 有抗血管生成，抑制细胞胸腺嘧啶核苷合成的作用。皮下注射，每天 4 mu/m²，共 5 d，休息 2 d，如此持续 6～14 个月。注意事项：①定期查血白细胞计数。②感冒样症状和注射局部疼痛，减药即可。

二、矢状窦旁和大脑镰旁脑膜瘤

矢状窦旁和大脑镰脑膜瘤是最常见的颅内脑膜瘤，约占总数的 1/4 以上。矢状窦旁脑膜瘤多为球状肿瘤，大小不等，其表面有光滑完整的包膜覆盖或大脑镰黏着。肿瘤嵌入脑内，但仍有一部分露于表面，肿瘤可仅向一侧生长，也可向两侧生长，部分大脑镰脑膜瘤有时埋藏较深，在脑表面不易发现，有时一部分肿瘤可嵌入上矢状窦，引起矢状窦部分或完全阻塞。矢状窦旁脑膜瘤的发病几率是大脑镰旁脑膜瘤的 4 倍，前者以合体型较多见，后者以纤维型较多见，大脑镰脑膜瘤有时呈哑铃状，手术中应尽量将附着的大脑镰切除，以预防肿瘤复发。巨大的矢状窦旁脑膜瘤可阻塞蛛网膜粒，使脑脊液循环发生障碍。矢状窦旁和大脑镰脑膜瘤的血供与硬脑膜和脑内血管有关，主要是两侧大脑前动脉，而且也与上矢状窦有关，因此血供较丰富。特别是上矢状窦部分或完全阻塞时侧支循环更发达。按肿瘤与矢状窦或大脑镰附着部位分为前、中、后 1/3 三种，它们的临床症状不同。当肿瘤位于矢状窦前 1/3 时，可有长时间的头痛，视力减退，颅内压增高等症状，可有强握反射及摸索动作，并有精神症状（如记忆力减退，懒散，易疲劳，诙谐等）和癫痫发作。部分患者可出现对侧中枢性面瘫或肢体运动障碍。位于中 1/3 者，可出现对侧下肢、上肢的瘫痪，对侧上肢或下肢的局限性瘫痪，也可出现对侧肢体的感觉障碍，早期有时先引起对侧的下肢无力。特别是踝关节活动障碍，此时由于患者并无脑内症状。临床上常易误诊为腓神经损伤。颅内压增高症状出现较晚，影响旁中央小叶时可出现排尿障碍。位于后 1/3 者除颅内压增高症状外，局限体征可不明显，有时可有对侧下肢的感觉异常，如针刺感、发热感，这种感觉可呈发作性。扩展至邻近区域，随之出现意识丧失，构成癫痫发作前兆，也可引起对侧视野缺损。脑血管造影可见胼周动脉和胼缘动脉的局部变形移位。特别典型的是矢状窦中 1/3 肿瘤使这两动脉互相分开成蟹钳状。CT 和 MR 片可显示肿瘤的前后位置，是否向两侧生长以及形态、大小，血供状态。矢状窦旁和大脑镰脑膜瘤都能手术切除，因大脑皮质的静脉大多汇入矢状窦，损伤中 1/3 的矢状窦及其汇入静脉，皆能引起严重的神经功能障碍，所以术前必须明确肿瘤的位置，在矢状窦的一侧还是两侧，上矢状窦有无阻塞，阻塞是否完全，侧支循环与肿瘤的血供来源。可借脑血管造影和 MRV 检查判明上述情况。除肿瘤位于矢状窦前 1/3 外，若肿瘤已长入窦内，而窦尚未完全阻塞，宁可保留部分瘤组织，不作全切除，待以后复发，矢状窦完全阻塞，侧支循环建立时再彻底切除（图 3-2）。

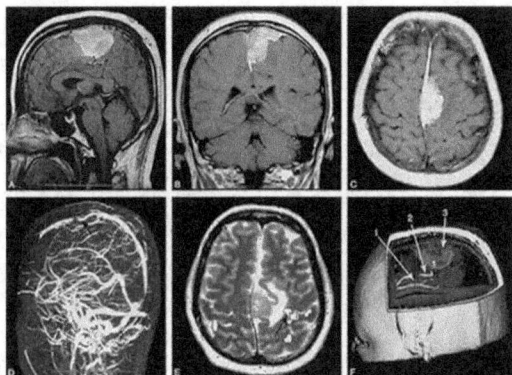

图 3-2　矢旁脑膜瘤

A、B、C 增强头颅 MRI 显示矢状窦中 1/3 矢旁脑膜瘤，肿瘤均匀强化。术后病理为不典型脑膜瘤。为降低手术并发症，术前进行功能 MRI 检查；D. MRV 提示矢状窦受压，但窦腔仍通畅（箭头）；E. 功能 MRI 显示运动区皮质（箭头）；F. 三维重建显示肿瘤与邻近血管关系。1. 为胼缘动脉；2. 为胼周动脉；3. 为肿瘤

三、大脑凸面脑膜瘤

起源于大脑凸面的脑膜瘤，其发生率仅次于矢状窦旁脑膜瘤，约占颅内脑膜瘤的 25%。在大脑前半部的发病率比后半部高，大脑凸面脑膜瘤可有 3 种类型。

第一种类型是脑膜瘤主要侵蚀颅骨向外生长，骨膜也受累，而对大脑半球表面的压迫和粘连较轻。

第二种类型是脑膜瘤主要长入颅腔内，肿瘤与脑膜紧密粘连，血供主要来源于硬脑膜。脑皮质被压凹陷，形成深入的肿瘤窝。肿瘤与肿瘤窝粘连很紧。自脑实质也可有动脉供应之。相应的颅骨部分则有刺激性增生变化（内生性骨疣）。

第三种类型是脑膜瘤长入脑实质内，在硬脑膜上的根部很小，而在脑内的肿瘤结节则较大，血供主要来自脑内，这种类型的脑膜瘤手术时切记不能过多地损伤脑组织。

大脑凸面脑膜瘤的症状没有矢状窦旁脑膜瘤那样典型，其症状主要取决于肿瘤的部位。从精神症状到运动障碍、感觉障碍、视野缺损均可出现。癫痫的发生率较高，并常为首发症状。头痛、呕吐等颅内压增高症状见于绝大多数患者，相当多的病例视盘水肿后继发萎缩导致视力减退。脑血管造影上可见额颞及中央区局部血供的特征性移位，枕区肿瘤血管表现不很明显，椎动脉造影可见大脑后动脉增粗，此外可见异常血管和肿瘤影。CT 片可见肿瘤所在部位有密度均匀、增强明显的团影块，边缘完整，肿瘤周缘常可见脑组织水肿带。MRI 水平位和冠状位摄片能清晰显示肿瘤与邻近结构的关系。

治疗：手术切除，应包括被肿瘤累及的硬脑膜、颅骨等一并切除，以减少术后复发。

四、嗅沟脑膜瘤和前颅底脑膜瘤

占脑膜瘤的 8%～18%，可见任何类型，但以砂粒型最常见。嗅沟脑膜瘤位于颅前窝底中线，自筛板至鞍结节之间的脑膜长出，常呈双侧生长，少数偏侧生长。因此，嗅神经被推移至外侧，视交叉则向后移位，大脑前动脉的 A2 段向上推移，额极动脉、眶额动脉则向两侧移位，如肿瘤大时，它们还参与供血。但肿瘤供血主要来自筛前或筛后动脉（眼动脉的分支）。前颅底脑膜瘤从筛板外侧的眶顶部脑膜长出。

临床表现：肿瘤早期常无症状，一旦出现下列表现，肿瘤多长得相当大。①精神症状：缓慢进展的额叶精神症状。②慢性高颅压征：头痛、恶心和呕吐等。③失嗅，可单或双侧，具有诊断意义。但此征仅见于 10%～20% 患者。④视力障碍：一侧视盘原发性萎缩，对侧视盘水肿，即 Foster-Kennedy 综合征。

治疗：外科手术切除。

五、鞍结节和鞍膈脑膜瘤

约占手术脑膜瘤的4%～10%。鞍结节脑膜瘤附着于鞍结节,鞍膈脑膜瘤则附着于鞍膈。临床表现:鞍结节脑膜瘤依其发展可分为4时期。①初期和症状前期,由于瘤体小,无症状表现。②当肿瘤体积增大压迫视神经和视交叉时,可有视力减退、视野缺损等。由于肿瘤偏侧生长,视觉症状常不像垂体瘤的双颞侧偏盲那样典型。由于视觉通路先受压,故垂体功能不足症状较视觉症状出现晚。③肿瘤继续增大压迫其他结构时,可出现尿崩、嗜睡(下视丘)、眼肌麻痹(海绵窦或眶上裂)、钩回发作(颞叶前内部)、不全瘫痪(颞叶深部的内囊或大脑脚)、脑积水和颅内压增高(第三脑室受压)等。④最后视觉通路受压严重,视力完全丧失,颅内压增高明显,甚至引起脑干症状。鞍膈脑膜瘤较容易压迫下视丘和垂体,因此症状似垂体瘤,尿崩也出现较早(图3-3)。

治疗:手术切除。手术效果取决于能否在病程早期进行。

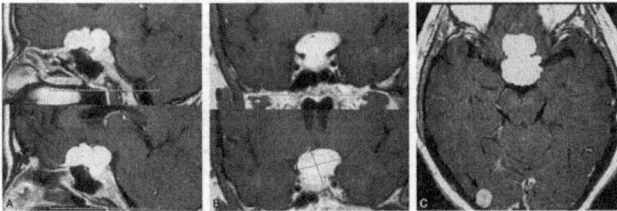

图 3-3 鞍结节脑膜瘤,同时为多发性脑膜瘤(合并枕部脑膜瘤)
A. 增强鞍区 MRI(矢状位),显示鞍结节脑膜瘤;B. 冠状位;
C. 水平位,除显示鞍区肿瘤外,还可显示枕部多发性脑膜瘤
(箭头)

第三节 垂体腺瘤

垂体腺瘤是常见的良性肿瘤,人群发生率一般为十万分之一,有的报告高达十万分之七。其年发病率女性为 70/百万人,男性为 28/百万人。垂体腺瘤的发病率在颅内肿瘤中仅次于脑胶质瘤和脑膜瘤,约占颅内肿瘤的 10%,但在尸检中发现率为 20%～30%,

近年来有增多的趋势。垂体腺瘤主要从以下几方面危害人体：①垂体激素过量分泌引起一系列的代谢紊乱和脏器损害。②肿瘤压迫使其他垂体激素低下，引起相应靶腺的功能低下。③压迫鞍区结构，如视交叉、视神经、海绵窦、脑底动脉、下丘脑、第Ⅲ脑室，甚至累及额叶、颞叶、脑干等，导致相应功能的严重障碍。20 世纪 70 年代以来，随着分子生物学、遗传病学、垂体腺瘤病因学、内分泌学、病理学、放射学、神经眼科学、显微外科学的发展，对垂体腺瘤的基础和临床研究有了许多新的、突破性进展，从而加深了对本病的认识，提高了诊断和治疗水平。

一、概论

（一）垂体的发生

垂体由腺垂体（亦称垂体前叶）和神经垂体（亦称垂体后叶）两部分构成，腺垂体由外胚层的拉特克囊分化而来，神经垂体来自前脑底部的神经外胚层。妊娠第 3 周，胚胎 3 mm 时，口凹顶部靠近口咽膜处的外胚层向上突出，形成一个薄壁小囊，称为拉特克囊，该囊伸向前脑底部向腹侧突出形成的垂体漏斗，两者接触后拉特克囊的远端变细，形成一个细管，称为颅咽管。通常妊娠第 6 周，胚胎17 mm时，颅咽管消失，拉特克囊不再与原始口凹相连。妊娠 3 月时，拉特克囊远端的细胞消失，而近端的细胞在拉特克囊与垂体漏斗相附着处开始增生。囊前壁的细胞增殖较快，分化为腺垂体的远侧部，后壁细胞增殖较慢，形成中间部，妊娠 5 周时拉特克囊的两侧上外侧部同时向外上方伸展，在垂体漏斗前方融合，成为腺垂体的结节部。妊娠 3 月末，垂体的大体形态基本形成，此时垂体漏斗延长，垂体向下被包埋入蝶鞍，神经垂体分化成为神经部和漏斗。妊娠 8 周时，结缔组织和血管长入腺垂体，建立垂体的血液供应系统。

（二）垂体的解剖

1. 垂体的位置和形态

脑下垂体呈卵圆形，位于蝶鞍内。约 1.2 cm×1 cm×0.5 cm

大小，平均重量为 750 mg（男 350～700 mg，女 450～900 mg）。女性妊娠时呈现生理性肥大。腺垂体（前叶）占整个垂体体积的80%，它可分为远侧部、中间部和结节部。神经垂体（后叶）由神经部和漏斗组成，漏斗上部连于正中隆起，下部为漏斗，腺垂体的结节部包绕漏斗，共同构成垂体柄，垂体及垂体柄与第Ⅲ脑室底和侧壁的下丘脑有密切的联系。

2. 垂体血液供应

来自垂体上动脉和垂体下动脉，都发自颈内动脉海绵窦段组成垂体门脉系统。

垂体上动脉：至垂体柄处分成很多分支，围绕垂体柄根部形成动脉环，由动脉环发出许多小分支，称垂体柄短动脉或漏斗动脉。垂体柄短动脉进入下丘脑的正中隆起和垂体柄上部，并在其内形成第一微血管丛，与神经末梢有密切接触，然后汇集成数支长门静脉，向下进入腺垂体，形成第二微血管丛，供应腺垂体细胞血液。另外，垂体上动脉自垂体动脉环处左右各发一下行支，称为垂体柄长动脉，进入腺垂体微血管丛，亦有部分分支返回参与上部微血管丛。

垂体下动脉：主要分布神经垂体，在其内形成微血管丛，排成小叶状，便于下丘垂体神经末梢的内分泌激素进入血液内，部分血管再汇集成多枝短门静脉，进入腺垂体的微血管丛。

静脉：腺垂体、神经垂体的微血管丛汇集数个输出静脉再形成垂体侧静脉和漏斗静脉，将垂体的血液引流至海绵窦，于是腺垂体和神经垂体分泌的多种激素进入体循环的血液中。垂体两侧为海绵窦，垂体前有前海绵间窦，较大；后有后海绵间窦，较小，实际上垂体前、下、后面都与海绵窦联系，合称为环窦。大的海绵间窦称基底窦，向后至基底斜坡，与两侧海绵窦相连，汇至两侧岩上窦和岩下窦，然后到乙状窦。

3. 垂体的毗邻结构

（1）蝶鞍：蝶鞍前界为鞍结节，后界为鞍背，前外为前床突，后外为后床突。蝶鞍形态因人而异，正常人多为椭圆形，少数为圆形或扁圆形。蝶鞍正常前后径 7～16 mm，深径 7～14 mm，宽径 9～19 mm，体积为 346～1337 mm³。鞍底骨质通常超过 1 mm，厚者占 60%。有的可达 3 mm。

（2）鞍膈：垂体窝为硬脑膜所覆盖，是颅底硬脑膜的延续。鞍膈是颅底硬脑膜的反折，在蝶鞍上方，前后床突之间，鞍膈中央较薄，有约 2～3 mm 的鞍膈开口，有的大至 5 mm，垂体柄即通过其中。蛛网膜和软脑膜环绕垂体柄通常不进入鞍内，其间形成视交叉池。

（3）海绵窦：垂体两侧为海绵窦，前起眶上裂，后达岩骨尖水平，海绵窦长约 2 cm，颈内动脉在海绵窦内距约 1～3 mm。海绵前间窦＞海绵后间窦，形成环窦。海绵窦外侧壁有Ⅲ、Ⅳ、Ⅴ和Ⅵ脑神经。

（4）视交叉：视交叉距垂体鞍膈上方约 10 mm，与鞍膈之间形成视交叉池。视交叉为扁平形态，宽约 12 mm、长 8 mm、厚 4 mm，在第Ⅲ脑室前下部，与水平面形成 45°倾斜面。视交叉上有终板、前连合，后为垂体柄、灰结节、乳头体和动眼神经，下为鞍膈和垂体。视交叉的位置变异较多，约 79% 在鞍膈中央上方，为视交叉正常型；12% 在鞍结节上方，为视交叉前置；9% 在鞍背上方，称视交叉后置。视交叉上面的血液供应来自大脑前动脉的分支，下面的血供来自垂体上动脉的分支，侧面血供来自颈内动脉分支。

（5）视神经：视神经从视神经孔到视交叉约 15 mm 长，视神经管长约 5 mm，眼动脉在 C2～3 交界处发出，进入视神经管，在视神经的下方行走。有的变异为视神经管缺损，视神经直接暴露在颅前窝，亦可直接突向蝶窦内，该部仅有一层蝶窦黏膜覆盖。

（6）蝶窦：蝶窦在蝶鞍前方和下部，蝶窦自 3～4 岁时开始气化，一般至 12 岁时向后扩大。蝶窦平均长 22 mm、宽 20 mm、高 20 mm，总容积 8800 mm³。蝶窦呈全鞍型者占 86%，鞍前型为 11%，呈甲介型者占 3%。

（三）垂体的组织学

1. 腺垂体

腺垂体即垂体前叶，它由腺细胞成索团样排列或围成小滤泡，传统上根据光学显微镜下垂体腺细胞质对苏木精—伊红染色的不同，将腺细胞分为嗜酸性细胞（约占前叶细胞总数的35%），嗜碱性细胞（约占15%）和嫌色性细胞（约占50%）。近些年来，由于内分泌激素测定的进步和电子显微镜下观察超微结构、染色方法的改进，以及特异性免疫组织化学染色在病理上的广泛应用，可以根据细胞分泌激素的不同将垂体腺细胞分为生长激素（GH）细胞（约占50%）、泌乳素（PRL）细胞（约占15%～25%）、促肾上腺皮质激素（ACTH）细胞（约占20%），促甲状腺素（TSH）细胞（约占5%），促黄体激素（LH）细胞和促卵泡激素（FSH）细胞（约占10%），以及大嗜酸性细胞。嗜酸性细胞可以是GH细胞、PRL细胞和大嗜酸性细胞；嗜碱性细胞包括ACTH细胞、TSH细胞、FSH细胞和LH细胞；而嫌色细胞则包括GH细胞、PRL细胞、TSH细胞、LH和FSH细胞等。腺垂体可以分为中央黏液区和两侧翼三个部分，不同种垂体细胞在垂体内的分布特点不同：GH细胞多位于侧翼的前部，PRL细胞多位于侧翼的后部，TSH细胞多位于中央黏液区的前部，ACTH细胞则多位于中央黏液区的中部，靠近后叶。

2. 神经垂体

神经垂体即垂体后叶，主要由来自下丘脑视上核、室旁核神经细胞发出至垂体的下丘脑垂体束和散在的神经胶质细胞组成，其间有窦状的毛细血管。

（四）垂体的生理功能

1. 垂体分泌的激素及其性质

腺垂体分泌6种具有明显生理活性的激素，即生长激素（GH）、泌乳素（PRL）、促肾上腺皮质激素（ACTH）、促甲状腺素（TSH）、促卵泡素（FSH）、黄体生成素（LH）。黑色素细胞刺激素（MSH）在人类为ACTH及β促脂素（β-lipotropin，β-

LPH）分子中的一个片段。垂体激素中的 ACTH 和 β-LPH 属肽类激素，分别由 39 个和 91 个氨基酸构成；GH 和 PRL 属蛋白质激素，分别由 191 个和 199 个氨基酸构成；TSH、LH 和 FSH 为糖蛋白激素，后者分子结构上各具 α 及 β 亚单位。

神经垂体无分泌功能，由下丘脑视上核和室旁核团神经细胞所分泌的血管升压素（ADH），内含加压素和催产素，均为由 9 个氨基酸构成的小肽类激素。沿无髓神经纤维构成的下丘脑垂体束，经垂体漏斗输送并贮存于神经垂体。

2. 垂体激素的作用

（1）生长激素。①促生长作用：生长激素是对机体生长起关键作用的重要因素。在生长激素的作用下，肝脏、肾脏、肌肉等脏器和组织可以产生生长激素介质，生长激素对软骨等结构的促生长作用即是通过生长介素实现的。目前已分离出的生长介素有胰岛素样生长因子（IGF）Ⅰ、Ⅱ（IGFⅠ，IGFⅡ）。②对代谢的作用：生长介素促进蛋白质的合成，增强钠、钾、钙、磷、硫等元素的摄取与利用，同时通过抑制糖的消耗，加速脂肪分解，使能量来源由糖代谢向脂肪代谢转移，有利于机体的生长与修复。但过量生长激素者抑制糖的利用，使血糖升高，出现所谓的"生长激素生糖作用"，同时生长激素有拮抗胰岛素的作用，严重时可致糖耐量异常和糖尿病。

（2）泌乳素。①对乳腺及泌乳的作用：泌乳素引起并维持泌乳。由于雌激素和孕激素与泌乳素竞争乳腺细胞的受体，所以在分娩后血雌激素、孕激素水平大大下降，泌乳素才发挥始动和维持泌乳的作用。②对卵巢的作用：泌乳素可直接影响黄体的功能，维持其细胞膜的完整和膜上 LH 受体数量，促进脂蛋白进入细胞形成黄体酮，并降低黄体酮的分解。

（3）促甲状腺素（TSH）：是调节甲状腺功能的主要激素，其作用于碘代谢的所有环节。促进甲状球蛋白的水解和三碘甲状腺原氨酸（T_3）、甲状腺素（T_4）的释放；增强碘泵的活性；促进碘的活化与酪氨酸的碘化。TSH 还可使甲状腺细胞增生，腺体增大。

（4）促肾上腺皮质激素：ACTH 刺激糖皮质激素的分泌，促进肾上腺皮质束状带与网状带的发育和生长。糖皮质激素的基础分泌和应激状态下的分泌均受 ACTH 的控制，去除腺垂体后，束状带与网状带均萎缩，糖皮质激素分泌停止。另外，ACTH 对肾上腺盐皮质激素的调节也起一定的作用。

（5）促性腺激素：在女性，FSH 和 LH 作用于卵巢，调节雌激素、孕激素的分泌，影响排卵和月经。而在男性，促性腺激素主要作用于睾丸，调节睾酮的分泌及生精过程。

（6）神经垂体激素：加压素对正常血压调节没有重要意义，仅在失血条件下有一定作用。加压素的抗利尿作用十分明显，其机制在于激活肾集合管管周膜上的腺苷酸环化酶，促进水分子的重吸收。催产素具有刺激乳腺和子宫收缩的双重作用，以刺激乳腺为主，使乳腺腺泡周围的肌上皮细胞收缩，将乳汁挤入乳腺导管系统。

3. 垂体激素的调节机制

（1）腺垂体激素。①下丘脑的调控：下丘脑中的神经细胞接受中枢神经系统的传入冲动及神经递质的作用，并参与合成及释放神经激素。腺垂体接受下丘脑产生的腺垂体释放或抑制激素（因子）的调节，这些激素或因子随其神经细胞轴突终止于正中隆起，再通过垂体门脉系统作用于腺垂体。目前已能分离或人工合成的下丘脑激素有 5 种：生长激素释放因子（GH-RH）、生长激素抑制因子（GHIH 或 SMS）、促甲状腺激素释放激素（TRH）、促肾上腺皮质释放激素（CRH）和促性腺释放激素（GnRH）。尚未能提纯及合成的激素或因子有：泌乳素释放因子（PRF）、泌乳素抑制因子（PIF），可能存在的黑色素刺激释放因子（MRF）及抑制因子（MIF）。以上激素分别对腺垂体产生相应的影响，同时也受垂体激素及其靶腺激素的反馈影响。②靶腺的反馈作用：TSH、ACTH、FSH 和 LH 均有各自的靶腺，分别形成下丘脑－垂体－甲状腺轴、下丘脑－垂体－肾上腺轴、下丘脑－垂体－性腺轴，在中枢神经系统的影响下，下丘垂体靶腺轴形成调节及反馈作用和负反馈作用。③其他调节作用：生长激素的分泌受睡眠和代谢等因素的影响，深睡眠及低血糖、高血氨基酸、脂肪酸均引起生长激素升高。ACTH 的分泌有明显的昼夜节律，午夜最低，觉醒起床前进入高峰。生长激素、泌乳素、ACTH 在机体应激的状态下均明显升高。

（2）神经垂体激素：ADH 合成和释放既受中枢神经影响，又受神经递质的直接作用，还受血浆渗透压的影响，血浆渗透压增高主要作用于三脑室附近的渗透压感受器使 ADH 释放增加。血容量减少时，可兴奋左心房及大静脉内的容量感受器；在精神刺激、创伤应激状态时，可兴奋中枢神经使 ADH 增加；糖皮质激素、甲状腺素及胰岛素缺少时均可使 ADH 分泌增加。

二、病理与分类

（一）大体形态

在大体形态上，垂体腺瘤可分为微腺瘤（直径＜1 cm）和大腺瘤（直径≥1 cm）和巨大腺瘤（直径≥3 cm）。术中看到的正常垂体为橘红色，质韧。而腺瘤常为紫红色，质软、有的呈烂泥状。当有变性时，瘤组织可呈灰白色。有的伴瘤组织坏死、出血或囊性变。

（二）光镜结合尸检

垂体腺瘤外有边界，但无包膜。大的腺瘤部分以垂体的硬脑膜为包膜。部分垂体腺瘤向邻近的正常垂体组织浸润生长，有报道 50％的 ACTH 微腺瘤呈浸润性生长，泌乳素腺瘤浸润性生长者也较多见。瘤组织不同于腺垂体组织：一般说，瘤细胞的特点为，细胞形态较一致，细胞丧失正常的短索状排列，细胞的基膜也发生变化。瘤细胞可呈圆形、立方形或多角型，细胞的大小差异可以很大。

（三）细胞形态（免疫组化和电镜）和功能（临床表现）相结合的分类

传统上根据苏木精－伊红染色把垂体腺瘤分为嗜酸性细胞腺

瘤、嗜碱性细胞腺瘤、嫌色性细胞瘤和混合性细胞瘤，这种分类法不能把形态和功能结合起来，不能反映腺瘤的性质。近些年来，由于内分泌激素测定的进步和电子显微镜下观察超微结构以及染色方法的改进，现在一个比较好的把形态（组织化学和电镜）和功能（临床表现）相结合的垂体腺瘤的新分类已经形成。这个新分类的内容如下所述

1. 泌乳素细胞腺瘤（PRL 腺瘤）

占 40% ～ 60%。临床表现女性为闭经 － 溢乳（Forbis-Albright 综合征），男性为阳痿，性功能减退等。血浆中 PRL 水平升高。瘤细胞多为嫌色性，呈乳头状排列，瘤内可有小钙化灶。少数瘤细胞为嗜酸性。在电镜下，分泌颗粒多少不等。大多数瘤细胞内分泌颗粒较少，体积较小，在 120～300 nm；体积较大的，最大长径达 1200 nm，形状不规则，可为圆形、卵圆形、短杆状、泪滴状。电子密度大而均匀，在核旁 Golgi 体附近与粗面内质网一起形成泌乳素小体。少数分泌颗粒可在胞膜外，为分泌颗粒错位胞溢。用免疫组织化学染色呈 PRL 阳性。

2. 生长激素细胞腺瘤（GH 腺瘤）

占 20%～30%。临床主要表现为肢端肥大症或巨人症，血浆中 GH 水平升高，并引起全身代谢紊乱。在 HE 染色中，瘤细胞可呈强或弱嗜酸性桔黄 G 染色（＋），PAS（－）。在电镜下，根据细胞分泌颗粒的多少分为：浓密颗粒型和稀疏颗粒型，前者颗粒直径大小多为 200～350 nm，后者颗粒直径多为 100～250 nm。免疫组化检查可见胞质内 GH 染色呈阳性，染色的深浅与胞质内颗粒多少成正比。

3. 促肾上腺皮质激素细胞腺瘤（ACTH 腺瘤，库欣病）

占 5%～15%，临床表现为皮质醇增多症（Cushing 综合征），可引起全身脂肪、蛋白质代谢和电解质等紊乱。微腺瘤体埋在腺垂体中后部，有的腺瘤伴有 ACTH 细胞增生（结节性、弥漫性，多数为混合性）。瘤细胞可为嗜碱性或嫌色性。PAS（＋），橘黄 G（－），红素（－）。瘤细胞常呈筛网状排列。在电镜下，细胞内分

泌颗粒多少不等，直径约 150～450 nm，电子密度极不均匀，深浅不等，或有中心空泡，核旁有成束的平行排列的微纤维积聚，可伴 Crooke 透明变性细胞。免疫组织化学染色细胞呈 ACTH 阳性。

4. 促甲状腺素细胞腺瘤（TSH 腺瘤）

此瘤罕见，不足 1%。血浆中 TSH 升高。临床表现为甲亢或甲低。瘤细胞较小，PAS（＋）。在电镜下瘤细胞颗粒小而圆、直径为 50～150 nm，密度不均匀。胞质中散在平行排列的微小管。用免疫细胞化学染色 TSH 阳性。

5. 促性腺激素腺瘤（GnH 或 FSH/LH 腺瘤）

很罕见。血中性激素升高，临床上性功能失调，如阳痿、性欲减退等。很少单独存在，常与其他激素细胞并存，如 PRL 细胞。分泌颗粒圆而小，直径约 150～250 nm。用免疫细胞化学染色示 LH 和 FSH 阳性。

6. 多分泌功能细胞腺瘤

在临床上腺瘤内含有两种或两种以上的分泌激素细胞。有多种内分泌功能失调症状的混合征候。最常见的是 GH＋PRL，此外还有 GH＋ACTH，PRL＋ACTH，PRL＋LH 或 FSH，GH＋ACTH＋TSH。这些细胞可用免疫细胞化学染色法显示出。

7. 无内分泌功能细胞腺瘤

占垂体腺瘤的 20%～35%。本瘤可包括大嗜酸性细胞腺瘤和未分化细胞瘤，后者又称裸细胞腺瘤。胞质较丰富，染色较淡，无特殊染色颗粒。瘤细胞围绕血管及间质，呈乳头状排列，有的可见腺样分化，或弥散生长，胞核圆，染色质丰富。瘤内微血管或血窦较丰富，易发生出血。若用免疫细胞化学方法，肿瘤内可含 GH、PRL 或 GnH 细胞，所测激素多为糖蛋白类激素，为 α-亚单位，部分亚单位激素因无生物活性而无临床症状。

8. 恶性垂体腺瘤（垂体腺癌）

很罕见，尚无一致看法，有的把瘤细胞有明显异形性、易见到核分裂，并侵及邻近脑组织或颅内转移者，视为恶性垂体腺瘤，仅见垂体腺瘤细胞内有异形性，而无远处转移，不能诊断为腺癌。

四、临床表现

脑下垂体中的各种内分泌细胞可产生相应的内分泌细胞腺瘤，引起内分泌功能紊乱，在早期微腺瘤阶段即可出现内分泌功能亢进征象。随着腺瘤的长大和发展，可压迫、侵蚀垂体组织及垂体、蝶鞍周围结构，产生内分泌功能减低，出现视功能障碍及其他脑神经和脑症状。

（一）头痛

早期约 2/3 患者有头痛，主要位于眶后，前额和双颞部，程度轻，间歇性发作，多系肿瘤直接刺激，或鞍内压增高，引起垂体硬脑膜囊及鞍膈受压所致。当肿瘤突破鞍膈，鞍内压降低，疼痛则可减轻或消失。晚期头痛可因肿瘤向鞍旁发展侵及颅底硬脑膜及血管和压迫三叉神经而引起。少数巨大腺瘤向鞍上发展突入Ⅲ脑室，造成室间孔或导水管梗阻，出现脑积水导致颅内压增高，此时头痛较剧。肿瘤坏死、出血，瘤内压力急剧增高时，亦会引起剧烈头痛。瘤壁破裂致垂体卒中性蛛网膜下腔出血者表现为突发剧烈头痛，并伴其他神经系统症状。

（二）视力视野障碍

在垂体腺瘤尚未压迫视神经视交叉前，多无视力视野障碍，但个别微腺瘤病例可出现视力减退，双颞侧视野缺损或偏盲，这可能与高灌注状态的微腺瘤通过它与视交叉共同的供应血管"盗取"或干扰了视交叉的正常血供。随着肿瘤长大，约 $60\% \sim 80\%$ 的肿瘤向上压迫视通路的不同部位，而致不同视功能障碍，典型者多为双颞侧偏盲。根据视通路纤维排列特点，典型的视野缺损为颞上象限先受累，初呈束状缺损，后连成片，先影响红视野，后影响白视野。随着肿瘤增大，典型者依次出现颞下、鼻下、鼻上象限受累，以致全盲。如肿瘤偏向一侧，出现单眼偏盲或全盲。少数视交叉前置者，肿瘤向鞍后上方发展累及Ⅲ脑室，亦可无视力视野障碍。视力障碍多系晚期视神经萎缩所致。

（三）其他

如肿瘤向后上发展压迫垂体柄和下丘脑可出现下丘脑功能障

碍，表现为低血压、体温调节紊乱、水电解质紊乱、心脏及呼吸节律紊乱和意识障碍等晚期肿瘤表现，因垂体腺瘤导致尿崩症者较为罕见；肿瘤累及Ⅲ脑室、室间孔、导水管，可致颅内压增高；肿瘤向前方伸展至额叶，可引起精神症状、癫痫及嗅觉障碍；肿瘤向侧方侵袭海绵窦，可发生Ⅲ、Ⅳ、Ⅵ脑神经麻痹；侵入鞍旁，突向颅中窝可引起颞叶癫痫；肿瘤向后长入脚间池、斜坡，压迫脑干，脑干受压可以引起瞳孔、肌张力和呼吸的改变，可出现肢体偏瘫和交叉性麻痹，甚至昏迷等；向下突入蝶窦，鼻腔和鼻咽部，可出现鼻出血，脑脊液漏，并发颅内感染。

（四）功能性垂体腺瘤的表现

1. 泌乳素腺瘤

泌乳素腺瘤是激素分泌性垂体腺瘤中最常见的一种，占40%～60%，多见于20～30岁的青年，女性患者显著多于男性。泌乳素腺瘤也是导致高泌乳素血症的诸多因素中最重要者，女性高泌乳素血症的患者中35.7%为垂体泌乳素腺瘤，而男性泌乳素腺瘤患者在男性高泌乳素血症患者中所占比例高达58.4%。女性垂体泌乳素腺瘤的典型临床表现主要以泌乳素增高、雌激素减少所致的闭经、溢乳、不育为临床特征，又称 Forbis-Albright 综合征。重者乏力、嗜睡、头痛、性功能减退、精神异常、毛发脱落、骨质密度增加、肥胖。据统计1/3的不孕患者为高泌乳素血症所致，其中泌乳素腺瘤占39.7%～44%，泌乳素腺瘤未经治疗能自行排卵者仅9%。有的泌乳素微腺瘤患者妊娠后无明显变化，并能顺利分娩，有的则发生急剧变化，在妊娠期垂体生理性增大的同时，肿瘤长大，鞍内压力上升，出现压迫症状甚至垂体卒中。男性患者少见，表现为性欲减退、阳痿、乳房发育、溢乳、胡须稀少，重者生殖器萎缩、精子少、活性低、不育。男性患者引起女性变者很少见。该症于较大儿童可引起青春期延迟。

2. 生长激素腺瘤

在激素分泌性垂体腺瘤中占20%～30%，就诊年龄多在30～50岁，由于肿瘤分泌生长激素过多，导致肢端肥大综合征，在青春期骨骺未融合前起病者表现为巨人症，少数患者于青春期起病，到成年后仍继续发展，表现为肢端肥大和巨人症。垂体 GH 腺瘤的特点是生长缓慢。早期微小腺瘤，患者形体变化很小或不明显，常被忽视。随着肿瘤长大，GH 分泌增加，典型的临床表现才逐渐明显。软组织增生可导致肢端肥大表现为头颅面容宽大，眉弓凸起，颧骨高，下颌突出延长、鼻肥大，唇增厚，手足肥厚宽大，指趾变粗，常需更换较大号鞋，多汗等现象。同时可有软组织及骨关节增生、内脏肥大、甲状腺肿大等，高血压、心脏肥大也是常见的表现。呼吸道改变：舌、咽、喉及呼吸道管壁增生可致睡眠呼吸暂停综合征、气道狭窄、肺功能受损，患者语言不清，声音低沉，发生呼吸道感染时的病残率和病死率也明显增加。代谢改变：GH 对胰岛素有对抗作用，并影响胰岛素对葡萄糖的反应，故可导致糖耐量异常、糖尿病；因其使甘油三酯酶和脂蛋白的活性降低，而出现高甘油三酯血症；GH 增高使肠道对钙的重吸收增加，使肾小管对磷的重吸收增加，致使血钙、磷增高、尿钙增高等。晚期患者由于正常垂体受压出现垂体低功表现，其中性腺功能受损表现最早最明显。垂体生长激素腺瘤患者死亡较早，50％患者死于 50 岁以前，89％于 60 岁之前死亡。死因以心、脑血管和呼吸道并发症，垂体功能衰竭多见。

3. 库欣病（Cushing's syndrome）

库欣病是由于垂体 ACTH 腺瘤或 ACTH 细胞增生，分泌过多的 ACTH，引起肾上腺皮质增生，产生皮质醇增多症，导致的一系列物质代谢紊乱和病理变化，临床表现为库欣综合征，属于垂体源性库欣综合征。库欣病在激素分泌性垂体腺瘤中占 5％～10％，是一种耗竭性疾病，极少自行缓解，若不及时治疗，病死率高。多为青壮年，女性多于男性。库欣综合征（Cushing's syndrome，皮质醇增多综合征）可分为 ACTH 依赖性和非 ACTH 依赖性两大类。ACTH 依赖性库欣综合征多数是垂体源性 ACTH 腺瘤和 ACTH 细胞增生，少数为异源性 ACTH 分泌肿瘤（如燕麦细胞肺癌、支气管类癌、胰岛细胞腺样癌、嗜铬细胞瘤、卵巢癌、前列腺癌、胸腺瘤等），还有非常罕见的分泌 ACTH 释放激素（CRF）的肿瘤（如鞍区神经节细胞瘤）及异位 CRH 性库欣综合征（如前列腺癌转移至正中隆起）。非 ACTH 依赖性库欣综合征主要是肾上腺腺瘤和肾上腺腺癌，另外还有较长期大剂量皮质激素治疗某些疾病所致的医源性库欣综合征。酒精性类库欣综合征是长期大量饮酒造成肝脏损害，影响皮质醇分解代谢所致。

患者主要表现为：①代谢异常。脂肪代谢紊乱和分布异常引起的向心性肥胖，满月脸、水牛背、锁骨上脂肪垫；蛋白质代谢分解代谢高于合成代谢导致皮肤菲薄，结缔组织减少，毛细血管扩张，皮肤出现紫纹，毛细血管脆性增加，易出现皮下瘀斑，肌萎缩，切口不易愈合、易感染。并可引起骨质疏松，可发生病理性骨折。②糖代谢异常产生胰岛素拮抗，可以导致糖耐量减低（75%）和糖尿病（8%～10%）。③水电解质代谢紊乱主要表现为低血钾、低血氯、高钠血症，水钠潴留可致高血压，严重水电解质代谢紊乱可致低钾性碱中毒。④性功能异常：过多皮质醇抑制垂体促性腺激素，女性患者有性欲减退、月经稀少、不规则或闭经、溢乳、不孕；男性患者性欲减退、阳痿、精子减少、睾丸萎缩。⑤继发的肾上腺皮质男性激素增加可导致痤疮（多见于面部和胸背部）、女性毳毛增多、长胡须、喉结增大。⑥少数患者精神异常，以抑郁症多见。青春期前发病者由于过量皮质醇抑制 GH 分泌，会严重影响生长发育。皮质醇增多可导致血管粥样硬化，血管平滑肌及内皮细胞增殖，故晚期库欣病患者常并发心血管、脑血管疾病。晚期库欣病患者多因心脑血管疾病、呼吸系统疾病及感染性疾病而死亡。

4. 垂体促甲状腺激素腺瘤

垂体促甲状腺激素腺瘤是由于垂体腺瘤分泌过多促甲状腺激素（TSH）所致。临床少见，文献报道发生率为 0.2%～2.8%。随着 TSH 检测技术的进步和 MRI 的广泛应用，垂体 TSH 腺瘤的报道逐渐增多。常见症状是甲状腺肿和甲亢症状。随着肿瘤的增大，逐渐出现头痛、视功能障碍和其他鞍区占位病变的局灶性症状。由于多为大腺瘤或巨大腺瘤，故常有一定程度的垂体功能低下。文献报道约 30％为混合型垂体腺瘤，常同时分泌 GH 或 PRL。

五、辅助检查

（一）影像学检查

1. 颅骨 X 线平片

对诊断垂体腺瘤十分重要。正常蝶鞍前后径为 7～16 mm，深径 7～14 mm，宽径 9～19 mm，体积为 346～1337 mm^3。很小的微腺瘤蝶鞍可正常，大腺瘤大多呈球形扩大，鞍底下移，变薄，有的倾斜呈双底。后床突、鞍背骨质吸收变薄、竖起、后移或破坏，甚至后床突片状游离，晚期可累及鞍结节，前床突上抬。生长激素腺瘤有的鞍底骨质增厚，蝶鞍呈方"凹"形。蝶窦气化呈全鞍型者（86％）、鞍前型者（11％）和甲介型（3％），后者经蝶手术难度大。

2. 蝶鞍区 CT 扫描

蝶鞍区 CT 扫描是目前诊断垂体腺瘤重要的方法。采用高分辨力 CT 直接增强，薄层（1.5 mm）断面，作蝶鞍区冠状位扫描和矢状位重建及轴位检查，如应用 32 层或 64 层螺旋 CT 扫描获得的三维图像可提高垂体微腺瘤的发现率。

3. MRI

MRI 是目前最有价值的垂体腺瘤影像学诊断方法，对垂体腺瘤的早期诊断有很大帮助，对微腺瘤的发现率高于 CT 扫描，对大腺瘤可以全面了解其向鞍上和鞍外发展方向，对垂体腺瘤的鉴别诊断和手术方式的选择及指导手术治疗都有重要意义。垂体高度超过 7 mm；鞍膈饱满或膨隆，不对称；垂体柄移位，偏离中线＞2 mm意义更大；神经垂体受压消失；鞍底倾斜等均提示微腺瘤可能。垂体腺瘤 T$_1$ 加权像多为等信号，少数为稍高或稍低信号，T$_2$ 加权像多为高或稍高信号，可明显增强。向鞍上发展的肿瘤边界清楚而规则，少数呈分叶状，有的肿瘤内有软化灶、坏死或囊性变。少数垂体腺瘤卒中，瘤内可见出血灶。MRI 增强薄层断层扫描，对<5 mm 微腺瘤发现率为 50%～60%。采用增强动态 MRI 对提高微腺瘤的发现率具有更重要的意义。但要了解蝶鞍区骨质的改变，不如 CT 和 X 线片。

4. 脑血管造影

对诊断微腺瘤和大腺瘤有一定帮助，并借以排除动脉瘤及了解肿瘤与周围血管的关系。一般脑血管造影对早期垂体腺瘤多无异常发现，如肿瘤向外移、向鞍上、鞍旁发展，可见大脑前动脉弧形上抬，颈内动脉向外移，虹吸部张开。如采用数字减影血管造影（DSA），以大剂量造影剂连续摄像放大减影，可帮助显示垂体和附近的供应血管、回流海绵窦的情况，有的可见肿瘤染色或肿瘤轮廓。经皮股静脉岩下窦导管法，采集血标本测定 ACTH 浓度可帮助诊断 ACTH 微腺瘤，位于垂体腺内的左侧或右侧。

5. 其他部位影像学检查

如胸、腹部 X 线片、肠道片、CT、MRI 和 PET 以及有关部位B超，以排除异位 GH 和 GHRH，ACTH 和 CRH 分泌性肿瘤。奥曲肽核素显像可用于垂体腺瘤及异位激素分泌肿瘤的诊断，如分泌 ACTH、GH、TSH 的肿瘤。

6. 垂体腺瘤的影像学分级

（1）Ⅰ级：即微腺瘤。可再细分为Ⅰa级和Ⅰb级，其中Ⅰa级：蝶鞍正常，肿瘤直径为 5 mm 左右，局限病灶，CT 难以查出，MRI 亦较难显示；Ⅰb级：蝶鞍大小正常，鞍底局限骨质变薄，下凹，侵蚀破坏，或双鞍底倾斜，肿瘤约 10 mm，鞍膈饱满或轻度隆起，MRI 和高分辨力 CT 能发现。临床上可仅有内分泌表现，视力视野障碍罕见。

（2）Ⅱ级：蝶鞍球形扩大，鞍结节角＜90°。肿瘤直径 10～20 mm，位于鞍内或轻度向鞍上生长，CT 和 MRI 可见肿瘤影或上突到鞍上池前部。临床上可有内分泌症状，但多无视力视野障碍。

（3）Ⅲ级：肿瘤直径＞2～3 cm，蝶鞍扩大。肿瘤明显向鞍上伸展，第Ⅲ脑室前下部也被轻度或中度上抬，CT 和 MRI 可见鞍上池前中部的阴影。患者伴有视力、视野障碍。

（4）Ⅳ级：蝶鞍明显扩大，肿瘤直径在 3～4 cm 左右，明显鞍上伸展，亦可向鞍旁发展，CT 和 MRI 可见占据整个鞍上池阴影，视神经、视交叉和第三脑室明显受压上抬，视力、视野障碍严重，垂体功能低下。

（5）Ⅴ级：腺瘤直径在 5 cm 以上，蝶鞍明显扩大，骨质弥漫性破坏，呈幻像鞍，肿瘤可扩展到颅前窝底或颅中窝，蝶窦内，第Ⅲ脑室大部被占据，室间孔阻塞，往往出现脑积水，视功能障碍更严重，可出现视神经萎缩、失明，垂体功能低下症状明显。

（二）内分泌检查

垂体激素的测定对垂体腺瘤的早期诊断，治疗前后的变化，疗效评价，随诊观察和预后判断均有重要意义。垂体激素的分泌呈脉冲性释放，有昼夜节律变化，受机体内外环境的影响，因此单次基础值不可靠，应多次、多时间点测定激素水平（各激素的正常值范围与测定方法及所用的试剂盒标准不同而有所差别），并做有关垂体功能试验，方可获得较可靠的结果。目前常用的检查简述如下。

1. 泌乳素（PRL）

正常最大值女性为 30 μg/L，男性为 20 μg/L，泌乳素>100 μg/L 多为垂体腺瘤所致，如泌乳素>300 μg/L 则泌乳素腺瘤较肯定。血清泌乳素水平易受药物性、病理性、生理性、特发性等多种因素影响，故 PRL 的单次测定往往不可靠，应多次检查，并应当加以鉴别。当泌乳素水平在 30～100 μg/L 之间时，应考虑到的有关影响因素包括某些激素（如 GH、TRH、GnRH 等）、某些抗高血压药物、鸦片、氯丙嗪等；病理因素如下丘垂体柄损伤（创伤、出血、肿瘤、炎症）影响泌乳素抑制因子以及甲状腺功能低下、多囊卵巢综合征、肝硬化、慢性肾衰竭等引起高泌乳素血症；生理因素包括妊娠、哺乳、睡眠、运动和性交等；此外某些特发性病例也存在高泌乳素血症。对于无功能垂体大腺瘤、生长激素腺瘤、ACTH 腺瘤，患者血清泌乳素在 30～100 μg/L 时，不能轻易诊断为泌乳素腺瘤或混合腺瘤。TRH、氯丙嗪、精氨酸等刺激试验，左旋多巴、溴隐亭等抑制试验可用来帮助诊断。

2. 生长激素（GH）

正常值为 0~2 μg/L。疑诊垂体生长激素腺瘤时，应检测 GH 基础值和葡萄糖抑制试验。血 GH 易受情绪、睡眠、体力活动、低血糖和应激状态等因素的影响，在禁食 12 h 后，休息情况下 GH 正常值 0~2 μg/L。约90％的生长激素腺瘤患者 GH 基础值高于10 μg/L，GH 水平在 5~10 μg/L 可见于生长激素腺瘤患者，亦可见于少数正常人，葡萄糖抑制试验可资鉴别：正常人口服 100 g 葡萄糖后 2 h GH 低于正常值，3~4 h 后回升，生长激素腺瘤患者呈不能抑制表现。血浆胰岛素样生长因子（IGFI）浓度测定可反映 24 h GH 的分泌情况和 GH 腺瘤的活动性。如 GH 的 TRH 兴奋试验、胰岛素低血糖兴奋试验结果 GH 不升高，表明 GH 储备能力不足。生长介素 C 的测定对于生长激素腺瘤的诊断和治疗后随诊有一定的帮助。

3. 促肾上腺皮质激素（ACTH）

血浆 ACTH 正常值为＜46 pg/mL，上午 8~10 点 ACTH 平均值为 22 pg/mL，晚 10~11 时为 9.6 pg/mL。ACTH 很不稳定，进入血浆后很快分解，含量甚微。故可测血浆皮质醇（正常值为 20~30 μg/dL）和尿游离皮质醇（UFC）（正常值为 20~80 μg/24 h），24 h 尿游离皮质醇检查结果最为可靠，如 24 h UFC 高于 100 μg 有诊断意义。小剂量、大剂量地塞米松抑制试验是最重要的鉴别方法，此外美替拉酮试验、CRH 试验对库欣病的诊断有一定的帮助（表 3-2）。

4. 促甲状腺激素（TSH）

垂体 TSH 腺瘤的内分泌检查特征为血浆甲状腺素水平增高，而 TSH 不被抑制，血浆 TSH 水平可增高或在正常范围；TRH 试验对鉴别肿瘤性和非肿瘤性 TSH 分泌不当非常重要，10％~20％ TSH 腺瘤患者 TRH 试验有反应，因此，TRH 试验无反应强烈提示 TSH 腺瘤，而 TRH 试验有反应不能除外 TSH 腺瘤。

表 3-2　库欣综合征病源鉴别试验结果

| | 皮质醇 | | 血浆 | 地塞米松抑制剂试验 | | 美替拉 | CRH |
	血/尿	节律	ACTH	小剂量	大剂量	酮试验	试验
单纯肥胖	正常	正常	正常（清晨 22 pg/mL，晚间 9.6 pg/mL）	大多抑制	抑制	血浆 11-去氧皮质醇增加	ACTH 轻度增高
垂体性	增高	消失	正常或中度增高（20～200 pg/mL）	不抑制或部分抑制	大多抑制	血浆 11-去氧皮质醇增加（2 倍于尿 17-羟皮质类固醇）	增高
异源性	增高	消失	增多（> 200 pg/mL）	不抑制	不抑制	无变化	不增高
肾上腺性	增高	消失	降低	不抑制	不抑制	减低	不增高

5. 促性腺激素（GnRH）

腺垂体 FSH 和 LH 细胞分泌 FSH 和 LH。FSH 正常值为 120 μg/L，LH 为 40 μg/L。垂体 FSH/LH 腺瘤时，FSH/LH 水平增高。垂体功能低下时，FSH 和 LH 低，需同时测定睾酮和雌激素及其他激素协助诊断，另外可作阴道黏膜涂片或精子数目帮助诊断。

6. 黑色素刺激素（MSH）

正常人血浆 MSH 水平为 20～110 pg/mL，MSH 增高可见于垂体功能减低患者，增生型皮质醇增多症。肾上腺皮质腺瘤所致皮质醇增多症中 MSH 减低。

7. 靶腺细胞分泌功能

如果垂体腺瘤长期压迫垂体组织或垂体卒中，手术创伤，致垂体功能不足，甲状腺、肾上腺、性腺等靶腺等可发生功能减低。甲状腺蛋白结合碘，甲状腺素，17-酮，17-羟，尿游离皮质醇

（UFC）均低下，睾酮、雌激素低下，精子数目减少；阴道涂片，雌激素低于正常。

六、诊断与鉴别诊断

（一）诊断

垂体腺瘤的诊断主要依据不同类型腺瘤的临床表现，视功能障碍及其他脑神经和脑损害，以及内分泌检查和放射学检查，典型的病例不难作出垂体腺瘤的分类诊断。但对早期的微腺瘤，临床症状不明显，神经症状轻微，内分泌学检查不典型，又无影像学发现的病例则诊断不易，即使单有临床表现或神经症状或内分泌学或影像学改变或 4 种均有改变的，亦不一定是垂体腺瘤。所以，要全面了解病情，多方面检查，获得资料，综合分析，做出诊断和鉴别诊断，确定是否有肿瘤，是不是垂体腺瘤，还要对肿瘤部位、性质、大小、发展方向和累及垂体周围重要结构的程度等都应仔细研究，以便选择治疗方案，制定治疗措施。

（二）鉴别诊断

需鉴别的肿瘤病变有颅咽管瘤、脑膜瘤、脊索瘤、异位松果体瘤、三叉神经鞘瘤、视神经胶质瘤等；非肿瘤病变应考虑空泡蝶鞍综合征、垂体脓肿、拉特克囊肿、颅内动脉瘤、可引起内分泌和视功能障碍的交通性脑积水，以及可引起视力视野障碍的高血压动脉硬化、糖尿病、视网膜病变等和造成内分泌异常低下或亢进的生理或病理性原因。

七、治疗

垂体腺瘤的治疗以手术治疗为主，辅以放射治疗和药物治疗，在制定治疗方案时要综合考虑肿瘤的大小、性质、生长方位、侵袭性与否、与周围重要结构的关系、具备的手术条件以及术者的经验，并要强调个体化的综合治疗。

（一）手术治疗

手术治疗垂体腺瘤的目的是切除肿瘤，视通路减压，恢复和保持垂体功能及其他神经功能。垂体腺瘤的手术方式主要包括经颅入路和经蝶入路。随着经蝶显微外科切除垂体腺瘤术式的普及，它已广为国内外神经外科医师所采用，这也符合微创治疗的理念。然而对那些向鞍旁发展，或累及颅中窝的垂体腺瘤依然需开颅手术。

1. 经颅垂体腺瘤切除术

包括经额叶、经颞叶和经蝶骨翼前外侧入路及经纵裂入路。

（1）经额底入路：手术适应证主要是较晚期的巨大垂体腺瘤且向鞍上发展，有视功能障碍者。该入路可直视下切除肿瘤，对视交叉减压较充分，但视交叉前置或微腺瘤病例因显露不佳而不宜采用。

（2）经颞叶入路：用于切除向鞍旁发展的肿瘤，但对鞍内和视交叉后上方的肿瘤显露不满意，多为经蝶入路或经蝶骨翼入路所取代，已较少采用。

（3）经蝶骨翼前外侧入路：适于向鞍旁和海绵窦、视交叉后上方侵入发展的垂体腺瘤。术中经视交叉前、视神经旁、视交叉—颈内动脉之间的解剖间隙，可较好地显露并切除位于视交叉下方、后方及后上方的肿瘤。术中应处理好颅底静脉，避免损伤视神经、视交叉、颈内动脉、后交通动脉、脉络膜上动脉和供应垂体腺瘤、下丘脑的小动脉，以免引起不良后果和严重并发症。

（4）经额部纵裂入路和胼胝体入路：对于肿瘤向鞍上视交叉前发展，累及额叶底后部，可选择经额纵裂入路。手术做前额中线双侧旁开各 2～3 cm 额骨瓣，结扎前额上矢状窦（贯穿大脑镰双重结扎）切断，切开大脑镰，暴露并切除肿瘤。

对于侵犯到第三脑室内的侵袭性垂体腺瘤可采用经胼胝体入路切除肿瘤。手术方法：患者仰卧，头前屈。根据 MRI 显示的肿瘤位置，选择从脑室扩大的一侧开颅手术，打开骨窗，在手术显微镜下牵开纵裂切开胼胝体 1.5～2 cm。进入第三脑室有 3 个途径：①经扩大的室间孔。②经脉络裂。③经穹隆体间。分块切除位于第三脑室内肿瘤。根据 MRI 所显示肿瘤的大小、方向以及与第三脑室的关系，切除肿瘤。垂体腺瘤的顶端侵入第三脑室内往往与第三脑室壁有明显的界限，要严格分清界限，切除肿瘤。及时判断是否到达鞍背水平。

2. 经蝶垂体腺瘤切除术

自 Schloffer（1907 年）采用经鼻蝶窦切除垂体腺瘤切除以来，经蝶入路已有多种变异，如经口鼻蝶窦入路，经鼻（单侧或双侧）蝶窦入路，经筛窦蝶窦入路和上颌窦蝶窦入路。目前大多采取 Hardy 改良经口鼻蝶窦入路和经单鼻孔入路的手术方法。近年来神经内镜的应用可以弥补手术显微镜不能侧视的不足，它可窥视鞍内和鞍上不同方位的肿瘤和结构，以利于更好切除肿瘤，保护重要组织结构。

显微外科经蝶入路的有利方面和不利方面，内容如下所述。

（1）有利方面：①肿瘤切除较彻底，手术显微镜下可选择性切除肿瘤和瘤周垂体组织。②内分泌功能治愈缓解率高。③视力视野治愈改善率不低于经颅手术。④手术和麻醉时间短。⑤并发症低，反应轻，恢复快。⑥避免开颅手术时对额叶，嗅神经，视神经等的损伤。⑦死亡率低。

（2）不利方面：①经蝶入路手术经过口唇和鼻腔黏膜，属污染性手术，潜在的感染机会＞开颅手术。②不能直视巨大腺瘤的鞍上发展部分以及附近的视神经、血管和下丘脑等结构。③难以彻底切除向鞍上发展的质地韧、硬的大腺瘤。④很难全切除明显发展至颅前窝、颅中窝和斜坡后的腺瘤部分。⑤蝶鞍正常或鞍膈孔狭窄（少于1 cm）的病例，难以经此切除鞍上肿瘤。

3. 经蝶入路手术的适应证和禁忌证

手术适应证包括：①各种类型的垂体微腺瘤。②各种类型的垂体大腺瘤。③各种类型的垂体巨大腺瘤（最大径＞3 cm，瘤体主要向鞍上或鞍后上伸展，轻度向鞍上前方及轻度向鞍上两侧者。对于晚期巨大肿瘤侵入海绵窦甚至侵入颅中窝者亦可首选行一期经蝶作部分或大部切除，以改善视力，为二期再经蝶或开颅手术作准备）。④视交叉前置者。⑤肿瘤向蝶窦生长、向后下生长侵入鞍背、斜坡者。⑥脑脊液鼻漏。

手术禁忌证：有鼻部感染、蝶窦炎、鼻中隔手术史（相对）；巨大垂体腺瘤明显向侧方、向额叶底、向鞍背后方发展者（相对）；有凝血机制障碍或其他严重疾病者。

4. 经蝶入路的手术前准备

术前应做好如下准备：①检查鼻腔，术前 3 d 应用抗生素液滴鼻，清洁口腔，术前 1 d 剪鼻毛。②术前 3 d 线应用抗生素。③应用肾上腺皮质激素或（和）甲状腺素。

5. 经口鼻蝶入路的手术要点

（1）麻醉：采用气管内插管全麻；插管固定在左侧口角处，以免阻挡手术进路和操作。

（2）体位：平卧头高脚低约 20°倾斜，头略过伸位，以便手术显微镜垂直对准鞍内。

（3）手术操作要点：①上唇－齿龈反折、鼻腔底和鼻中隔黏膜下局部浸润麻醉，以利黏膜分离和止血。②切口：在反折上约 0.5 cm 处上唇内面黏膜作一横行切口，长度以两犬齿之间距为度。③分离：分侧紧沿上颌骨向上分离软组织至鼻梨状孔下缘，沿鼻腔底黏膜下分离黏膜，转而分离鼻中隔黏膜，顺而向后分离至蝶窦腹侧壁黏膜。④切除鼻中隔：严格循中线插入鼻黏膜牵开器牵开，切除鼻中隔软骨和骨性中隔（筛骨垂直板和犁骨），显露蝶窦腹侧壁及其标志中线的蝶骨嵴和犁骨，常可见蝶窦开口。⑤开骨窗：用骨凿或磨钻做蝶窦腹壁开窗，进入蝶窦腔，切除蝶窦分隔，清除蝶窦黏膜。应用手术显微镜，并在具有影像增强 X 线透视监护下确认鞍底位置及中线，使牵开器对准鞍底方向，于鞍底前下部作鞍底开骨窗。⑥穿刺及切开：探查鞍内硬脑膜张力，用细长针向鞍内穿刺抽吸，确认无动脉瘤后"X"或"＋"形切开垂体硬脑膜，即达垂体。⑦切除肿瘤：如为垂体微腺瘤，可见正常垂体为橘红色，较坚韧结实，后叶呈灰白色，质软。根据术中定位，可"♯"形或放射形切开垂体，探查切除微腺瘤。肿瘤无包膜，瘤组织呈灰红色鱼肉样或胶冻状，血运丰富的瘤组织呈紫红色烂肉样，易与垂体组织区别，但有时 2～3 mm 大小的微腺瘤血染后难以辨认，易被吸引器误吸，以致无法获得病理标本。⑧如有脑脊液漏或渗血，可取自体皮下脂肪和或生物胶填塞漏口、鞍内以及蝶窦腔内，而不必鞍底成形，这样既能很好地防漏止血，又能减少瘢痕，有利于术后近期影像学（脂肪的 CT 密度值为－100 左右）或（脂肪组织在 MRI 上 T_1、T_2 均为高信号）观察，易与残留或复发肿瘤区分，亦可用自体筋膜或人工硬膜填塞。⑨手术结束：最后撤除牵开器，鼻腔内用凡士林纱条填塞，以利止血和黏膜愈合。上唇切口用肠线缝合。

改良经口鼻蝶入路要点：此法在经口、上唇下黏膜切开约 1.5 cm，分离该部分黏膜至双侧梨状孔，转而仅分离一侧鼻中隔（中隔软骨、筛骨垂直板和犁骨）黏膜直至蝶窦腹侧壁，用剥离子在鼻中隔软骨与筛骨垂直板交界处离断并将鼻中隔软骨推向对侧，继而顺筛骨垂直板的对侧分离对侧黏膜，直至对侧蝶窦腹侧壁，置入鼻黏膜牵开器，骑跨于骨性鼻中隔（筛骨垂直板和犁骨）两侧直达蝶窦腹侧壁（前壁），调整牵开器方向，使其前端上缘置于蝶窦开口下缘水平，这样牵开器延续方向可对准蝶鞍，此时最好应用术中 C 型臂X线透视或移动 X 线机摄片或术中导航监测牵开器部位和方向，确认对准蝶鞍，然后切除骨性鼻中隔。其他步骤同 Hardy 经口鼻蝶入路。此入路多适用于切除肿瘤较大或向海绵窦、斜坡等广泛侵袭，或复发肿瘤，瘢痕粘连较多，估计分离困难以及蝶窦气化不良等需要有较大操作范围的患者。

经单鼻孔蝶窦入路要点：鼻腔消毒后，用 1∶1000 肾上腺素生理盐水棉片湿敷，以利黏膜血管收缩，减少出血，在手术显微镜下，选择一侧鼻孔先用长的鼻镜或直接采用合适的鼻黏膜牵开器牵开，于中鼻甲水平的鼻中隔黏膜做一垂直切口，然后用剥离子分离鼻中隔黏膜直至蝶窦腹侧壁，继而在鼻中隔软骨与筛骨垂直板交界处离断，或在筛骨垂直板与犁骨交界处折断，再分离对侧鼻中隔黏膜至蝶窦腹侧壁，置入鼻黏膜牵开器，骑跨于骨性鼻中隔两侧直达蝶窦腹侧壁，以后其他步骤同改良经口鼻蝶入路。

6. 术后注意事项

（1）术毕因鼻咽部仍有渗血，故需继续保留气管插管 1～2 h，以免过早拔管后发生误吸。

（2）密切观察生命体征及神经系统变化，及时发现和处理可能的并发症。

（3）注意垂体功能低下，适当补充激素。

（4）密切观察尿崩症及水电解质紊乱，及时纠正。一般口服卡马西平氢氯噻嗪治疗，数天即能纠正。必要时可用 ADH（弥凝）、DDAVP 药物。

（5）鉴于该手术为可能污染的手术，故为防止颅内及切口感染，应大剂量预防性使用抗生素。

（6）术后第 3 天拔鼻腔填塞纱条。

（7）注意脑脊液鼻漏，如出现则需严格卧床，必要时可以腰蛛网膜下腔引流，或行脑脊液漏修补术。

7. 手术结果和疗效

一般来说，垂体腺瘤手术治愈缓解率在 $60\%\sim90\%$，大腺瘤的为 $30\%\sim70\%$，不如微腺瘤。对侵袭性大腺瘤则很难彻底切除，只能改善症状，难以根治。肿瘤切除程度与疗效关系密切，影响肿瘤切除程度的因素除肿瘤大小、病理类型、质地软硬程度、是否侵袭性等诸多因素外，肿瘤切除的方式也很重要。微腺瘤多埋藏于垂体腺内，不易显露，故术中应先探查垂体表面，当未发现肿瘤时，再按一定的顺序切开垂体探查。有些情况下单纯选择性切除微腺瘤疗效不够理想，且易于复发。对术前无明显垂体功能低下，局限于鞍内或轻度向鞍上发展的腺瘤，手术时还应大部分切除或次全切除瘤周垂体组织（前者主要适合于青少年和要求生育的成年人，后者可适用已生育的成年人）；这样不但可以提高疗效，而且对术后垂体功能无明显影响；多数患者症状能缓解，对不缓解或复发者，可再次经蝶手术，行全垂体切除。

8. 垂体腺瘤的手术并发症和死亡率

手术并发症主要有术后鞍内血肿、鼻出血（如假性动脉瘤破裂出血)、脑脊液鼻漏、脑膜炎、垂体功能低下、尿崩症（绝大多数为一过性）、水电解质紊乱、眼肌麻痹、鼻中隔穿孔、下丘脑功能紊乱等。对并发症应提高认识，引起重视，了解其原因，采用有效的防治措施，多能转危为安，以进一步提高疗效。

20 世纪初经颅垂体腺瘤手术死亡率在 10% 以上。据一个大宗的国际多中心临床资料报道，近 20 余年来由于现代经蝶显微外科技术的发展，经蝶手术的手术死亡率已经下降至 0.4%～2%。严格掌握手术适应证，提高手术技巧，严密观察病情变化，积极防治并发症，是降低死亡率的关键。

（二）放射治疗

普通放射治疗适用于不宜手术或手术后可能复发的垂体腺瘤，尤其是复发率高的侵袭性垂体腺瘤，以及原发腺癌或转移瘤病例。一般来说，放射治疗有一定效果的，以实质性较有囊变者敏感。可以控制肿瘤发展，有时使肿瘤缩小，使视力视野有所改进，但很难根治。年老体弱者不适于手术者，或手术切除不彻底者可以采用普通放射治疗，主要为直线加速器。多数学者主张总剂量在 40～50 Gy 为宜，总剂量 >50 Gy，每次剂量 >2 Gy，既不能提高疗效，还会增加放射治疗并发症。放射治疗效果各家报道不一，其肿瘤控制率约 75%，5 年治愈率在 50% 左右。

立体定向放射外科目前主要为伽马刀和 X 刀，为垂体腺瘤治疗提供另一种放射治疗手段。多应用于术后肿瘤残留（尤其是侵袭位于海绵窦的病例）或复发的肿瘤，肿瘤距离视神经和视交叉 3～5 mm，无视功能障碍者。目前立体定向放射外科对垂体腺瘤规范化治疗后长期随访的报道不多。国内外报告垂体腺瘤生长控制率在 93%～98%，但内分泌治愈率要差得多，约为 50%。鉴于放射外科这种技术，对大剂量射线过于聚照，无论是作为垂体腺瘤手术后的辅助治疗，要高度重视，作为首选治疗则尤应十分慎重。必须严格掌握适应证，规范治疗计划，选择有效的治疗剂量，密切观察疗效和并发症。对患者的临床表现、视功能、内分泌学检查、影像学检查进行长期随访观察十分重要。放射外科在治疗垂体腺瘤方面已经积累了许多经验，打下了一定的基础，相信在今后将会更好地发挥它的优越性。

总之，放射治疗并非完全无创，它的不良反应轻重不一，急性期可出现脱发；后期（数月、数年）可能出现视神经、视交叉损害、血管损害性脑卒中、脑坏死、垂体功能低下；晚期较大垂体腺瘤压迫视神经，引起严重视功能障碍时，放射治疗有可能使仅有的一点视力丧失。此外，放射治疗可出现垂体功能低下，个别可出现放射性脑病。

（三）药物治疗

药物治疗多为抑制相关垂体激素的分泌或靶腺激素的分泌，对缓解症状有一定疗效但是不能消除肿瘤，停药后易复发。

第四节　胚胎残余性肿瘤

一、颅咽管瘤

颅咽管瘤是颅内最常见的先天性良性肿瘤。起源于拉特克囊的残余上皮细胞。按照 Erdheim 理论，颅咽管瘤可发生在拉特克囊位于口咽到第三脑室底之间的任何部位，即颅咽管的任何部位。曾因其组织学特征和部位有过不少名称：釉质瘤、表皮瘤、髓样癌、拉特克肿瘤和拉特克囊肿病、垂体管肿瘤、颅咽管囊肿瘤以及垂体柄肿瘤等。直到 1930 年，Mclean 提出颅咽管瘤的命名，沿用至今。

（一）发生学

目前在颅咽管瘤的发生学上尚有争议。大多数关于颅咽管瘤的起源的理论都是建立在腺垂体的胚胎学发展的基础上的。而后者来源于原始口腔顶部的外胚层突起，即拉特克囊。拉特克囊经由蝶骨体未来生长的部位从口咽向蝶鞍方向生长，与稍晚一些在前颅底向下生长的漏斗突相遇，分别长成腺垂体和神经垂体。而拉特克囊和原始口腔相连部分则形成一管道，即颅咽管，或称为垂体管。该管在正常情况下于胚胎 7～8 周时逐渐退化和消失。

正常成人的垂体，特别是结节部，有残存的鳞状表皮细胞，Erdheim 认为，颅咽管瘤即起源于这些残余的表皮细胞，但也有作者持不同的观点，认为这些残余的细胞是垂体化生物，而不是胚胎残余，因而在颅咽管瘤的起源上仍有待进一步研究。目前大多数作者倾向 Erdheim 学说。但 Erdheim 学说在解释脑室内颅咽管瘤 (IVC) 的起源问题还有困难，因为尚无证据显示拉特克囊衍生的上皮细胞长入脑室内。

（二）分子生物学

Honegger 等使用放射免疫法检测到颅咽管瘤囊液中有 HCG 升高，且以 β-HCG 为主，但脑脊液中 HCG 升高的比例很少，血清中 HCG 则未见异常。在囊性垂体腺瘤、蛛网膜囊肿以及转移肿瘤中也可见 HCG 的升高，但其幅度不如颅咽管瘤明显，因而推测 HCG 可能是颅咽管瘤的特异性激素，高水平的 HCG，可作为颅咽管瘤的鉴别诊断依据。此外，Honegger 等还进一步在颅咽管瘤中检测到孕激素受体基因。而在颅咽管瘤体外培养中加入黄体酮则可显著抑制肿瘤细胞生长，从而推测颅咽管瘤可能具有自分泌功能。Thapar 等应用原位杂交技术在颅咽管瘤细胞中检测到雌激素受体的 mRNA。Vaquero 等则发现血管内皮生长/渗透因子在囊性为主的颅咽管瘤中高表达，而实体肿瘤中表达较低，考虑其可能与囊液形成相关。也有关于颅咽管瘤血清胰岛素样生长因子 (IGF-Ⅰ) 和其连接蛋白 3 (IGFBP-3) 水平检测的报告。但是这方面的研究目前还未有定论，需进一步深入研究。

（三）病理

颅咽管瘤大多数是囊性的，只有 10% 是完全实质性的。并以单囊多见，少数为多囊，大小不等，直径 20～150 mm。囊壁光滑并布满大小不等的白色钙化斑点。内含黄褐色内燃机油样囊液，放置不凝固，10～30 mL 左右，也有多达 100 mL 以上者。可见浮游闪光样的胆固醇结晶。目前世界上公认的组织学分型是 Kahn 等于 1973 年提出的两种基本组织学类型：成釉质细胞型、鳞状乳头型和 Petito 等于 1976 年提出的一种过渡型即混合型。成釉质细胞型有 3 层构造，最外层为一层圆柱立方表皮，中间层为复层的多角形、鳞状表皮样细胞，最内层为星形胶质细胞，处处有岛形成，在中心的层状明胶样物质有一部分发生钙化。鳞状乳头型颅咽管瘤在镜下的典型表现可见成熟的鳞状上皮细胞位于疏松的结缔组织基质中，鳞状上皮呈网状、梁状、乳头状，上皮自基底膜向梁柱的中心或表面演变，细胞渐变扁平，形成许多多角形的粉红色的角化细胞。前者可见于成人和儿童，后者主要见于成人。混合型则介于两者之间。

（四）发病率

占颅内肿瘤的 1%～7%，是颅内最常见的先天性良性肿瘤，占 60% 左右，也是儿童鞍上肿瘤中最常见的类型。新生儿相对少见，占婴儿期脑肿瘤的 8.3%。

（五）年龄和性别

可见于任何年龄，但以儿童和青少年多见。颅咽管瘤年龄有双峰分布特点，儿童期高峰期在 9 岁左右，另一个高峰在中年后期。但也有不同的报道。这可能和样本数量不同有关。在性别分布上，男女之比约为 2：1。

（六）好发部位

大多数颅咽管瘤发生于鞍区的鞍膈以上、第三脑室以下的范围内，大约 94% 的颅咽管瘤位于蝶鞍和鞍上区域。根据肿瘤与鞍膈的关系，可分为隔上、隔下、室内和室内室外型。不同类型决定不同的手术入路。

隔上型：肿瘤位于鞍膈之上、第三脑室底部以下。影像学检查蝶鞍无扩大，鞍膈以及鞍内结构基本正常。瘤体可向鞍旁、鞍后以及第三脑室方向发展，侵入海绵窦或颅中窝、上斜坡、脚间窝等部位，突入第三脑室者，可阻塞室间孔而导致脑积水。

隔下型：少数肿瘤发生于鞍内，影像学检查可见蝶鞍扩大。此型对垂体分泌功能影响较明显。肿瘤进一步生长，可顶起鞍膈，向鞍上、鞍旁以及鞍后发展，也可向下侵入蝶窦内。

室内型：肿瘤起源于第三脑室内，占颅咽管瘤的 5%。肿瘤生长的结果导致脑积水。影像学检查可见肿瘤仅限于扩大的第三脑室，脑室显著扩大。而蝶鞍区常无肿瘤影。

室内室外型：肿瘤也起源于第三脑室，部分突至鞍区或起源于鞍区，然后向上发展侵入脑室。脑室以及鞍区均有肿瘤影。

（七）临床表现

颅咽管瘤一般为良性，虽然好发于儿童和青少年，但由于生长缓慢，病史一般较长，出现临床症状才就诊。临床表现因肿瘤部位以及发展方向、患者年龄等而不同。由于颅咽管瘤多位于鞍部，因而其临床表现多与垂体腺瘤类似。

1. 颅内高压症状

病程早期可无颅内压增高。当肿瘤生长，瘤体巨大，压迫第三脑室前半部或室内肿瘤，闭塞室间孔，影响脑脊液循环通道，可引起脑积水，从而使颅内压增高。这在成人很少见。主要表现有头痛、恶心呕吐、视盘水肿等。晚期患者可出现嗜睡，甚至昏迷。

2. 局灶压迫症状

因肿瘤生长的部位而有所差异。位于鞍上的肿瘤，常因直接压迫视神经、视交叉、视束等而引起视力视野障碍。鞍内型则易压迫腺垂体而导致生长激素以及促性腺激素分泌不足，从而使生长发育障碍，骨骼生长迟缓甚至停止，引起垂体性侏儒或者内分泌异常，性器官发育障碍。而当瘤体向鞍上发展增大至第三脑室底部、压迫下丘脑，可出现体温调节障碍、嗜睡、尿崩症以及肥胖性生殖无能综合征等。当肿瘤损害下丘脑或垂体柄阻断泌乳激素分泌抑制因子，有时可发生无月经和泌乳过多。

在成年患者，颅内高压症状相对少见，但视神经受压、精神症状则出现较多。一般预后不良。

（八）辅助检查

1. 颅骨 X 线平片

可显示颅骨鞍区钙化。颅咽管瘤发生钙化较多。患者年龄越大发生钙化的机会也越多。肿瘤的钙化有一定特点，囊性部分多出现蛋壳样钙化，实质性肿瘤或实性部分多表现斑块状或小斑点状钙化。此外还可出现云絮状、点片状或团块状的钙化。常是诊断颅咽管瘤的重要线索。随着肿瘤增大，蝶鞍可呈浅蝶形扩大或破坏；出现颅内高压者，可有相应的征象，如骨板变薄等。

2. CT

由于 MRI 对小的钙化不敏感，CT 仍是目前诊断颅咽管瘤的首选检查方法。典型 CT 表现是鞍上圆形或卵圆形的低密度灶，但也可为等密度或略低密度，胆固醇和蛋白含量均可影响肿瘤在 CT 上的密度。囊壁可呈连续或不连续的蛋壳样钙化，或斑块状钙化；增强时可见整个或部分囊壁环状或壳状强化，少数有间隔的囊性病灶还可显示分房状增强。第三脑室受压时，可见脑室移位或其前部消失，并伴有梗阻性脑积水。

3. MRI

在显示肿瘤大小、形态和侵及范围和邻近组织解剖细节方面优于 CT。信号强度多种多样，特别是在 T_1 加权像上，可呈低到高不等。这取决于肿瘤的内容物。囊性颅咽管瘤含蛋白、胆固醇或正铁血红蛋白的浓度高者，在 T_1、T_2 加权像上均呈高信号。而含角蛋白、钙质或散在骨小梁者则相反。实质性颅咽管瘤在 T_1 加权像上为等信号，T_2 加权像为高信号。囊实质病灶则可有上述两种以上信号特征。含坏死结构者则可出现长 T_1 长 T_2 信号。注射 Gd-DTPA 后，实质部分可均匀或不均匀增强，囊性部分呈壳状强化。

4. 内分泌功能检查

肿瘤影响垂体功能和结构者，可出现内分泌检查的异常。如影响腺垂体者，生长激素和促性腺激素可分泌不足，基础代谢率亦可偏低。而下丘脑或垂体柄受累时，泌乳素分泌可增多。另在术前测定垂体功能有助于病情的评估，如术前表现为肾上腺皮质功能减退和甲状腺功能低下，则提示术中术后有可能出现激素分泌功能衰竭，需及时补充激素，术后行激素替代。

（九）诊断和鉴别诊断

儿童患者出现内分泌失调、视力视野改变，伴或不伴颅内压增高，应高度怀疑颅咽管瘤。临床诊断小儿颅咽管瘤比较容易，但在成人则相对困难，因为有些颅咽管瘤的影像学表现和垂体腺瘤相似，常发生诊断困难。确诊有待病理。需与颅咽管瘤鉴别的疾病主要包括以下几种。

1. 垂体腺瘤

多见于 15 岁以后，一般不产生颅内高压症状，视力视野障碍多见。钙化少见，多突破鞍膈向上生长，典型者可出现"雪人征"，而颅咽管瘤钙化多见，"雪人征"少见。MRI 可显示颅咽管瘤与正常垂体之间的解剖关系。

2. 鞍结节脑膜瘤

较为常见的鞍上肿瘤，多偏于一侧生长，垂体分泌障碍和下丘脑损害均少见。以鞍结节部位骨质改变为主，累及前床突和蝶骨小翼。强化后可见"脑膜尾征"。

3. 鞍区动脉瘤

CT 平扫为等或稍高密度影，壁亦可有蛋壳样强化，与颅咽管瘤相似，但增强后明显强化，以及 MRI 上可有流空效应，均有助于鉴别诊断。

4. 脊索瘤

多有脑神经损害症状，也常见钙化，但骨质破坏常常比较明显，有助鉴别诊断。

5. 其他

与鞍区皮样瘤、表皮样瘤、蛛网膜囊肿等相鉴别。皮样瘤囊壁较厚，内含脂肪成分，钙化多位于瘤体内部。表皮样瘤在 MRI T_1 加权像也可是高信号，常沿蛛网膜下腔生长，张力低，故形态多不规则，且绝大多数不强化。颅咽管瘤张力高，形态多规则。鞍上区的蛛网膜囊肿呈水样密度，MRI 信号同脑脊液信号一致，增强后扫描不强化。

（十）治疗

1. 手术治疗

到目前为止仍是神经外科医师面临的难题。一般认为，颅咽管瘤应早期诊断，治疗采用显微技术，在不引起严重术后并发症和神经功能障碍前提下，尽可能在首次手术时完成全切。手术入路依据肿瘤位置而定。鞍区肿瘤可采取经翼点入路。当颅咽管瘤主要位于第三脑室并伴有显著侧脑室扩大者，手术选用经胼胝体入路；如果肿瘤已扩展至脚间窝以及鞍区，则需考虑采用胼胝体－翼点联合入路。对较小的隔下颅咽管瘤可采取经蝶入路，也可考虑经额入路。但是当肿瘤与颈内动脉、视神经等周围重要组织紧密相连以及肿瘤较大并且侵及下丘脑时，即使勉强切除，效果也不一定满意，而且手术风险大。在这种情况下，可采用姑息性手术治疗。包括：瘤囊减压内放射治疗、瘤囊减压外放射治疗、脑积水分流术后放射治疗、肿瘤部分切除加放射治疗等。但姑息治疗远期效果欠佳。

2. 放射治疗

近年没有单独采取放射治疗颅咽管瘤的报道，主要在姑息性手术后联合辅助放射治疗。有作者认为全切除后也可能残余少许肿瘤细胞，会有少数病例由此复发，因此主张全切除后的患者也常规进行辅助性放射治疗，以达到降低复发率同时也不造成严重放射并发症为度。目前不少拥护放射治疗的学者认为次全切除＋放射治疗可能是当前颅咽管瘤最好的治疗手段。而对于复发的肿瘤，手术加放射治疗仍是首选方法。

3. 囊内放、化疗

常用囊内放射元素有 ^{32}P、^{90}Yt（铱）、^{186}Rh（铑）、^{198}Au（金）等。囊内放射治疗对于完全呈囊性的颅咽管瘤效果较好；囊内化疗也主要局限于单囊或以囊性为主的颅咽管瘤。目前采取的方法主要包括穿刺囊内减压放射治疗、立体定向瘤内置 Ommaya 管囊内小剂量多次化疗（包括 CT、MRI 定位）、单次大剂量囊内化疗、多次重复囊内化疗等。均属姑息性治疗，效果不及手术，而且面临囊液和放射性物质、化疗药物泄漏的问题，因此目前大部分学者不提倡对颅咽管瘤进行单纯的放、化疗。

（十一）术后并发症

主要包括尿崩症、水电解质紊乱、中枢性高热、下丘脑－垂体－肾上腺轴内分泌紊乱、癫痫、应激性溃疡、视力视野障碍等。囊液溢出，刺激室管膜或脑膜，则还可引起无菌性脑膜炎。要严格执行专为颅咽管瘤制定的术后监测，并及时处理。

二、表皮样瘤

表皮样瘤是一种少见的先天性良性肿瘤，是神经管闭合期间，外胚层细胞移行异常所致的。又称为表皮样囊肿和珍珠瘤。

（一）发生学

有先天性和继发性两种。一般认为，前者起源于颅内残余的上皮母细胞，是在胚胎3～5周神经管闭合期，继发性脑细胞形成时，来源于神经嵴的外胚层上皮组织细胞异位残留所致，并通过不断的上皮细胞脱落，产生角蛋白和胆固醇积聚于瘤内，使肿瘤不断缓慢增长。后者较少见，系因外伤、手术或腰椎穿刺等操作将皮肤组织异位带入所致。有作者进行回顾性分析，结果显示医源性因素是继发性表皮样瘤产生的一个重要原因，腰椎穿刺、麻醉、脊髓造影、手术等均可成为其危险因素。而在实验中，直接把皮肤碎片注入小鼠的脊髓和额部，可重复产生同样的表皮样瘤。

（二）病理

1. 肉眼观

表皮样瘤眼观多为圆形或椭圆形，表面光滑，亦可为分叶状或呈菜花状。表面覆以菲薄的包膜，境界清楚。外观呈珍珠样，带有白色光泽，质软，囊内充满松软、蜡状或片状透明角质物，曾被 Dandy 称为人体内最美的肿瘤。

2. 镜检

镜下见囊壁是由复层鳞状上皮细胞作同心圆排列所组成，其外附着于一薄层纤维结缔组织。囊内可见角质碎屑、胆固醇结晶及其他类脂成分。有时可见钙盐沉着。少数病灶内存有新旧不一的出血和反应性肉芽组织增生。

（三）发病率

中枢神经系统的表皮样瘤少见，约占中枢神经系统肿瘤的1.39%，占颅内原发性肿瘤的0.2%～1.8%。其中，90%的病变位于脑外硬脑膜内，少数可位于硬脑膜外或脑实质内。

（四）年龄和性别

一般认为表皮样瘤没有明显的性别差异，可发生于任何年龄，以中年人多见，其高峰年龄在40岁左右。

（五）好发部位

表皮样瘤常位于中线或中线旁，以小脑脑桥角、鞍上池或鞍旁、颅骨板障多见，也可见于脑实质、眶内、三叉神经周围以及脑室内。位于脑室内者，以第四脑室较多见，少数也可发生在侧脑室颞角的脉络膜组织。

（六）临床表现

表皮样瘤由于生长缓慢，起病隐匿，一般成年后才发病，40岁左右多见，但也有因囊内出血肿瘤急剧增大致颅内压骤升而急性起病的。表皮样瘤一般无特征性临床表现，具体因肿瘤生长部位不同而异。常出现脑积水，系因反复无菌性脑炎、脑膜炎或脑室肿瘤所致。约一半左右的患者有癫痫发作的症状，囊肿位于颞叶者，发病率更高。表皮样瘤的恶性变是极少见的。当表皮样瘤患者神经功能进展性恶化或影像学检查出现新的强化，则需考虑恶性变可能。

1. 小脑脑桥角区

小脑脑桥角区是最常见的部位。第Ⅴ、Ⅶ～Ⅹ对脑神经均可受累，其中以前三对多见，引起相应的脑神经功能障碍。主要表现有三叉神经痛、面部感觉障碍、面瘫、耳鸣、听力下降甚至耳聋以及共济失调等。脑神经亢进性功能障碍，特别是三叉神经痛，可以是小脑脑桥角区表皮样瘤的初始和唯一的症状。值得注意的是，疼痛程度与肿瘤大小之间并无明显关系。

2. 鞍区

位于鞍上者临床表现同其他鞍上肿瘤。早期常以视力视野障碍为主要临床表现，晚期可出现视神经萎缩。少数患者可因累及垂体和下丘脑，而出现内分泌功能障碍如生长发育障碍、性功能减退、多饮多尿以及中枢性高热、应激性溃疡等下丘脑损害症状。当瘤体继续增大，使第三脑室受压时，则可影响脑脊液循环通路而出现脑积水、颅内高压。而位于鞍旁者，肿瘤向旁发展，有时也可累及三叉神经节而引起三叉神经痛，以及面部感觉障碍、咀嚼肌无力等三叉神经功能障碍。

3. 脑实质内

少见。大脑、小脑、脑干以及间脑均可发生。临床表现因肿瘤所在位置而各有差异。大脑半球表皮样瘤，占颅内表皮样瘤的1.5%左右，以癫痫发作、精神障碍或轻偏瘫多见。发生于小脑者，则主要表现为共济失调、眼球震颤等小脑症状。累及脑干者，可出现交叉性偏瘫以及相应脑神经功能障碍。发生于间脑的表皮样瘤极少见，目前只见丘脑以及松果体区的个例报道。前者可出现嗜睡、情感淡漠、对事物缺乏兴趣、进展性视力下降等丘脑损害的症状，病程晚期可因破入脑室，而出现颅内高压症状。后者以帕里诺综合征和脑积水为最常见。

4. 脑室内

以第四脑室多见，主要临床表现为头痛、小脑共济失调等。也可发生在侧脑室、第三脑室等，易影响脑脊液循环通路而致脑积水，产生颅内高压症状。

5. 颅骨内

多在颅骨板障内，好发于颞骨前部以及额顶部。因生长缓慢，可长期无明显症状，不易被发现。随肿瘤的增大，可逐渐向外板突出，查体可发现颅骨局部表面隆起，触之橡胶感，无压痛。

（七）辅助检查

1. 头颅 X 线平片

颅骨表皮样瘤可造成局部颅骨骨质破坏，周围可见硬化圈或蜂窝状压迹。而少数的小脑脑桥角或颅中窝肿瘤可见岩骨尖或岩骨嵴破坏，有时可出现钙化。

2. CT

CT 是首选的检查手段，典型表现是均匀的低密度病灶，增强后无强化。当肿瘤内含有较多角蛋白或有钙化及出血时，可表现为高密度或等密度。周围有肉芽肿形成时，病灶可有环状强化。板障内表皮样瘤可呈膨胀性破坏，边缘锐利的混杂密度影像。

3. MRI

显示肿瘤形态和累及范围强于 CT。T_1 加权像上为略高于脑脊液的低信号，T_2 加权像上为高信号，信号多不均匀，且随扫描参数 TR、TE 的延长而增强。境界一般清楚，但是也有少数肿瘤在常规 MRI 序列上，病变范围、边缘显示欠理想，特别是当肿瘤信号与脑脊液信号一致时，很难明确病变范围，而用 FLAIR 序列，抑制脑脊液信号，则可清楚显示表皮样瘤信号，也有助于其与蛛网膜囊肿的鉴别诊断。DWI、B-FFE（平衡式快速梯度回波）等新的 MRI 技术，也可达到同样的效果。同 CT 一样，注射造影剂后，病灶一般不强化。

（八）诊断和鉴别诊断

年轻人诉有三叉神经痛或一侧面肌抽搐应考虑本病，再结合影像学检查一般可以诊断。但需与以下疾病相鉴别。

1. 蛛网膜囊肿

信号强度同脑脊液同步，且信号较均匀。但是位于脑池的表皮样瘤，由于含水，其信号强度可同脑脊液类似，不易与蛛网膜囊肿相鉴别。DWI、FLAIR 等有助于鉴别诊断。

2. 骨源性肿瘤

颅骨表皮样瘤可以破坏邻近骨质，且部分肿瘤可出现钙化，有时不易与骨源性肿瘤相鉴别，增强扫描有助于鉴别诊断，后者常常出现强化。

3. 神经源性肿瘤

如听神经瘤、三叉神经鞘瘤等。前者多位于小脑脑桥角区，常以耳聋、耳鸣起病，肿瘤易发生囊变，但强化检查常可见病灶实质部分明显强化，而表皮样瘤不强化。而三叉神经鞘瘤位于颅中窝，增强时亦可见明显强化，且一般可见卵圆孔的扩大。所以根据影像学检查一般不难鉴别诊断。

4. 脑膜瘤

典型的 CT 征象为：平扫时多为均匀的略高密度或等密度影，多为球形或分叶状，界清，轮廓常较光整。有时肿瘤内可见钙化；注射造影剂后，肿瘤实质往往呈较明显的均匀增强。MRI 增强可见 "脑膜尾征"。

5. 胶质瘤

位于松果体区胶质瘤有时在 CT 为低密度，MRI 为长 T_1 长 T_2 信号，不易鉴别，但其增强后多有强化，且一般伴周围水肿。

6. 皮样瘤

也起源于外胚层，好发于中线部位，内含脂肪，甚至可有毛发、骨骼、牙齿等，囊壁或瘤内常有钙化。CT 和 MRI 可帮助鉴别。

（九）治疗

本病宜手术治疗。借助现代影像学，特别是日益完善的 MRI 技术，可以准确显示病灶大小、部位以及与周围神经、血管和脑组织之间的关系，从而选择最佳的手术方式和手术入路。手术入路包括经翼点入路、经中线枕下入路、枕下乳突后入路、颞下入路等。近年来，随着神经内镜辅助显微神经外科技术的发展，对深部的肿瘤的切除取得了较好的效果，并摸索出了一些新的微创的手术入路，如眶上眉毛内切口入路等，有望达到最大限度切除肿瘤，同时最大限度保护神经功能的目的。有些肿瘤，如果瘤体小，无颅内扩散或感染，与周围组织粘连轻微，特别是位于第四脑室者，术中可望全切。但是如果肿瘤过大，与脑干、周围血管、神经等重要结构粘连紧密，则应避免全切，以保护神经功能为首选，实行次全切除或部分切除。术中应注意保护周围组织，防止肿瘤内容物外溢，导致无菌性脑膜炎。恶性变者可考虑行放射治疗。

（十）术后并发症

囊肿内容物外溢引起的无菌性脑膜炎和脑室炎是最常见的并发症，发生率可达40％，多数发生在术后1～2周，因而术中肿瘤切除时，应尽量避免肿瘤内容物进入蛛网膜下腔或脑室内，并用氢化可的松反复冲洗。一旦发生，则用大剂量激素、腰椎穿刺引流、抗生素治疗，一般都能控制。此外，术中牵拉以及溢出的囊内容物刺激，可使脑神经损伤而出现相应的神经功能障碍。若囊内容物反复溢入蛛网膜下腔，则可引起脑积水和蛛网膜炎症。

三、皮样囊肿

皮样囊肿是少见的先天性良性肿瘤，起源于异位的胚胎残余细胞，又被称作皮样瘤。

（一）发生学

一般认为，皮样囊肿的起源同表皮样瘤，也是在胚胎3～5周神经管闭合时，将上皮细胞异位包埋入神经管从而形成的颅内胚胎类肿瘤。内含毛发、皮脂腺等皮肤附属器官。瘤体通过皮脂腺分泌物及上皮细胞脱落产物堆积而缓慢增大。

（二）病理

1. 大体观

肿瘤多为球形或呈分叶状，具有包膜并常见钙化。囊肿内容物为油脂样，内可见短毛。

2. 镜下观

可见囊壁由两层构成，外层由纤维组织构成，内层则由皮肤构成。囊腔内容物包含有复层鳞状上皮以及毛发、毛囊、皮脂腺、汗腺等皮肤附属器官。

（三）发病率

少见，其发病率是表皮样瘤的 $1/2 \sim 1/10$，占颅内肿瘤的$0.04\% \sim 0.7\%$。

（四）年龄和性别

可发生在任何年龄。由于肿瘤生长缓慢，故临床患者多见于

30～40 岁之间。无明显性别差异。

（五）好发部位

好发于中线部位，推测可能与其发生学相关。由于生长缓慢，因而肿瘤朝阻力最小的方向生长，如脑池、脑沟和脑裂等。以往文献报道幕下多见，近年来，发生于幕上的报道反而更多一些。幕上又以鞍上、鞍旁、颞部和额底多见。儿童皮样囊肿的好发部位则为前囟和枕骨鳞部。

（六）临床表现

临床表现与肿瘤所在部位及大小有关。肿瘤较小时可无明显症状，随着肿瘤长大则可逐渐出现头痛、呕吐等颅内压增高症状。肿瘤位于颅后窝可出现步态不稳、共济失调等小脑症状；位于鞍区可出现视力视野障碍，但下丘脑和垂体症状少见；累及海绵窦者可出现动眼神经麻痹、眼球突出、复视，甚至脂肪栓塞；位于脑干可出现脑神经症状。少数囊壁可见一窦道通过缺损的颅骨与皮肤窦相遇，易引起颅内感染并发脑膜炎，甚至形成脑脓肿。

由于肿瘤生长缓慢，临床进程也慢，自出现症状到确诊平均约为 8 年，其中，一半以上患者在确诊时临床或影像学上已经提示皮样囊肿破裂了。囊肿破溃时，头痛、癫痫发作最常见，也可引起一过性的偏侧感觉运动障碍以及脑膜炎、脑室炎、血管痉挛、脑缺血、脑梗死，甚至死亡。

（七）辅助检查

1. 头颅 X 线片

部分患者可出现钙化灶，第四脑室皮样囊肿患者伴有皮毛窦部位的枕骨可带有沟状表现。

2. CT

常为圆形，境界清楚、低密度的病灶，内为 CT 值在 $-20\sim$ -140 Hu 间脂肪内容物，周围水肿缺如。常可见周围囊壁钙化，增强扫描时强化极少见，但也有此方面的文献报道。扫描可显示物理检查未被发现的窦道。肿瘤破裂时可见脑室内或蛛网膜下腔充有脂肪密度的液滴，可形成脂液平面。少数病例伴有脑积水。

3. MRI

典型 MRI 表现是 T_1 加权像呈高信号，T_2 加权像则信号多样，可以低信号，也可为高信号，依肿瘤内容物所定，含毛发多者低信号多见，含高量的以甘油三酯和脂肪酸为主的脂质成分时则多表现为高信号。脂肪抑制像可见高信号消失。增强扫描病灶无明显强化，部分囊壁可见强化。皮样囊肿破裂后，病灶与周围组织分界欠清，蛛网膜下腔或脑室内可见脂肪信号影。

（八）诊断和鉴别诊断

儿童枕部皮肤病变特别是皮肤窦道形成，需考虑到皮样囊肿的可能。根据好发年龄、临床表现，当有原因不明的反复发作的脑膜炎并伴有枕部皮毛窦者可作出诊断，再根据影像学检查，明确病变部位。皮样囊肿尚需与以下疾病鉴别诊断。

1. 表皮样瘤

较皮样囊肿多见，亦起源于外胚层，但其内不含有皮肤附件，常位于小脑脑桥角脚池、鞍区等偏中线或中线部位。密度或信号类似于脑脊液。CT 和 MRI 检查有助于鉴别。

2. 脂肪瘤

少见，常位于中线附近，以胼胝体区最多见，占 50% 左右，其次可见于四叠体、小脑、脑干、基底核等部位。并常合并其他中枢神经系统先天性畸形，如胼胝体缺失、脊柱裂、颅骨中线部位局限性骨缺损等。

3. 畸胎瘤

最常见位于松果体，其次为鞍部和第三脑室。亦可破裂，在蛛网膜及脑室内出现脂肪滴。其典型者由 3 胚层构成，CT 平扫可见脂肪、软组织和钙化，增强后病变多有强化。MRI 表现为混杂信号，肿瘤可见不规则强化。

（九）治疗

手术治疗为主。对并有枕部皮肤病变特别是皮肤窦道形成，需尽早手术治疗，以免延误时机引起感染，如脑膜炎、脑脓肿等。手术应包括肿瘤包膜的全切除。但当肿瘤与周围血管、神经等重要结构粘连紧密时则不应勉强,可做部分切除。同表皮样瘤一样,术中应注意保护周围组织,避免囊内容物污染以减少术后脑膜炎等并发症的发生。有皮肤窦道者也应一并切除。

（十）术后并发症

肿瘤内容物外溢可引起脑膜炎、脑室炎等并发症。术中牵拉以及溢出的内容物刺激,也可使脑神经损伤而出现相应的神经功能障碍。

第五节 神经纤维肿瘤

一、听神经鞘瘤

听神经鞘瘤是颅内最常见的肿瘤之一,约占颅内肿瘤的 8%～10%,占小脑脑桥角区（CPA）肿瘤的 80%～90%,年发病率约为 1/10 万。

（一）病理

听神经鞘瘤发生于内听道（IAC）内前庭神经上支的中枢部分与周围部分移行处髓鞘（Obersteiner-Redlich 区,离脑干约 8～12 mm,靠近内听道口）的 Schwann 细胞。大体上肿瘤有清楚的包膜,与神经的分支相连,神经干或其他分支多被肿瘤推移到其包膜下。肿瘤可呈实质性、囊性变、脂肪变或出血。显微镜下有两种结构:①致密型、束状型或 Antoni A 型。细胞与核呈梭形,两端可尖可圆,胞质丰富,边界不清,呈整齐栅栏状或漩涡状排列,栅行之间隔以无核的空白区。②网状型或 Antoni B 型:细胞形态不一,可呈星形、多角形、短梭形,胞核圆形、椭圆或长圆形。胞间空间大,排列疏松,方向不定,间质中有大量水肿液或积液样基质,常形成微小囊腔或融合成大囊腔。上述两型可同存于一个肿瘤中,一般认为:①型代表瘤的生长期。②型代表瘤的退变期。双侧听神经瘤则多见 Verocay 体（稀疏核区周边环绕木栅状的核区)、高细胞构成、分叶和葡萄样的生长方式。电镜表现在致密区瘤细胞呈长梭形,胞突细长,紧密成束地平行排列或交替指状排列。在疏松区瘤细胞极不规则,呈星芒状或树枝状,分支交叉成网。胞质疏电子性,细胞器较少。突出的外板,有纺锤形的 Lose 小体是本瘤的特征和诊断依据。其免疫组化检测显示 S-100 蛋白,Leu-7 和波形蛋白多呈均一的强阳性反应。分子遗传学研究提示神经鞘瘤(单或双侧)的发生与 NF2 基因失活有关。NF2 基因是一种抑癌基因,在染色体上的定位是 22q12.2。NF1 基因也是肿瘤抑制基因,在染色体上的定位是 19q11.2。

(二)临床表现

听神经鞘瘤最常见的症状为肿瘤压迫前庭神经的耳蜗部,造成缓慢进展的单侧感觉性听力丧失。典型的临床表现特点和发生次序:①耳鸣或发作性眩晕。耳鸣(高频)大多为首发症状,继而出现一侧听力隐匿性进行性减退、失聪。由耳鸣或眩晕到耳聋一般历时 1 年以上。②同侧角膜反射减退或消失。继听力减退之后,常伴一侧面部麻木和角膜反射减退或消失。有时对侧角膜反射也减退,属假定位体征,系脑干受压推移,对侧三叉神经在小脑幕处受压所致。③小脑受压症状。眼球水平振颤,向病侧注视更为明显、肢体肌张力减低、共济失调。④后组脑神经麻痹。进食呛咳、咽反射消失、声音嘶哑等。⑤锥体束征。常为病变同侧肢体无力、反射亢进和病理征。后期可出现双侧锥体束征。⑥高颅内压症状。头痛、呕吐和视盘水肿。长期的高颅内压可引起视盘继发性萎缩,导致双侧视力下降其至失明。⑦面瘫。虽然肿瘤同面神经关系紧密,但患者很少表现为面瘫,仅在病程后期出现。

(三)辅助检查

听神经鞘瘤的诊断首选 MRI 或 CT 等影像学检查,如患侧残留有效听力时,可行听力测定及耳科学检查,用于对疾病进程的对比或手术治疗时术中监护及手术前后的对比。

1. 影像学检查

(1) MRI 为首选的诊断方法,敏感性接近 98%,特异性几乎达 100％，显示肿瘤比 CT 更清晰，而且有助于了解肿瘤与周围神经血管结构的关系。典型听神经瘤表现为以内耳道为中心圆或卵圆形肿瘤，T_1 加权像上为略低或等信号，T_2 加权像上为高信号，如有囊变或出血，信号可不均匀。增强扫描时肿瘤实质部增强，并能很好的显示内听道内的肿瘤。大型听神经瘤（直径＞3 cm）在 MRI 上可见囊变，周围脑组织水肿轻微，脑干、小脑及附近脑池受压，严重时可引起脑积水，邻近的蛛网膜池梗阻也可有类似囊肿的表现。

（2）CT 平扫时肿瘤多呈均匀的等密度或略低密度，少数为混杂密度，后者有肿瘤囊变、坏死或出血。肿瘤边界欠清楚，呈圆形、椭圆形或不规则形。增强后实质肿瘤呈均匀增强，囊变部不增强但囊壁可呈环形增强。CT 脑池造影可发现直径＜1 cm 的听神经瘤。手术前可行高分辨率的薄层 CT 扫描以评价乳突气化程度、颈静脉球的位置和测定内听道后缘到后半规管的距离，但并非必需。正常内听道的直径为 5～8 mm，许多听神经瘤患者内听道骨质扩大（呈喇叭形），但仍有 3％～5％ 的患者 CT 上无内听道扩大，发病越早，肿瘤越小，这种比率越高。

2. 听力测定及耳科学检查

听力检查常可显示感觉性听力丧失、语言辨认力下降、语言感受阈增高。

（1）音叉试验：表现神经性耳聋，气导＞骨导，韦伯（Weber）试验偏向健侧。

（2）电测听检查：表现神经性耳聋和复聪试验阴性，用于本病与其他神经性耳聋和耳蜗病变鉴别。

（3）前庭功能试验：可区别病变在听神经前庭支还是耳蜗支，前者前庭功能丧失。

（4）脑干听觉诱发电位检查：脑干听觉诱发电位反应潜伏期延长（尤其是 V 波），表现正常脑干听觉诱发电位只存在 I 波，有助早期发现听神经瘤。

（四）鉴别诊断

1. 其他原因所致的前庭神经和耳蜗神经损害

如内耳性眩晕病、前庭神经元炎、迷路炎、各种药物性前庭神经损害，耳硬化症、药物性耳聋。听神经瘤为进行性耳聋，无复聪现象，可有邻近的脑神经的症状和体征，CT 和 MRI 均有相应表现，脑脊液蛋白质增高。

2. CPA 脑膜瘤

常不以前庭神经损害为首发症状，常表现为颅压增高症状，可伴有患侧面部感觉减退和听力下降，CT 和 MRI 肿瘤信号与实性听神经瘤相似，但岩骨嵴的肿瘤基底较宽，其轴心不在内听道，可有邻近硬脑膜强化的"尾征"，可见岩骨嵴及岩尖骨质吸收。

3. 表皮样囊肿

多以三叉神经刺激症状为首发症状，面、听神经功能损害不明显，CT 显示为低密度，MRI 可见 T_1 为低或高信号，T_2 为高信号，增强后无明显强化。多无骨质变化。

4. 胶质瘤

一般以颅压增高及脑干和小脑受损症状为首发，无骨质变化，CT 和 MRI 可见肿瘤内侧面与脑干和小脑无明显边界。

5. 邻近脑神经肿瘤

其起源部位不同，如三叉神经鞘瘤常扩展至颅中窝与颅后窝呈哑铃形，后组脑神经鞘瘤常可见颈静脉孔扩大。肿瘤的首发症状也有助于明确诊断。

（五）治疗

听神经瘤患者的处理方案包括随访观察、显微外科手术切除和放射治疗。方案的选择要综合考虑到患者的年龄和一般状况、患者的意愿、肿瘤大小、术者的经验等各方面的因素，其他需权衡的因素包括：有用听力的保留，面神经和三叉神经功能的保留，影像学定期检查所提示的肿瘤的生长速度等，对神经纤维瘤病患者，还要考虑各种方法的局部控制率以及治疗措施的远期不良反应等。

听神经瘤是良性肿瘤，对于大多数患者而言，手术彻底切除肿瘤是首选的治疗方式，但随着立体定向放射治疗的普及，在患者高龄、有系统性严重疾患等有手术禁忌的情况下，可选择伽马刀治疗，此外，在肿瘤体积巨大或与脑干粘连紧密等情况下，也不应强求肿瘤的全切除，可行肿瘤的次全切除或囊内切除，残余肿瘤用伽马刀治疗。

1. 随访观察

对年龄较大（超过 70 岁）或寿命有限，有同侧听力丧失但没有脑干压迫或脑积水证据的患者，可定期行 CT 或 MRI 检查（2 年内每 6 个月进行一次 CT 或 MRI 检查，如果稳定则每年一次），并密切观察症状，反复神经系统查体。对听神经瘤的生长速度目前无法准确预测，通常认为其生长速度约 1～10 mm/y，且绝大多数（不是全部）在 3 年内会有不同程度的生长，但有的多年不变，6％可以变小，而另有一些每年直径可增大 20～30 mm/y。症状和体征因肿瘤增大而加重或肿瘤生长＞2 mm/y 的患者需要积极治疗。在临床上对一般情况良好的患者应采取手术治疗，而一般情况较差的患者则可行放射治疗（或可能的情况下再选择手术治疗）。

2. 外科手术治疗

听神经瘤是良性肿瘤，治疗主要是显微外科手术治疗，术中尽可能安全彻底的切除肿瘤，避免周围组织损伤。随着显微外科手术技术和方法的不断发展，包括面神经术中监测技术及脑干诱发电位监测等技术的应用，听神经瘤手术的全切除率和面、听神经功能的保留率均显著提高。临床中听神经瘤手术入路的选择应考虑到肿瘤的大小、肿瘤生长到 IAC 内的程度、患者的听力和术者的经验等各方面的因素，但不论选用何种入路，手术技术和经验比手术入路更重要。其中枕下入路和颅中窝入路可以保存听力，枕下入路可以安全显露内听道的中 2/3 而不损伤迷路，而颅中窝入路对小型的内听道内肿瘤比较理想。对于较大的听神经瘤可通过枕下或经迷路入路切除。对术前听神经瘤诊断不确切、有乳突腔感染、高位颈静脉球或慢性中耳炎史的患者可选择枕下入路。

（1）枕下入路：最常用，保留面神经的机会最大，也有机会保存听力。

手术体位有侧俯卧、俯卧和坐位、半坐位。其中侧俯卧位为目前较多采用的体位，可以提供一个良好的颅后窝视野，且可使静脉空气栓塞等重大并发症的发生率明显降低，但有时头颈前屈、外旋的体位可能使枕骨大孔水平本已受阻的脑脊液通路进一步阻塞，此时可在手术开始放置脑室外引流，以防止颅内压增高或突然减压后出现远隔部位的血肿等情况的发生。坐位有利于手术区的静脉回流，有利于降低颅内压，减少静脉充血和出血，还有利于手术区的引流，也被很多医师采用，但也有许多潜在的并发症，如静脉空气栓塞、低血压和体位相关脑干缺血等。俯卧位由于对肥胖患者易引起静脉充血和通气受限，对老年伴有严重颈椎病的患者也容易因颈部过度扭转造成颈髓受压和椎动脉供血不足，应用时应加以注意。

枕下入路切口可以有各种变化：直切口、"S"形切口、"C"形切口、钩形或倒钩形切口等。应熟悉枕下三角的解剖，分离枕下肌群时注意避开位于枕骨大孔和第一颈椎后外弓之间的椎动脉水平段。骨窗外缘应暴露乙状窦，上缘暴露横窦，枕骨大孔后缘和环椎后弓可不必显露。开颅的关键点在于暴露横窦与乙状窦的连接处。颅骨切除时开放的乳突气房应用骨蜡仔细封闭以防感染及脑脊液漏的发生。

剪开硬脑膜后，将小脑半球向内侧牵开，放出小脑延髓池脑脊液，小脑大多能满意塌陷，也可牵开小脑内下部打开枕大池放出脑脊液。小肿瘤（直径≤2 cm）应先磨除内听道后缘，确认脑神经及其走行，自内听道内向颅内分离，切除肿瘤。内听道口直径为5～7 mm，长约1 cm，可磨除内听道口的上外侧骨质，但如患者需保留听力应注意避免损伤迷路，术前应在MRI和岩骨CT上对迷路和肿瘤在内听道内的位置做出评估，一般内听道内侧7 mm的骨质可以安全切除。磨除内听道后壁时也可能打开颞骨岩部的气房，在关颅前应仔细封闭。内听道内的面神经要通过刺激来认定，一般向前移位，出内耳孔后伸展于肿瘤囊前壁的上方。在内耳门处，面神经通常受压，紧贴岩骨前缘向前成角，且常常被增厚的有血管附着的蛛网膜所包绕，肿瘤与面神经之间的界面不清，一般在分离面神经的管内段之后再分离此区。在切除肿瘤的内听道内部分后，对位于 CPA 内的肿瘤可先行瘤内切除减压，然后将肿瘤包膜与脑干、脑神经和小脑分离，在延髓脑桥沟外侧端、舌咽神经腹侧以及 Luschda 孔、绒球和从外侧隐窝突出的脉络丛的前上方确认面神经和前庭神经，从内侧向外侧分离肿瘤。听神经瘤属脑外病变，其与周围的脑神经、脑干和血管之间多有蛛网膜间隙，手术中应重视蛛网膜间隙的辨认和保护，仔细将肿瘤表面的小动脉和静脉连同蛛网膜剥离下来，多数情况下，镜下较易分离，可有效避免神经、血管的损伤。大型肿瘤（直径＞2 cm）应先分离肿瘤周围的蛛网膜间隙，暴露肿瘤上、下、内侧，囊内分块切除肿瘤，达大部切除后，游离囊壁，妥善处理肿瘤周围的神经血管及脑干面，然后再处理内听道内或其附近的肿瘤（同小型听神经瘤）。

关颅前应绝对严格止血。在磨除内听道后缘时的气性开放一定要仔细地逐个封闭，必要时可用脂肪填塞，以尽量减少脑脊液漏的发生。

（2）经迷路入路：神经耳科学者常选择该入路。适用于主要位于内耳道内、几乎无 CPA 扩展的小型听神经瘤患者。手术采用耳后切口，将岩骨磨除达内听道口，切除内听道内的肿瘤，整个手术可清楚看到面神经、耳蜗神经等与肿瘤的关系，可早期确认面神经提高其保留率，小脑及后组脑神经损伤机会更小，患者不会有小脑延髓池等蛛网膜下腔出血的症状（硬脑膜外入路尤其如此），因此反应轻，恢复快，但因迷路破坏，听力在术后将完全丧失，如果手术以保留听力为目的就不能选择经迷路入路。另外在颈静脉球高位的患者或有明显的乳突气房者会受到限制。

对于肿瘤较大，听力已丧失者，可通过切除后外侧颞骨（包括骨性迷路）改善肿瘤的前外侧显露。同时通过完全暴露内听道

（IAC）的远侧末端，可在垂直嵴前方确认面神经，然后可在直视下将肿瘤同该神经分离开。应从 IAC 至乙状窦前行硬脑膜切开，显露 CPA。随着瘤内切除减压，包膜内陷，可将其与周围的脑神经、血管、脑干分离开。可用脂肪填塞硬脑膜缺损和乳突缺损来闭合伤口，并封闭咽鼓管以防 CSF 漏。

对于仍保留有听力的巨大肿瘤，尤其是那些有明显喙尾的肿瘤，也可采用经岩骨的其他入路（如经乙状窦前迷路后入路）。

（3）颅中窝入路：由于经颅中窝入颅首先处理的是内听道上壁，所以可以充分显露内听道内的耳蜗神经、面神经、前庭神经和内耳的供应血管，对耳蜗神经和迷路动脉的保护非常有利，但这种入路视野狭小，对桥小脑角的解剖结构显露差，仅适用于小型位于内听道内、生长入 CPA 不到 1 cm 且需保留听力的肿瘤，尤其是术前岩骨 CT 显示骨性迷路位置靠后、接近内听道后壁者。体位为仰卧位，头转向对侧。耳前颞弓上"S"形切口，将颞肌牵向前方，骨窗 2/3 位于外耳道前方，1/3 在外耳道后方，下缘靠近颅中窝底。将硬脑膜从颅中窝底分离，辨认颅中窝底的骨性标志，如棘孔中的脑膜中动脉、面神经孔中的岩浅大神经和弓形隆起等，膝状神经节上有时无骨质覆盖，可能损伤膝状神经节而导致面神经麻痹，牵拉硬脑膜时应小心操作。上半规管的标志是弓形隆起，牵拉硬脑膜可以看到似一条蓝线，沿上半规管向内磨除，磨除内听道上区的骨质。位于 IAC 外侧末端的垂直骨嵴（Bill 嵴）将面神经同其上方的前庭神经分隔开，辨认 Bill 嵴，然后从后方打开内听道内硬脑膜。从面神经、耳蜗神经和 IAC 边缘轻柔的分离肿瘤，分离前庭神经，切除肿瘤。应注意保护小脑前下动脉袢。虽然由于颅中窝底标志的变异性，需要牵拉颞叶和视野角度相对较差使得这种入路在技术上有些困难，但手术在肿瘤的前面进行，有利于分离保护面神经，可显露内听道的全貌，可以在保存听力的条件下，切除内听道内肿瘤。这种入路的缺点是颅后窝显露差。

3. 放射治疗

可单独治疗或作为外科手术的辅助性治疗。分外放射治疗和立体定向放射治疗（SRS）。SRS 利用聚焦的放射线束杀死肿瘤细胞，多用于<3 cm 的肿瘤，还可用于不愿意行显微手术、一般状况不稳定、有症状的老年患者、显微手术切除后复发和手术次全切除后有残余病变的患者。SRS 后的最初阶段，约 5％的患者出现肿瘤的短期增大，同时中央强化消失，但只有 2％显示为真正的原发性生长，因此，只有在证实肿瘤持续生长的情况下，才对 SRS 治疗后的患者采取进一步治疗措施。在进行治疗措施选择时需考虑以下几方面：①小型肿瘤（直径<2.5 cm）：在听力和面神经功能保留方面，显微外科手术切除高于放射手术治疗。②直径为 2.5～3 cm 的肿瘤：面神经损伤的危险显微外科手术切除高于放射手术治疗。③直径>3 cm 的肿瘤：放射治疗后脑干放射性损伤的危险升高。④放射外科治疗的局部控制率低于显微外科切除，剂量越低合并症越少，但控制率也越低。

放射治疗随肿瘤体积增大听力丧失率升高。其对神经组织、血管及肿瘤的作用是缓慢渐进性的，放射性损害一般在 6～18 个月发生，在此期间应避免行外科手术。一个疗程的皮质激素治疗可使半数以上的患者放射性脑神经损害在 3～6 个月内消退。直径≤3 cm 的肿瘤 SRS 后暂时性轻度面瘫的发生率为 15％，三叉神经功能障碍（通常为短暂性）发生率为 18％。

二、三叉神经鞘瘤

三叉神经鞘瘤占颅内肿瘤 0.07％～0.36％，占颅内神经纤维肿瘤的 0.8％～8％。大多数三叉神经肿瘤为神经鞘瘤，少数为神经纤维瘤，后者常有家族史和神经纤维瘤病。

（一）分型

按肿瘤生长部位和方向，可分下列 4 型。①颅后窝型：肿瘤起源于颅后窝三叉神经根鞘膜，局限于颅后窝。②颅中窝型：肿瘤起源于颅中窝三叉神经半月节的 Merkel 囊鞘膜或节后某一分支，局限于颅中窝。③哑铃型：肿瘤起源于半月节或节后神经丛，向前到颅中窝、海绵窦，向后长入颅后窝。④周围型：肿瘤起源于三叉神经节后分支，并从颅中窝或海绵窦长入眶上裂或眼眶或经圆孔、卵圆孔长入翼腭窝。

（二）病理

同听神经瘤。

（三）临床表现

三叉神经鞘瘤为良性肿瘤，生长缓慢，常以一侧面部感觉异常或疼痛、麻木起病，渐出现咀嚼肌无力和萎缩。肿瘤生长部位不同，可有其他不同的临床表现，如肿瘤位于颅后窝，还可引起Ⅵ、Ⅶ和Ⅷ脑神经症状，如复视、面瘫和听力障碍，后期可出现颅内压增高症状、小脑受压症状和后组脑神经症状、锥体束征等。如肿瘤位于颅中窝，还可引起Ⅱ、Ⅲ、Ⅳ和Ⅵ脑神经症状，如视力减退、复视、眼球活动障碍等以及突眼、颞叶内侧受压症状，如钩回发作，大脑脚和颈内动脉受压引起对侧偏瘫等。应注意相当部分的三叉神经鞘瘤即使长得很大，引起相应症状却很轻微，或仅有头痛、头晕。至后期，无论肿瘤位于颅中窝还是颅后窝均可出现颅内压升高症状或脑积水等，因此，本病诊断主要靠神经影像检查。

三叉神经鞘瘤约有一半位于颅中窝，起源于三叉神经神经节（Fefferson A 型肿瘤）。80％～90％起源于神经节的三叉神经鞘瘤可有面部麻木或疼痛、角膜反射迟钝，60％的患者以此为初始症状。但有一些患者（10％～20％）可无三叉神经功能障碍。神经节肿瘤常常比三叉神经根肿瘤更易合并面部疼痛（52％和58％）。15％的患者初始症状是复视，但到确诊时可达 50％。这通常是因展神经麻痹所致。面瘫和听力下降罕见，若有上述表现，可能的病因是肿瘤侵犯了颞骨内的岩浅大神经、面神经、咽鼓管或耳蜗。

三叉神经根肿瘤占三叉神经鞘瘤的 20％～30％，常常限于颅后窝（Fefferson B 型肿瘤），常伴有听力下降、耳鸣、面神经和小脑功能障碍等症状。早期三叉神经症状可提示本病，但 10％听神经鞘瘤初始表现可以是三叉神经功能障碍，而 6％三叉神经鞘瘤初始表现可以是听力下降。

位于颅中窝和颅后窝的哑铃型肿瘤占三叉神经鞘瘤的 15%～25%（Fefferson C 型肿瘤），其临床表现是神经节和颅后窝肿瘤症状和体征的联合。

（四）诊断

CT 显示肿瘤为圆形或椭圆形、低密度或等密度肿块，增强后肿瘤均匀或不均匀强化。CT 骨窗位可显示颅中窝或岩骨骨质的破坏吸收（岩骨尖骨质、圆孔、卵圆孔或眶上裂骨质吸收、骨孔扩大等）。MRI 检查可显示边界光滑清楚的肿块，T_1 加权为低或等信号，T_2 加权为高信号。注射造影剂后肿瘤呈均匀强化。MRI 还可显示肿瘤与邻近结构如脑干、海绵窦内颈内动脉等的关系。为了准确诊断和利于手术方案的设计，应同时作 CT 和 MRI 检查。部分三叉神经鞘瘤可囊变，其在 T_1 加权显示为低信号，T_2 加权显示为高信号，增强后呈环形强化。

三叉神经鞘瘤主要应与颅中窝和小脑脑桥角的其他肿瘤鉴别。在颅中窝应与颅中窝底的脑膜瘤、海绵状血管畸形、胆脂瘤等鉴别，根据临床表现和 CT 及 MRI 等影像学特点较易区别。

（五）治疗

与听神经瘤相同，完全切除肿瘤常常可以治愈。根据肿瘤生长部位不同可以采用不同的手术入路。颅中窝及哑铃型三叉神经鞘瘤可采用扩大中颅底硬脑膜外入路，可同时去除颧弓、眶外侧壁、前床突及充分磨除岩尖，必要时也可采用联合入路，肿瘤局限于颅后窝者可采用枕下乳突后入路。

对颅中窝型和周围型者可采用改良翼点入路及其扩大入路开颅，经硬脑膜外暴露和切除肿瘤。对颅中、后窝哑铃型，可用扩大颅中窝硬脑膜外入路切除肿瘤的颅中窝部分，再切开颞叶后方硬脑膜和小脑幕，切除颅后窝部分的肿瘤。采用眶－颧弓入路，体位为仰卧位，头转向对侧 45°～60°，头架固定。骨窗形成后，切除眶上裂、圆孔和卵圆孔外侧骨质，肿瘤长向颅后窝时，还应切除前床突、视神经管等，并磨除岩尖。在圆孔上颌神经表面切开进入硬脑膜夹层，向后、内游离，沿三叉神经第一支向前剥离硬脑膜夹层达眶上裂，向后翻开海绵窦外侧壁硬脑膜，直至小脑幕游离缘，可充分显露海绵窦内及中颅底肿瘤。如肿瘤长入颅后窝，可磨除岩尖骨质或经扩大三叉神经骨孔（必要时可切开小脑幕），暴露幕下肿瘤，分块切除。肿瘤全切除后，翻起的硬脑膜应复位并严密缝合。对颅后窝型，则通过耳后枕下入路手术。手术策略同听神经瘤。如肿瘤巨大，一种入路难以全切除时可采用幕上下联合入路。

常见手术并发症为神经功能障碍，包括新发的或加重的三叉神经功能障碍、展神经麻痹、动眼神经麻痹、面瘫、听力下降等，多数情况下可逐渐恢复，但仍可以遗留不同程度的三叉神经感觉障碍（37%左右）和咀嚼肌萎缩（20%）。其他并发症有脑脊液漏、颅内感染、颅内血肿和脑积水等。故手术时应严密缝合硬脑膜，填补修复颅底，防止脑脊液漏。

由于显微外科技术的应用和手术入路的不断改进，三叉神经鞘瘤的手术全切除率有显著提高，大组病例报道已达90%以上，神经功能损害为9%，死亡率为0~1%，长期随访肿瘤复发率为0~3%，故手术全切除肿瘤仍是提高治疗效果的关键。

三、神经纤维瘤病

神经纤维瘤病是一种常染色体显性遗传性疾病，有6种不同的类型，常见的为两个独立的类型：神经纤维瘤病Ⅰ型（NF1）和Ⅱ型（NF2）。

（一）临床表现

1. 神经纤维瘤病Ⅰ型（NF1）

病变基因在19q11.2，编码神经纤维瘤蛋白（可抑制肿瘤的生长），外显率几乎为100%，自发突变率高，约50%的患者为新突变。诊断依据符合下列两个或两个以上条件：①皮肤牛奶咖啡斑，数目≥6个，每个直径>5 mm（青春期前）或>15 mm（青春期后）。②两个以上任何类型的神经纤维瘤或一个丛状神经瘤（神经纤维瘤通常到10~15岁时才出现症状），可以出现疼痛。③腋下或腹股沟皮肤散在雀斑（色素沉积过多）。④视神经胶质瘤或脑干低度恶性胶质瘤。⑤虹膜错构瘤（即 Lisch 结节），表现为透明黄/棕色向外突出，可随年龄增长而增多。⑥有明确骨病变如蝶骨发育不全、长骨皮质变薄或假关节形成。⑦符合上述标准的 NF1 患者的直系亲属（父母、兄弟姐妹、子女）。

伴发疾病：任何神经的施万细胞瘤（不包括双侧听神经瘤），脊髓和（或）周围神经纤维瘤，导水管狭窄，头颅增大；颅内肿瘤：半球星形细胞瘤最常见，单个或多发脑膜瘤（常见于成人），单侧眶上壁缺损导致搏动性突眼，神经功能或认知功能受损，脊柱后侧突（见于 2%～10%，常进行性发展，需外科手术使其稳定），脏器内自主神经或神经节受侵犯引起的内脏症状，脊髓空洞症，恶性肿瘤发病率升高：神经母细胞瘤、神经节瘤、肉瘤、白血病、Wilm 瘤，嗜铬细胞瘤（不常见，未见于儿童患者）。

2. 神经纤维瘤病Ⅱ型（NF2）

NF2 病变基因在 22q12，导致神经鞘蛋白形成障碍而引起。诊断依据：①双侧听神经瘤（肿瘤来源于施万细胞）。②有家族（父母、同胞兄弟姐妹）NF2 病史，同时有下列一种情况：单侧听神经瘤患者年龄＜30 岁；伴有以下情况的两种：神经纤维瘤、脑膜瘤、胶质瘤、神经鞘瘤或青少年晶状体浑浊。

其他临床特征：癫痫或其他局灶性功能缺失；皮肤结节、皮肤神经纤维瘤、咖啡斑（比 NF1 少）；多发脊髓硬脑膜下肿瘤多见（NF1 少见）；包括髓内（尤其是室管膜瘤）和髓外（施万细胞瘤、脊膜瘤等）；原发性神经生长因子升高（NF1 无）。

（二）治疗

NF1 患者如伴发视神经胶质瘤，与非 NF1 的视神经胶质瘤患者不一样，很少发生于视交叉（通常发生于视神经），常为多发，预后更好，大多数为非进展性，应进行眼科及影像学（CT 或 MRI）检查随访。手术治疗不能改善视力损害，仅用于特殊病例（大型，形状不规则，压迫邻近结构）。NF1 的其他神经系统肿瘤的处理同普通患者，局灶、可切除、有症状的肿瘤应手术切除，但颅内肿瘤常无法切除，这些患者化疗或放射治疗较为适宜，仅在 ICP 升高时采取手术治疗，当怀疑恶变时，可考虑活检或做内减压。

NF2 的患者处理双侧听神经瘤，当肿瘤较小时听力保留的可能性较大，因此小型肿瘤应尽量切除；如果术后为有效听力保留，则可考虑另一侧手术；否则，对侧肿瘤尽可能随访或次全切除，以防止双耳失聪。立体定向放射外科也是可选择的治疗方法之一。双侧听神经瘤的手术效果较差，术后听力损害和面瘫的发生率较高，手术的关键在于如何保留面神经功能和听力，因双侧永久性面瘫和失聪将是正常生活的重大障碍。如双侧听神经瘤导致明显的颅内压升高，威胁患者生命时，可手术切除一侧较大的肿瘤，较小的肿瘤用伽马刀控制其生长。如双侧肿瘤均较大，也可双侧同时手术或分期手术，但至少要保留一侧的面神经。如一侧不能保留面神经，则对侧只能做包膜下切除，残余肿瘤进行伽马刀治疗。另外，术前应行颈部 MRI 检查以排除髓内肿瘤，以免术中造成脊髓损伤。

神经纤维瘤病无法治愈，治疗措施均以围绕减轻症状为主。女性患者在怀孕期间肿瘤生长速度可加快，Ketotifen 抑制肥大细胞释放组胺，每日 2～4 mg，治疗 30～40 个月有些患者瘙痒及局部压痛症状可得到缓解。

第六节　生殖细胞瘤

生殖细胞瘤为最常见的生殖细胞起源的肿瘤，占颅内肿瘤的 0.3%～2.7%，多见于脑的中线部位，好发于松果体区，约占 50% 以上，其次为鞍上区、丘脑和基底核区、小脑、脑叶等部位。根据其部位将生殖细胞瘤分为 3 种类型：①发生在松果体本身的生殖细胞瘤。②发生在松果体区的生殖细胞瘤，即肿瘤发生在松果体邻近，将松果体挤向一侧，而松果体本身不受破坏；以往将这两种生殖细胞瘤也称为"松果体瘤"。③异位松果体瘤，即发生在松果体区域以外者。本节重点讨论前两种。

一、病理

（一）大体形态

肿瘤大多呈浸润性生长，边界不清，但有时可有完整包膜，境界清楚。肿瘤切面呈灰红色，质地脆软，细颗粒或胶冻状，瘤组织易于脱落，并可有出血、坏死、囊性变及钙化等，形状呈圆形或分叶状。

（二）组织学观察

生殖细胞瘤由两种细胞组成，一种为大的肿瘤细胞，呈圆形或多角形，胞质丰富，染淡红色，细胞核呈圆形，位于胞质的中央，核质稀疏，呈空泡状，核仁清晰可见，常为嗜酸性，核分裂常见。另一种为小淋巴样细胞，胞核内染色质浓厚，胞质很少，与淋巴细胞极为相似。肿瘤间质很少，可有出血、坏死及钙化等。

二、临床表现

松果体区生殖细胞瘤。

（一）病发人群

松果体区生殖细胞瘤多见于青少年男性，生长较快，病程多在1年以内。

（二）症状与体征

松果体区生殖细胞瘤生长于大脑大静脉池，上方为胼胝体压部，下方为中脑四叠体和四叠体池，后下方为小脑幕和小脑上蚓部。松果体区生殖细胞瘤的症状与体征主要包括颅内压增高、局部神经定位体征和内分泌症状等。其发展顺序一般是先出现颅内压增高，继之出现四叠体受压症状和下丘脑症状。也有少部分患者以四叠体受压为首发症状。

1. 颅内压增高症状

几乎所有的患者都有颅内压增高的症状及体征。生殖细胞瘤肿瘤突向第三脑室后部阻塞导水管上口，或向前下发展使导水管狭窄及闭锁，早期即可引起梗阻性脑积水，而且随着肿瘤进一步增大，脑积水症状更为突出。主要表现为头痛、呕吐、视盘水肿，亦可出现展神经麻痹、复视等，小儿可有头围扩大等。后期可继发视神经萎缩。

2. 局部定位体征

肿瘤压迫邻近结构，引起相应部位的神经定位体征。

（1）Parinaud 综合征：肿瘤压迫中脑被盖的动眼神经核，引起 Parinaud 综合征，表现为上视不能，伴瞳孔散大或不等大，对光反应消失，而调节反应存在。其中部分患者同时合并下视不能，这是生殖细胞瘤的重要体征。

（2）小脑症状：肿瘤压迫小脑上蚓和小脑上脚，引起躯干性共济失调以及眼球震颤等，表现为步态不稳，协调动作迟缓，闭目难立征阳性等。

（3）听力障碍：肿瘤压迫下丘及内侧膝状体，引起双侧耳鸣及听力下降。

（4）下丘脑损害：表现为尿崩症、嗜睡、肥胖、发言障碍等。其他尚包括癫痫、脑神经（Ⅲ、Ⅳ）不全麻痹、视野缺损等。

3. 内分泌症状

性早熟是本病突出的内分泌症状，具有较大的诊断价值。起源于松果体实质细胞的肿瘤可表现为性发育停顿或迟缓。性发育障碍在 15 岁以下的儿童发生率为 $10\% \sim 37.5\%$。部分患者可出现尿崩症，是由于肿瘤直接侵犯或肿瘤细胞沿脑脊液播散至下丘脑，或肿瘤梗阻导水管，使第三脑室前部扩大，下丘脑受损，从而出现尿崩症、嗜睡或肥胖等症状。

4. 肿瘤转移引起的症状

生殖细胞瘤组织松散，易于脱落，有种植性转移倾向，肿瘤沿脑脊液循环发生播散性种植，向鞍上的漏斗隐窝、基底池、脑室系统、脑膜和脊髓转移，并可引起相应的临床症状。

三、辅助检查

（一）影像学检查

1. 颅骨平片

可显示颅内压增高的征象，表现为脑回指状压迹增宽，鞍区骨质吸收和颅缝分离等，约半数患者出现松果体异常钙化。正常人的松果体钙化斑在 10 岁以下儿童极为少见，如钙化发生在 $10 \sim 15$ 岁以下的小儿时，且直径超过 1 cm，应高度警惕生殖细胞瘤的可能。

2. 颅脑 CT

可显示肿瘤的大小、部位及其与周围的关系、脑积水的程度等。平扫可见松果体区混杂密度或高密度区，常有钙化，表现为圆形或分叶状，双侧侧脑室扩大。强化扫描生殖细胞瘤多表现为均匀一致的增强。因生殖细胞瘤对放射治疗极为敏感，甚至个别患者在接受 CT 检查后，肿瘤可完全消失，应予注意。

3. MRI

与 CT 相比，MRI 能更好地显示肿瘤的大小、部位（图 3-4）。肿瘤呈长或等 T_1、长 T_2 信号，注入 Gd-DTPA 后增强扫描，可见肿瘤明显强化。由于肿瘤可沿脑脊液种植播散，检查时应包括矢状位和冠状位。

4. 脑室及脑血管造影

脑室造影是 CT 出现前的主要诊断方法，可见第三脑室以上对称性扩大，第三脑室后部充盈缺损，松果体隐窝消失，第三脑室后部向前移位，导水管狭窄、梗阻、下移或病理性弯曲。脑血管造影除显示脑积水征象外，可见大脑内静脉和 Galen 静脉移位。

（二）血液及脑脊液检查

对疑为生殖细胞瘤的患者，应行血液或脑脊液肿瘤标记物检查，如碱性磷酸酶（LAP）、绒毛膜促性腺激素（HCG）或甲胎蛋白（AFP）等，对肿瘤的性质判断和评价治疗效果有一定参考意义。肿瘤标志物为阳性时对生殖细胞肿瘤的诊断有参考价值，而阴性时则不能完全除外生殖细胞肿瘤。HCG 轻、中度升高，提示可能为含有合体滋养层巨细胞的生殖细胞肿瘤，如升高明显，则应考虑为含有绒癌成分的混合性生殖细胞瘤。AFP 升高，提示可能为内胚窦瘤或含有内胚窦成分的混合性生殖细胞瘤。仅有 LAP 升高，多考虑为生殖细胞瘤。生殖细胞肿瘤的瘤细胞可脱落到脑脊液中，脑脊液细胞学检查有助于诊断，但是对颅内压增高的患者，行脑脊液检查需慎重，以免诱发脑疝。

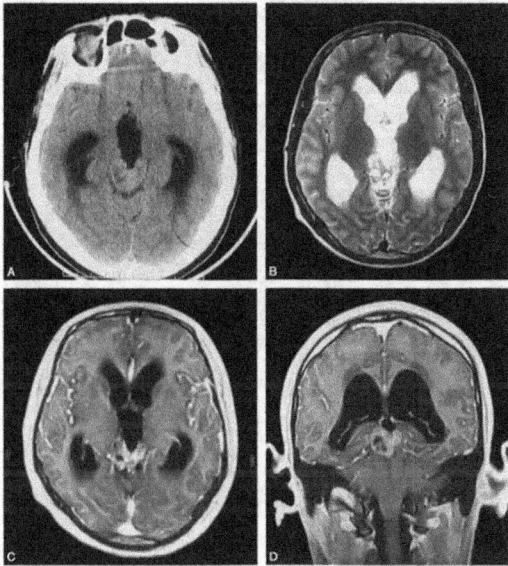

图 3-4　第三脑室后部生殖细胞瘤

A. CT 平扫；B. MRI T_2 加权像；C. MRI 轴位强化；D. MRI 冠状位强化

四、诊断与鉴别诊断

（一）诊断

对于出现颅内压增高、眼部症状、性早熟的青少年患者应疑诊本病，尤其是上视不能、瞳孔对光反应异常和性发育障碍，对本病有重要的诊断意义。

（二）鉴别诊断

1. 生殖细胞瘤与生殖细胞肿瘤鉴别

必须明确，生殖细胞瘤和生殖细胞肿瘤为两个不同的概念。生殖细胞肿瘤可分为生殖细胞瘤、畸胎瘤、内胚窦瘤（又称卵黄囊瘤）、胚胎癌、绒毛膜上皮癌、混合性生殖细胞瘤 6 种（图 3-5）。

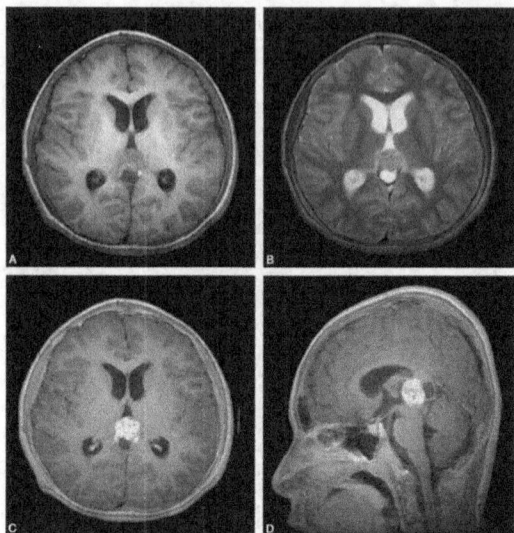

图 3-5　生殖细胞肿瘤

A. MRI T_1 加权像；B. MRI T_2 加权像；C. 轴位强化；D. 矢状位强化
第三脑室后部混合性生殖细胞肿瘤，病理诊断为混合性生殖细胞肿瘤，
其内可见生殖细胞瘤、胚胎癌、内胚窦瘤、绒毛膜癌及畸胎瘤成分

畸胎瘤又分为未成熟性畸胎瘤、成熟性畸胎瘤、畸胎瘤恶性转化 3 种类型。畸胎瘤多数有囊变，含有 3 个胚层的结构，信号不均匀，脂肪在 T_1 加权、T_2 加权像上均为高信号，而钙化和骨骼为低信号。

2. 松果体囊肿

为良性病变，体积多较小，多无临床症状，绝大多数无需治疗。在影像学上，松果体囊肿没有占位效应，CT 值类似脑脊液密度，MRI 囊肿信号均匀，T_1 加权像囊壁为等信号，囊内容物为低信号，T_2 加权像上均为高信号。如病变体积大，引起临床症状，可采取手术治疗。

3. 神经胶质瘤

该部位的神经胶质瘤多为星形细胞瘤，极少数为胶质母细胞瘤、室管膜瘤或低分化胶质瘤，早期即可引起梗阻性脑积水。

4. 其他

生殖细胞瘤需要与松果体区的其他肿瘤，如松果体细胞瘤等鉴别。生殖细胞瘤与松果体细胞瘤在 CT 上几乎不能鉴别，囊性生殖细胞瘤与表皮样囊肿也几乎无法区别，总之，生殖细胞瘤的术前定性诊断有一定困难。

五、治疗

对生殖细胞瘤应采用手术、放射治疗、化疗相结合的综合治疗方案。

（一）肿瘤切除术

因生殖细胞瘤多位于中线部位，尤其是松果体区和鞍上，手术切除风险高，危险性大。应根据肿瘤的大小、部位选择暴露清楚、距肿瘤最近的入路。目前常用的手术入路为以下内容。

（1）顶枕部经胼胝体入路（Brunner-Dandy 入路），适用于第三脑室后部的生殖细胞瘤。一般做右侧顶枕骨瓣，内缘达矢状窦旁。

（2）颞顶枕经侧脑室三角区入路（Van Wagenen 入路），主要用于肿瘤向一侧大脑半球生长时。术后常遗有同向偏盲。

（3）幕下小脑上入路（Krause 入路），适用于肿瘤位于四叠体地或其下方者。患者可采坐位、侧卧或俯卧位。行颅后窝正中切口。

（4）枕部经小脑幕入路（Poppen 入路），肿瘤位于四叠体上方时可采用此入路。术中骨窗要能暴露矢状窦及横窦的边缘。

任何入路均应注意保护好大脑深静脉，肿瘤应分块切除，术中应避免损伤瘤周的脑组织。手术的主要目的在于获得病理诊断并迅速解除肿瘤对脑干的压迫。术后行放化疗，或先行分流手术，然后再行放化疗或肿瘤切除。肿瘤全切死亡率较高。

（二）脑脊液分流术

由于生殖细胞瘤全切除困难，术后死亡率高，并发症多，即使肿瘤全切除后，仍难免复发，因此也可采用脑脊液分流术加术后放化疗。分流术的目的是为了解除梗阻性脑积水，为术后放化疗创造条件。有人主张所有患者不管是否行全切术，如有颅内压增高，肿瘤切除前2周，尤其是肿瘤部分切除者均应行脑脊液分流术。脑脊液分流术多采用侧脑室－腹腔分流术。

（三）放射治疗与化学治疗

生殖细胞瘤对放射治疗与化学治疗敏感，部分病例甚至放射治疗可使肿瘤完全消失，对高度怀疑生殖细胞瘤的患者可进行"诊断性放疗"。因单纯大剂量放射治疗可能引起生物学损伤如神经元变性坏死等，而放射治疗后短期内复发的患者也难以耐受重复放射治疗，因此，放疗和化疗多联合应用。

生殖细胞瘤常用的化疗药物有亚硝胺类、长春新碱、环己亚胺、放线菌素、氨甲蝶呤、博来霉素等。生殖细胞肿瘤的组织学类型和治疗方案是影响患者生存的重要因素。据文献报道，经综合治疗，生殖细胞瘤的1年生存率可达80％，5年生存率可达50％。

第七节　脑干肿瘤

脑干肿瘤是指发生于中脑、脑桥和延髓部位的肿瘤，包括星形细胞瘤、室管膜瘤、海绵状血管畸形、血管网状细胞瘤，亦有转移瘤、结核瘤等报道。血管网状细胞瘤可由延髓背侧外凸向第四脑室，或完全位于延髓内，偶见于脑桥。海绵状血管畸形多发生于脑桥，其次是中脑，延髓部少见。脑干室管膜瘤在中年人多见，为发生于第四脑室底或颈髓中央管的室管膜瘤向延髓发展而致。脑干肿瘤占所有儿童脑瘤的1.4％，常见于6～7岁儿童，亦可发生于青年人至老年人，占成人颅内肿瘤的1％。本节重点介绍脑干胶质瘤和海绵状血管畸形。

一、脑干胶质瘤

脑干胶质瘤通常是指发生于脑干部位的星形细胞瘤，约占所有儿童胶质瘤的10％～15％，占儿童颅后窝肿瘤的30％。80％脑干胶质瘤发生于儿童，70％脑干胶质瘤发生于脑桥，并可不同程度地向上发展至中脑、内囊、丘脑；向外侧发展可至小脑脚的下内侧；向下发展累及延髓，形成弥漫型病变。也有起源于延髓或中脑部位的。若起源于延髓，呈外凸型生长至第四脑室，组织学多为分化良好的星形细胞瘤，预后较好。起源于中脑者，累及中脑顶盖部或使第三脑室梗阻可出现颅压高表现，而不伴有中脑及顶盖部症状。局灶性脑干胶质瘤预后相对好，呈弥漫型生长者预后差。虽然确诊时无蛛网膜下腔播散，但在死亡前约20％患者可以出现蛛网膜下腔播散。约80％脑干胶质瘤为原纤维型星形细胞瘤，并可出现局灶性间变，此间变区域表现为囊变、坏死和出血。其余脑干胶质瘤为纤维细胞型星形细胞瘤，不足20％。此类肿瘤为良性，不发生恶变，常位于中脑和延髓，生长缓慢，预后良好。

（一）临床表现

脑干肿瘤病程多呈亚急性，数天至数年不等（平均5周）。常见步态异常、头痛、恶心、呕吐、脑神经麻痹（复视、面瘫）、肢体末端力弱；晚期合并脑积水者可出现眼底视盘水肿等。脑干上部肿瘤主要表现为小脑体征和脑积水；脑干下部病变通常表现为多组脑神经麻痹和锥体束征。因大部分脑干肿瘤呈侵袭性生长，出现症状和体征时肿瘤多已较大。

（二）影像学特点

脑干部胶质瘤CT主要表现：①髓内低密度病变，对比不增强。②髓内高密度，外凸性生长，对比有增强。肿瘤向小脑脑桥角或桥前池发展，肿瘤也可向脑干背侧发展长入第四脑室，呈轻度增强。突入第四脑室者手术切除较易，预后较肿瘤完全位于髓内者好。③其他表现有髓内实性局限性病变，轻度增强囊性肿瘤，囊壁可增强，常见位于颈延髓交界处，预后较好。

脑干肿瘤的定位、定性诊断头部 MRI 明显优于 CT，不同形态的脑干胶质瘤与预后有关：①弥漫型病变，肿瘤沿脑干纵轴向邻近部位生长 [如延髓肿瘤向脑桥和（或）颈髓生长]，肿瘤位于髓内，均为恶性病变，多为间变型星形细胞瘤，其余为胶质母细胞瘤，预后差。②肿瘤基底部位于延髓、颈髓交界处，向第四脑室闩部膨胀性生长，72％为低级别星形细胞瘤。③病灶呈局限性，仅限于延髓部，66％为低级别星形细胞瘤，其他包括少见的室管膜瘤或原始神经外胚层肿瘤。

（三）手术治疗

1. 以下几种脑干胶质瘤可考虑手术

向第四脑室或小脑脑桥角生长，造成第四脑室扩大的低级别胶质瘤；某些未向脑干外生长的低级别胶质瘤。手术的目的：切除向脑干外生长的肿瘤，延长生存期；明确肿瘤性质，便于放射治疗。

2. 组织活检

用于 MRI 不能明确肿瘤性质的脑干肿瘤。

（四）其他治疗

1. 放射治疗

脑干胶质瘤推荐放射量 45～55 Gy，但大部分病变放射治疗后仍继续发展，确诊后 2 年内死亡，5 年存活率为 0～35％。亦有采用高分割放射治疗法，使总放射治疗量达 72 Gy，每次放射治疗 100 cGy，每日 2 次，目的在于减少放射治疗对正常脑组织的损伤，而提高总放射治疗量，以最大程度地控制肿瘤生长，2 年存活率可达 50％，而弥漫型病变者 2 年存活率为 24％。病变比较局限，组织学良性者经放射治疗预后较好，5 年存活率可达 50％～60％；病变弥散，组织学显示有间变者极少有存活 18 个月以上者。放射治疗期间同时给予激素治疗，80％的患者可以减轻临床症状。

2. 化疗

对脑干胶质瘤化疗的意义尚不明确，文献报道单纯放射治疗 50～60 Gy者，其 5 年存活率为 17％，而放射治疗合并 CCNU 和长春新碱化疗者，5 年存活率为 23%，统计学上无差异，故认为化疗对脑干肿瘤意义不大。

二、脑干海绵状血管畸形

（一）临床表现

海绵状血管畸形有反复出血倾向，但很少突破到蛛网膜下腔或脑室系统。海绵状血管畸形病变区血流速低，破裂出血时产生的破坏性较小，多表现为占位症状表现，而神经组织破坏症状少见。大多数病例，如血肿的压迫未超过脑干的承受，神经功能可以恢复。

主要症状包括复视、面神经麻木、步态不稳、肢体麻木或感觉异常；肢肌无力和发音、吞咽困难等。临床体征有展神经、动眼神经麻痹、面神经瘫痪、眼球震颤、面部感觉减退、偏瘫和小脑共济失调。

（二）诊断

大多数海绵状血管畸形在血管造影不显影，磁共振是术前评估最好方法。海绵状血管畸形的磁共振表现为混合信号病变，T_2 像病灶周围被慢性少量出血造成的含铁血黄素所形成的低信号边缘围绕。需要注意病灶距离脑干表面的深浅对于判断手术难度有价值。

（三）治疗

侵及脑干软膜表面而引起症状的海绵状血管畸形、进行性神经功能障碍或者复发出血的病灶，应该考虑手术切除病变。外科手术会使 60% 的病例出现一过性神经功能损害。没有症状或神经系统症状恢复稳定的患者以及没有神经系统症状、病灶未侵及软膜表面者，可以考虑临床观察。

手术时间最好在出血的亚急性期（1~4 周）进行，原因是让患者有足够的恢复时间和血肿机化，血肿与周围胶质囊有明显区别，很容易找到分离的界面。应该避免紧急手术，因为血肿还未固化，水肿的神经组织很脆弱，而且病灶和脑干之间的胶质分界面还不清楚，手术损伤比较大。如果手术超过 1 个月，病灶可能与胶质囊发生粘连，在胶质分界面经常会残存破碎的病灶，手术后会复发。文献报告，立体定向放射外科对防止海绵状血管畸形的再出血效果不明显，并且有造成脑干放射性坏死的可能。

（四）手术入路

根据病变距脑干表面的表浅位置决定采取哪种入路。仔细研究 MRI 图像可以帮助制定精确的手术入路方案，暴露和切除病变。脑桥延髓部位病灶可采用枕下后正中入路，暴露第四脑室，切除病变。脑桥中脑部位的病变切除较为困难，可以采用颞下入路或者颞下－枕下联合入路。脑桥中脑中线部位的病变可采用小脑上幕下入路。

脑干上部病变采用颞下入路，脑干侧方病变采用小脑脑桥角入路，在第 V 和 VI 脑神经间切除病变。如果患者的病变位于脑桥或延髓，可以采用中线部位开颅，利用第四脑室底暴露病变。神经导航确定手术入路，不仅可以准确发现病灶，还能避免损伤脑干重要组织。

第八节　其他颅脑肿瘤

一、淋巴瘤

颅内淋巴瘤以往曾被称为淋巴肉瘤、网状细胞肉瘤、小胶质细胞瘤等，有原发性和继发性之分。继发者为全身性淋巴瘤侵入中枢神经系统所致。原发性中枢神经系统淋巴瘤（PCNSL）是一少见的原发于颅内、眼、脊髓及脑脊膜等多个部位的淋巴结外非霍奇金淋巴瘤。

（一）流行病学

淋巴瘤约占颅内肿瘤的 $1\%\sim3\%$，半数患者伴有全身淋巴瘤。发病常与免疫系统疾病或免疫力受抑有关，但免疫抑制型及非免疫抑制型淋巴瘤的总体发病率均渐趋上升。免疫抑制型好发于30～40岁，非免疫抑制型好发于50～60岁，男性多见。胼胝体、基底核、脑室旁为其特征性好发部位。免疫力受抑的患者，常呈颅内多发性结节。肿瘤有脑脊液播散者占0～25％。

（二）临床特征

颅内淋巴瘤无特异性临床表现，可出现颅高压症、精神状态改变、癫痫及局灶性症状，有癌性脑膜炎时，可有多发性脑神经麻痹。

颅内淋巴瘤患者病程较短，进展迅速，脑水肿明显，可很快发展为恶性高颅压，自然病程多在半年以内。25％～34％表现为多发病灶。

（三）辅助检查

1．周围血象

患者末梢血白细胞中淋巴细胞可增高。

2．脑脊液检查

有一定的诊断学意义，但无特异性。通常脑脊液中蛋白质含量升高、葡萄糖正常，软脑膜受累者葡萄糖浓度可降低。细胞计数可正常或淋巴细胞增多，部分患者可找到肿瘤细胞。可通过免疫荧光技术来确定有无病理性淋巴细胞及其类型，阳性率为30％，即淋巴细胞计数增高。

3．CT检查

早期可为阴性。瘤结节形成后显示为高密度（60％）或等密度（10％）占位，圆形或不规则形，与胶质瘤相似，但边界多数比较清楚。肿瘤可均匀明显强化（90％以上），与正常脑组织之间有明显的水肿带，可多发于一个或多个脑叶及深部中线结构（透明隔、胼胝体、基底核），也可沿室管膜下播散。继发者常位于软脑膜。本病钙化、坏死或囊变罕见，出现者应多考虑其他疾病。使用激素治疗后，CT上肿瘤块影可部分或全部消失。

4．MRI检查

病灶在 T_1 和 T_2 像上为较均匀的等信号或稍低信号改变，增强后呈均匀一致强化。部分肿瘤相邻脑室的室管膜强化，提示肿瘤已沿室管膜浸润扩散。多发性肿瘤结节的影像特征多变，但增强后可呈环状强化。

5. 立体定向活检

立体定向活检是明确诊断最简单有效的方法。活检以前应避免使用皮质激素等淋巴细胞毒性药物，以免肿瘤在活检前发生"坏死"或瘤体暂时性皱缩，改变病理检查所见，导致误诊。

6. 眼科裂隙灯检查

所有患者均应行眼科检查，如伴发葡萄膜炎，基本可诊断本病。

（四）治疗

因中枢神经系统淋巴瘤原发者罕见，所以对该病患者均应检查是否存在隐匿性全身淋巴瘤，以便制定相应的治疗方案。

1. 手术治疗

目前认为手术治疗不能改变患者的预后，主要作用是肿瘤活检，立体定向活检术最为适宜。除非肿瘤体积大、位于非功能区、瘤周水肿明显、中线结构明显移位，随时有发生脑疝的危险，否则开颅手术切除意义不大。

2. 皮质类固醇等治疗

可用于临时缓解症状或试验性治疗，但在活检前应避免使用。临床应用地塞米松等1周内即可见效，2～3周后可出现影像学上瘤体缩小或消失。缓解期可达半年到1年，但不能显著延长生存时间，停用激素治疗后病变可复发。

3. 化学治疗

能显著延长生存期，多数报道超过40个月。因手术及放射治疗的效果不理想，目前治疗已由以前的全脑放射治疗辅以化疗转为大剂量氨甲蝶呤为主的化疗辅以放射治疗。也可采用环磷酰胺、阿霉素、长春新碱、强的松的联合化疗方案，或大剂量Ara-C化疗。如脑脊液细胞学检查阳性，可鞘内注射氨甲蝶呤治疗。

4. 放射治疗

淋巴瘤对放射治疗高度敏感。通常采用全脑放射治疗，有效

率 90％以上，但易复发，一年内复发率高达 80％。对直径＜3 cm
的一个或多个病灶，可行伽马刀或 X 刀治疗，效果优于普通放射
治疗。

5. 综合治疗

立体定向活检确诊后，进行放射治疗、化疗等综合治疗是提
高颅内淋巴瘤患者生存期的最适方法。先行放射治疗随后化疗的
疗效，比先化疗然后放射治疗的疗效更好，生存期更长，可能与
放射治疗的血脑屏障破坏作用有关，使化疗药物易于进入颅内肿
瘤，发挥杀灭作用。若肿瘤大，占位效应明显，有脑疝倾向，手
术也是缓解病情的直接方法。

经合理的综合治疗，颅内淋巴瘤患者平均生存期已达 3 年以
上，5 年生存率达 40％。该病复发率为 78％，通常复发于治疗后
15 个月，93％复发于中枢神经系统原部位或其他部位，7％出现颅
外转移。

二、血管网状细胞瘤

血管网状细胞瘤，通常又称为血管母细胞瘤或 Lindau's 瘤。
该病常与视网膜血管瘤、内脏先天性多发性囊肿或肿瘤等同时存
在，组成特殊的综合征，称为 Von Hippel-Lindau 综合征或 VHL
病，其发生率占血管网状细胞瘤的 25％以上。

目前对血管网状细胞瘤的组织发生学尚存有争议。以往认为
这是一种良性的脑血管性肿瘤，但其肿瘤细胞第八因子抗原的阴
性染色结果表明其非血管来源。2007 年在 WHO 的中枢神经系统
肿瘤分类中，将血管网状细胞瘤划归到其他脑膜相关性肿瘤之中。

血管网状细胞瘤可为囊性或实质性，但以囊性者多见，约占
80％。囊性血管网状细胞瘤多见于小脑半球，而实质性者多见于
脑干、脊髓及小脑蚓部等中线结构。肿瘤的囊液为浅黄色或黄褐
色透明液体，蛋白质含量很高。囊壁是受压迫的小脑组织，而非
肿瘤组织。囊壁上常有瘤结节附着，位于囊壁的近脑膜侧，并突
入囊内。瘤结节直径一般为 2 cm 左右，个别的很小，甚至手术中

不易发现，隐蔽在囊壁内。瘤结节的血管丰富部位呈暗红色，有陈旧性出血时呈铁锈色，脂肪沉着处呈黄色，质地较软。实质性血管网状细胞瘤与囊性肿瘤的瘤结节性质相似，有丰富的血管供血。肿瘤一般与周围组织分界明显，易于分离，但也有粘连紧密分离困难者。

（一）流行病学

血管网状细胞瘤占颅内肿瘤的 1%～2%，好发于颅后窝，占颅后窝肿瘤的 10% 左右，绝大多数位于小脑半球，少数位于小脑蚓部、第四脑室底部、脑干及高位颈髓，发生于幕上者罕见。该瘤自新生儿到 80 岁的老年人均可发病，好发年龄为 30～50 岁。约 5% 的血管网状细胞瘤患者有家族倾向。

（二）临床表现

血管网状细胞瘤实质性者，生长缓慢，病程较长。囊性者，病程较短，囊肿形成较快或囊内出血，可呈急性发病。

大多数患者以慢性颅内压增高症状为主要表现，头痛最为常见，呕吐约见于 80% 的病例。小脑肿瘤大多有眼球震颤、共济失调和步态不稳等症状，有的出现强迫头位。脑干肿瘤常表现为脑神经麻痹，如后组脑神经症状、呛咳、吞咽困难和肢体感觉或运动障碍等。幕上肿瘤根据部位不同可有偏瘫、偏身感觉障碍、癫痫样发作等。位于小脑蚓部或小脑半球内侧的肿瘤常常压迫第四脑室，如囊肿增大或瘤内出血可使脑脊液通路完全受阻，阻塞性脑积水可致急性严重的颅内压增高。此外，若发现内脏的先天性疾病，如多囊肾、胰腺囊肿、肝囊肿、肾细胞癌、肾上腺嗜铬细胞瘤等，应考虑伴发本病的可能。

血管网状细胞瘤的瘤细胞中含有产生红细胞生成素的分泌颗粒，因而部分患者可伴有红细胞和血红蛋白相应增多。红细胞 $>6\times10^{12}$/L、血红蛋白 >170 g/L 可诊断为红细胞增多症。肿瘤切除术后红细胞及血红蛋白在 2 周至 1 个月内均能逐渐恢复正常，若随访中发现回升，提示有肿瘤复发可能。

（三）影像学检查

1.CT平扫

CT平扫时实质性肿瘤表现为边界清楚的圆形或类圆形不均匀较高密度病灶，肿瘤多位于脑内，瘤周水肿带常不明显，增强扫描肿瘤呈明显均匀强化。囊性肿瘤平扫时为低密度类圆形病灶，边界尚清，有时可见等或稍低密度的瘤结节突入囊腔，增强扫描时瘤结节明显强化。瘤周可见一根或数根较粗大的血管伸入肿瘤。肿瘤较大时，第四脑室受压移位，幕上侧脑室及第三脑室扩大、积水，在CT与MRI上都可显示。

2.MRI

MRI上实质性肿瘤 T_1 呈等信号，T_2 为高信号。囊性肿瘤 T_1 呈低信号，T_2 为高信号。增强后，实质性病灶和囊性病灶的瘤结节均可明显强化。肿瘤内或其周围可见条状迂曲行走的血管流空影。

3. 数字减影脑血管造影（DSA）

数字减影脑血管造影（DSA）病灶可显示为一团细小规则的血管网及肿瘤染色，有时可见较大的动脉参与供血。在肿瘤太小，CT和MRI上无法显示时，可行椎动脉血管造影。

实质性的血管网状细胞瘤需与脑膜瘤相鉴别，血管网状细胞瘤为脑内肿瘤，肿瘤内或其周围有条状迂曲行走的血管是其典型表现，而脑膜瘤为脑外肿瘤，使脑组织受压、移位。囊性的血管网状细胞瘤需与囊性的星形细胞瘤和室管膜瘤相鉴别，囊性病变的瘤结节一般较小而形态规则。

（四）治疗

血管网状细胞瘤系良性肿瘤，手术切除是主要的治疗手段，肿瘤切除完全则预后良好。对于血供丰富、血管众多、体积较大的瘤结节，手术全切除较困难，术前行供血动脉栓塞，可有效减少肿瘤血供，提高全切除率。

对囊性肿瘤可先穿刺抽出囊液，再切开囊壁探查，寻找和切除瘤结节是手术成功的关键。确实难以发现肿瘤结节的囊肿，可作单纯引流，缓解症状，待复发后再次手术切除瘤结节。切除瘤结节或实质性肿瘤时，应遵循脑 AVM 的手术原则，沿肿瘤周边正常组织分离并电凝供血动脉，最后才离断引流静脉，将肿瘤完整切除。切忌在供血动脉控制以前，分块切除肿瘤而造成术中大出血。

大的实质性血管网状细胞瘤因血供丰富，手术有一定风险，手术死亡率可达 15% 左右。对术后残留肿瘤及复发肿瘤，如直径 <3 cm，伽马刀立体定向放射治疗有良好的效果。

囊性或实质性的血管网状细胞瘤，即使全切除后，仍有一定的复发率，可原位复发或远隔部位复发，尤其是 VHL 病患者，有多发肿瘤者及 30 岁以下年青人易于复发。

三、颅内转移瘤

脑转移瘤是指身体其他部位的恶性肿瘤通过血液转运或其他途径侵犯至脑所形成的占位性病变。肿瘤常呈多灶性脑内播散，或脑内大结节状病灶，一般为灰红色，结节状，质脆，中心有坏死及液化，瘤周脑组织有水肿。

（一）流行病学

脑转移瘤系中枢神经系统常见的肿瘤之一，过去估计约占颅内肿瘤的 10%。随着现代神经影像技术的发展以及医疗水平的提高，癌症患者生存期延长，脑转移癌临床发病率有逐年增高的趋势，约占癌症患者的 20%～40%。

脑转移瘤多见于中老年人，40～60 岁最常见。在成人常见的原发灶来自肺、乳房、胃肠道、泌尿生殖系统、皮肤（恶性黑色素瘤），其中肺癌最为常见，约占 75%，以小细胞肺癌居多。21 岁以下患者脑转移瘤通常来源于肉瘤和胚胎细胞瘤。原发灶不明者占 10%～15%。

脑转移瘤大多是原发病灶的肿瘤细胞通过血液途径转移而来，通常是通过动脉循环，常见的来源是肺，既可是原发性肺癌，也可是肺部转移癌。少数通过椎静脉系统进颅；经淋巴系统转移的较少见；小部分由邻近部位的恶性肿瘤直接或经颅底的孔隙侵入颅内，如鼻咽癌、视网膜母细胞瘤等。转移瘤最常被发现的部位是脑灰白质交界处，因为瘤栓易在这些部位的血管"转折点处"停留。脑转移瘤的分布与各区域的血流量有关，大约80％脑转移瘤发生在大脑半球（大脑中动脉供血区），15％在小脑，5％在脑干。

（二）临床表现

可出现颅内压增高、局灶性症状、精神症状及脑膜刺激征，类似于其他原发脑肿瘤。但脑转移瘤一般病程较短，部分患者呈卒中样发病，急性进展。80％以上的患者在原发病灶确诊后，再出现颅脑部症状。

头痛是脑转移瘤常见的症状，但不具有特征性，大约40％的患者有清晨头痛，与脑水肿及颅高压有关，多发性脑转移或颅后窝病变的患者头痛尤为常见。约10％的患者发生局灶性或全身性的癫痫发作，多发转移者更常见。5％～10％的患者因瘤内出血或是脑血管闭塞、狭窄引起脑梗死，可出现急性发病。肿瘤卒中以肺癌和黑色素瘤常见。

根据肿瘤发生的部位不同可产生相应的偏瘫、失语、偏身感觉障碍等局灶体征，位于小脑者可有共济失调、后组脑神经症状等。

（三）影像学检查

单个脑转移瘤必须与原发脑肿瘤、脑脓肿、脑梗死、脑出血等相鉴别。对有癌症病史且颅内有多发病灶者，仍有11％不是转移瘤，需与多形性胶质母细胞瘤、脓肿及非特异性炎症反应相鉴别。

脑转移瘤CT上多为圆形、边界清楚的等或低密度肿块，增强后肿瘤内密度不均匀强化，如瘤内有坏死或囊变，可表现为不均匀的环状增强。"小病灶、大水肿"是脑转移瘤较特征性的表现，但<5 mm的病灶，水肿不明显。MRI在肿瘤位于颅后窝以及对多发小病灶的发现上优于CT。

胸部的放射学检查很重要，60％以上的患者胸片上可发现肿瘤块影。钼成像可用于女性排除乳腺癌的转移。PET可全身一次显像，早期发现肿瘤原发灶及转移灶，尤其对骨转移者有重要价值。

（四）治疗

脑转移瘤是肿瘤患者致残和死亡的重要原因，预后较差。一般情况下，不治疗的患者，中位生存期大约4周，单用激素治疗者为2个月，单独放射治疗者3个月，全脑放射治疗者3～6个月。应根据患者条件、原发肿瘤控制情况及颅内转移瘤部位、大小、数量等具体状况，进行个体化的综合治疗，包括手术、放射治疗、化疗、激素治疗等。积极的综合治疗措施可阻止或延缓严重的神经系统症状（如偏瘫、失语等）出现，改善患者的生存质量，同时脑部病灶的控制可为原发灶治疗争取时间，有利于延长患者的生存期。但在现有条件下，平均生存期还不超过2年。

1. 手术治疗

目的在于解除肿瘤对脑组织的压迫，缓解颅内高压，增强放射治疗、化疗的疗效。手术原则：对同时发现脑转移和原发肿瘤的患者，一般先切除原发灶，后切除转移瘤；但对颅内症状明显的患者，可先行颅脑手术，再行原发灶切除；对原发灶不能切除的，为缓解症状，也可只切除脑转移瘤；对位于脑深部和重要功能区，如丘脑、基底核区、脑干等部位的转移瘤，虽可手术切除，但手术致残率较高，多主张放射治疗和化疗。

单发脑转移瘤的手术适应证主要有：①肿瘤位于可切除部位，原发肿瘤控制良好，无其他脏器转移。②诊断不明确，难以与胶质瘤等鉴别者。③症状性病变。④囊变明显、急性出血或脑水肿致颅内高压严重者。对多发脑转移瘤来说，如有明显引起症状或危及生命的大体积肿瘤，可先手术切除，再作放射治疗及化疗；对放射治疗、化疗不敏感的多发性肿瘤，也可考虑手术治疗。

随着现代神经导航技术的发展，可通过术前定位、术中准确导航，大大减少手术损伤，在提高肿瘤切除质量的同时，更好地保护脑组织的功能区，使术后的生存期提高，手术死亡率下降。有学者认为如果原发灶控制良好，生存期可望＞2～3个月，多发肿瘤均位于可切除部位，也有必要将其全部切除，以提高生活质量并延长生存时间。

2. 放射治疗

（1）全脑放射治疗：由于脑转移瘤60％以上为多发病灶，其中5％还伴有脑膜转移，患者往往全身状况差，神经系统症状明显，因此全脑放射治疗为较好的一种治疗手段，能迅速缓解症状，有效延长患者生存期，有效率达70％～90％，50％以上患者颅高压症状能得到缓解。全脑放射治疗还可杀死病灶周围浸润的癌细胞及影像学上尚未发现的亚临床灶，对预防复发有一定效果。但对颅内压较高的患者需注意放射治疗加重脑水肿，诱发脑疝的可能。全脑放射治疗的远期并发症以脑萎缩、放射性脑坏死、中枢性内分泌功能低下为主，严重时甚至导致痴呆。目前，全脑放射治疗趋向仅应用于广泛脑转移的患者，或作为其他治疗失败及复发后的最后治疗手段。

（2）立体定向放射外科治疗：X刀和伽马刀等立体定向放射外科技术具有无需开颅，侵袭性小，定位准确，放射剂量小，一次治疗多个病灶等优点。其原理是应用立体定向放射定位系统及高能X或伽马射线非共面弧形照射，可以在靶区外形成非常陡的剂量梯度，既可以有效地杀灭肿瘤细胞，又可以最大限度地保护肿瘤周围的敏感组织。可以应用单次大剂量照射，而与肿瘤细胞的放射敏感性无关，也可采取多次治疗。它主要适用于原发肿瘤控制稳定，脑内转移瘤无急性进展，转移瘤直径＜3 cm，脑内转移数目＜3～4个者，或肿瘤位置深在、部位重要，难以手术及无法耐受手术或拒绝手术者。对单发脑转移瘤直径＜3 cm者给予立体定向放射治疗后，不必常规全脑放射治疗，一旦再出现转移灶，可再次定向放射治疗或全脑放射治疗。有研究表明，放射外科治疗单发脑转移瘤平均生存期与手术加全脑放射治疗相似，但均＞单独采用全脑放射治疗，多数学者认为立体定向放射外科与外科手术治疗单发脑转移瘤疗效相似。

3. 化疗

脑转移瘤术后，仍有部分患者可发现残余肿瘤或亚临床病灶，同时也需要对原发灶或身体其他部位转移灶作积极处理，且有些脑转移瘤如肾癌、肺高分化腺癌、乳腺瘤、黑色素瘤等本身对放射线不敏感，因此加强全身抗癌治疗极为重要。虽然多数化疗药物不能通过血脑屏障，疗效欠佳，但文献表明颅内转移瘤术后，联合放射治疗、化疗比单纯手术或手术加化疗、手术加放射治疗效果好。尤其在全脑照射 30 Gy 左右时，血脑屏障通透性明显提高，有利于化疗药物进入颅内病灶，发挥杀灭作用。放射治疗和化疗的结合可增加脑转移瘤的治疗效果。常用的化疗药物有卡氮介、环己亚硝脲（CCNU）、顺铂等，或根据复发肿瘤的病理类型选择敏感的抗瘤药物。

4. 激素治疗

在对患者作出诊断后就应开始给予激素治疗，作用在于减轻病灶周围水肿，有 70% 以上的患者在激素治疗周期结束后出现症状和体征的改善。其临床治疗作用在首剂量后 6～24 h 起效，3～7 d 达到最大效应。通常开始剂量是 4 mg 口服或静注，4 次/d。许多患者需用大剂量治疗，在症状稳定和放、化疗完成后，剂量在几周内逐渐减少，然后停药。大约 10% 的患者难以减少激素用量，需维持最低的有效剂量。

第四章
脑血管疾病

第一节 蛛网膜下腔出血

血液自破裂的血管流入蛛网膜下腔称为蛛网膜下腔出血，其分为外伤性和非外伤性。非外伤性蛛网膜下腔出血又分为继发性和原发性。继发性蛛网膜下腔出血是由脑实质、脑室、硬膜外或硬膜下的血管破裂，血液流入蛛网膜下腔所致。原发性蛛网膜下腔出血则是由于脑、脊髓表面或蛛网膜下腔内的血管破裂，血液直接进入蛛网膜下腔。蛛网膜下腔出血占急性脑血管病的10%左右，占出血性脑血管病的20%。

一、病因与发病机制

（一）病因

在蛛网膜下腔出血的病因中，动脉瘤占50%；动静脉畸形占15%；烟雾病占10%；其他原因占15%，如高血压动脉硬化、血液病、颅内肿瘤、免疫性血管病、颅内感染性疾病、抗凝治疗后、妊娠并发症、颅内静脉系统血栓、脑梗死等；原因不明占10%，主要系指经过进行各种方法检查后，或甚至在尸检后仍未发现出血的原因者。颅内动脉瘤好发于30岁以上的成年人，大部分为先天发育异常的动脉瘤，也称浆果状动脉瘤，多呈椭圆形，以单个为多，也可见多个。另一种的动脉瘤是由于高血压动脉硬化引起的动脉膨突，主要见于中老年人。动脉瘤的好发部位依次为：颈内动脉系统占90%，其中颈内动脉及其分叉部位占40%，大脑前动脉及前交通动脉占30%，大脑中动脉及其分支占20%；椎基底动脉系统占10%，其中主干占7%，分支占3%。动静脉畸形多见于青年人，其发生的部位主要在幕上，多见于大脑外侧裂及大脑中动脉分布区，以静脉破裂出血为多见。烟雾病主要见于儿童，占儿童蛛网膜下腔出血原因的20％。

（二）发病机制与病理

不论何种原因造成的动脉壁病变，最后均是在由于管壁变薄的基础上，当血压突然升高而导致该动脉壁的破裂。发生蛛网膜下腔出血后，脑、脊髓表面呈鲜红或紫红色。脑池和脑沟内的细胞沉积较多呈紫色。出血量较多者，脑表面被一薄层的血凝块覆盖着，有时硬膜外也可见到血染。颅底部的脑池、桥小脑角、小脑延髓池及终池可见明显的血凝块积聚，甚至埋没该区的神经血管组织，须仔细分离血块后，才找到神经血管，有时还可发现破裂的动脉瘤或血管。由于红细胞的破裂和溶解并释出大量的含铁血黄素，使脑脊髓表面和软硬膜呈铁锈色或棕黄色。同时可见不同程度的局部黏连。脑室内可见血液或血凝块，有的颅底区内脑组织被穿破，造成继发性脑出血改变。如为感染性原因引起的蛛网膜下腔出血，还出现脑膜的炎症反应，甚至形成脓栓、脓腔、脓肿等，有的出现坏死性血管炎。白血病导致的出血者，脑膜、脑组织及血管周围可见大量幼稚白细胞浸润。恶性肿瘤引起的出血，在血块中找到癌细胞。蛛网膜下腔出血后，还可引起一系列的脑和全身组织器官的病理过程，其主要有颅内容量增加、阻塞性脑积水、化学性炎性反应、下丘脑紊乱、自主神经功能紊乱和交通性脑积水。

二、临床表现与诊断

（一）临床表现

蛛网膜下腔出血的典型表现为突然出现的剧烈头痛、呕吐、意识障碍、脑膜刺激征、血性脑脊液，以及脑CT扫描显示蛛网膜下腔为高密度影。但是，由于发病年龄、病变部位、破裂血管的大小、发病次数等的不同，临床表现差别较大；轻者可以没有明显症状和体征，重者突然昏迷并在短期内死亡。发病年龄以中青年为最多，但是儿童和老年也可发病。

1. 诱因

大部分患者在发病前有明显的诱因，如剧烈运动、过度疲劳、用力排便或咳嗽、饮酒、情绪激动等。也有少数患者在安静下发病。

2. 先驱症状

大多数患者发病前无先驱症状。少数患者在发病前有短时或长期的头痛病史，其发生率为 10％；有的则在发病前出现眩晕、视物模糊、眼肌型样偏头痛、动眼神经麻痹等。

3. 主要症状

（1）头痛：系高颅压和血液化学刺激硬脑膜所致。头痛是本病最常出现的症状，其频度依年龄及病情严重程度而不一。中青年发病时，头痛出现率在 90％以上；老年及儿童则占 50％左右；部分患者可以没有任何头痛症状。头痛出现时主要分布于前额、枕部或全头部，之后向下延伸至双下肢。个别因脊髓血管畸形所致的出血，则首先在病变脊髓的相应椎柱段出现疼痛，而后上延及全头部疼痛。因此早期出现的头痛部位可以协助确定破裂的动脉部位。头痛的性质主要为剧烈胀痛或劈裂样痛。头痛持续的时间取决于出血量多少，一般为 2 周左右。

（2）呕吐：系因高颅压和血液直接刺激呕吐中枢所致。多数呈喷射性呕吐，呕吐物为胃内容物或血性物。发生呕吐提示出血量多，颅内压较高，病情较重。

（3）意识障碍：发生率占 50％以上。主要是因为颅内压过高导致大脑功能的抑制。一般在发病后即刻出现意识障碍，其程度和持续的时间取决于出血的量及部位；轻者为嗜睡，重者为昏迷；部分患者在短暂的昏迷后又恢复清醒。另外，有的患者在发病 1 周后又出现意识障碍，是因为出现继发性脑动脉痉挛导致的脑梗死，或再次出血之故。有的患者始终无意识障碍，这主要是出血量少或老年人脑萎缩明显，不至于出现明显高颅压。

（4）脑膜刺激征：系血液刺激硬脑膜所致，其表现为颈项强直、Brudzinski 征和 Kernig 征阳性。有时，脑膜刺激征可能就是蛛网膜下腔出血的唯一临床表现，而没有其他症状和体征。这是因为蛛网膜下腔出血者如不出现脑膜刺激征说明出血量较少，病情不重，所以，更无其他的表现。因此，怀疑蛛网膜下腔出血者，检查有否脑膜刺激征显得非常重要。脑膜刺激征的出现、强度及消失决定于出血的部位与多少，以及患者的年龄。发生蛛网膜下腔出血后数小时，即可出现脑膜刺激征；但少数患者出现较晚。在 3～4 周后，脑膜刺激征消失。在老年患者、出血量少者以及对疼痛耐受性强者或重症昏迷者可以没有脑膜刺激征的出现。

（5）眼底异常：在发病当日或次日，由于急性高颅压，眼静脉回流受阻，部分患者出现视网膜和玻璃体出血，以及视乳头水肿；且在脑脊液恢复正常后，仍有出血的痕迹可见，因此是蛛网膜下腔出血的重要根据之一。眼球内出血可侵入房水而引起视力下降，成为永久性视力障碍的原因。一般来讲，如伴有视乳头水肿者，则可提示病情较重。

（6）精神症状：患者在急性期可出现各种精神症状，如欣快、谵妄、幻觉等，多在 2～3 周后自行消失。有的患者可出现记忆力减退、注意力不集中、分析判断力障碍等。

（7）其他表现：大多数患者不出现明确的脑功能障碍的定位症状或体征。但有少数患者可出现局灶性受损的表现，有的表现还具有一定临床意义。在颅神经方面，以动眼神经麻痹出现率较高，表现为复视，此时提示该侧基底动脉、大脑后动脉或小脑上动脉可能存在动脉瘤。此外，还可以出现面神经、三叉神经、外展神经、听神经、视神经等受损的表现。有的患者可出现言语障碍、肢体瘫痪或感觉障碍，则提示出血直接射入脑实质或并发脑动脉痉挛的可能。

4. 并发症

由于病情的轻重不同，出血后在急性、亚急性和慢性期可出现各种并发症。

（1）心脏受损征：有 20% 的患者合并心肌缺血或心肌梗死。

主要见于中老年患者或出血量多者。由于蛛网膜下腔出血者出现明显的头痛或意识障碍，患者并发心肌损害但没有主诉，因此，容易漏诊，其主要通过心电图检查发现。

（2）消化道出血：大量的蛛网膜下腔出血者可并发急性消化道出血，其表现为呕吐血性胃内容物或咖啡样物，严重者排黑便，甚至发生出血性休克。轻者仅从胃管内抽出血性胃内容物。

（3）急性肺水肿：见于大量的蛛网膜下腔出血，患者表现为突然病情加重，呼吸困难，双肺底可闻及水泡音及咳出泡沫样血痰。

（4）急性脑积水：蛛网膜下腔出血后数小时至1周以内，由于血液进入第三、四脑室并凝固或第四脑室的侧孔和正中孔被阻，引起急性阻塞性脑积水，导致急剧高颅压，甚至出现脑疝致死。患者表现为突然病情恶化，头痛、呕吐和意识障碍加重。急诊脑CT扫描可发现脑室明显扩大；腰穿检查发现颅内压明显升高，但生化和常规无变化。

（5）继发性脑动脉痉挛：蛛网膜下腔出血可并发脑动脉痉挛，导致脑缺血和脑梗死；其中，有半数患者死亡或遗留严重的神经功能受损。在发病早期出现者为急性脑动脉痉挛；在发病后4～12 d出现者为迟发性脑动脉痉挛；也可为单条动脉痉挛至局灶性脑缺血或梗死，或全脑动脉痉挛致全脑缺血。一般以迟发性单根动脉痉挛致局灶性脑缺血或梗死为多见。患者表现为突然出现意识障碍或加重、言语障碍、肢体瘫痪、感觉障碍等。但腰穿检查脑脊液无再出血的表现，脑CT扫描可能为正常或有梗死灶，无出血的改变。继发性脑动脉痉挛的机制至今仍不十分清楚，但肯定是与血液进入蛛网膜下腔之后有关。且可能与血性脑脊液中的生化物质有关，如5-羟色胺、血栓素、内皮素、血小板释放的各种因子、钙离子、缓激肽等。

（6）正常颅压脑积水：蛛网膜下腔出血数周或数年后，患者逐渐出现以脑室扩大为主要表现的交通性脑积水，患者表现为进行性精神智力障碍、下肢活动障碍及大小便障碍3大征；腰穿检查颅内压、生化和常规均正常；脑 CT 扫描提示脑室扩大，且以侧脑室前后角呈圆形，侧脑室周围的白质密度减低，脑沟增宽。

5. 再出血

蛛网膜下腔出血的一个最危险情况是在短期内再次发生出血的可能。依长期以来的临床经验提示，每一次出血者的死亡率为30%，因此，第 2 次的死亡率为 60%，第 3 次为 90%，所以，再次复发的死亡率显著提高。蛛网膜下腔出血的复发多在发生后的第 1～2 周，主要是因为激动、过早活动、血压突然升高、咳嗽、打喷嚏、便秘等原因而促发。其发病机制是：当蛛网膜下腔出血至7～14 d时，纤维蛋白溶酶活性达高峰，易使破裂口的血块溶解，而此时，破裂处的动脉壁修复仍未完好，在促发因素作用下，促使再次出血。再出血的临床表现为原有的症状和体征又出现或加重，尤其是脑膜刺激征在减轻或消失后又重出现，尤其多数伴有昏迷。可通过脑 CT 扫描或复查腰穿发现新鲜血性脑脊液而证实。

（二）辅助检查

主要是通过脑 CT 和腰穿检查确定是否为蛛网膜下腔出血，之后进行脑血管造影或脑磁共振成像检查了解有否颅内血管异常。

1. 血液检查

可出现血液白细胞增高，以多核为主。病情重并持续数天后，血白细胞明显增高时提示有感染的可能。

2. 心电图

可出现缺血性变化，甚至出现心肌梗死。

3. 腰穿检查

腰穿检查是确定蛛网膜下腔有否出血的最主要根据。所以应尽早进行腰穿检查。但是，如果病情重，伴有昏迷或明显的神经系统局灶体征者，腰穿检查容易导致脑疝；此时，应该先进行脑CT 扫描，其目的是能及时明确诊断，同时能很容易地排除继发性蛛网膜下腔出血；如进行腰穿检查，应小心慎重。一般来讲，应首先进行脑 CT 扫描，之后根据需要再进行腰穿检查为宜。腰穿提示颅内压升高，脑脊液外观呈微混浊、淡红、粉红至深红。出血时间久者可表现为橘红或黄色；细胞总数少者为数千个，多者为几十万个，甚至上百万个；蛋白质的含量随出血量的多少而不同，含量少者可以正常，含量高者可达 10 g/L；糖和氯化物一般均正常。

4. CT

CT 是检查蛛网膜下腔出血的快速、相对安全和阳性率较高的手段。所以，脑 CT 扫描是本病的首选检查方法。对怀疑蛛网膜下腔出血者，进行脑 CT 扫描后可发现以下结果及其意义。

（1）未发现异常者，可能不是蛛网膜下腔出血；或蛛网膜下腔出血量很少。

（2）颅底蛛网膜下腔出现高密度影患者，可肯定为蛛网膜下腔出血。

（3）在蛛网膜下腔高密度区域发现局部特高密度影患者，可能为破裂的动脉瘤。

（4）脑表现局部出现团块异常影像患者，可能为动静脉畸形。

（5）额叶内侧或底面脑组织内有血肿时，可能系大脑前动脉或前交通支的动脉瘤破裂。

（6）脑室内有高密度影患者，可能系蛛网膜下腔出血的血液逆流进入。

（7）脑室扩大及脑室内有血块患者，为急性阻塞性脑积水。

（8）合并出现局部脑组织低密度影患者，可能已经并发脑动脉痉挛所致的脑梗死。

（9）有明显的脑实质局部高密度影并与蛛网膜下腔高密度影或脑室内高密度影相连患者，为脑出血继发蛛网膜下腔出血。

5. 头颅 X 线检查

如发现颅内有异常高密度钙化灶时，考虑为脑动静脉畸形可能。

6. 脑血管造影

一旦确诊为蛛网膜下腔出血，应尽早进行脑血管造影，以确定是否有动脉瘤或血管畸形及其存在的部位。蛛网膜下腔出血患者的脑血管造影阳性率为85％，以动脉瘤、血管畸形和烟雾病为最多。80％的动脉瘤可被脑血管造影显示；且能清楚地了解病变的部位、大小、数量、形态、与正常血管的关系、侧支供应的情况。第一次脑血管造影呈阴性者，应在适当时机再重复造影检查。

7. MRI

一般不用于急性期诊断。主要用于蛛网膜下腔出血恢复后不能进行脑血管造影或进行脑动脉瘤和脑血管畸形的筛选性检查。可发现动脉瘤、脑血管畸形、海绵状血管瘤等。

8. MRA

主要用于蛛网膜下腔出血恢复期以后寻找病因。可直接观察到异常血管的形态、部位、程度、及与周围组织血管的关系。但本检查对脑血管异常的阳性率不如脑血管造影，且如发现异常者，还必须进行脑血管造影予以确定。

（三）诊断与鉴别诊断

首先确定是否为蛛网膜下腔出血，之后寻找出血的原因。在鉴别诊断方面应先鉴别蛛网膜下腔出血，而后鉴别导致蛛网膜下腔出血的原因。

1. 蛛网膜下腔出血的确定

不论任何年龄，突然出现剧烈头痛、呕吐和脑膜刺激征者，应考虑为蛛网膜下腔出血；如进行腰穿或脑CT扫描发现脑脊液或蛛网膜下腔有血者，即可确诊。但是，在不典型的表现时，容易漏诊或误诊。如在老年患者发病或出血量不多者，其头痛、呕吐和脑膜刺激征不明显，此时主要靠脑CT扫描及腰穿检查发现才确诊。又如，重症蛛网膜下腔出血者一旦发病就在数秒内进入深昏迷和呼吸障碍状态，甚至心跳呼吸停止，患者来不及表达头痛等不适，此时患者因深昏迷，脑膜刺激征也查不出，又不能及时进行腰穿检查和不可能进行影像学检查，此时，易误诊为急性心脏病所致；所以，可能唯一的检查方法就是检查眼底，往往在重症蛛网膜下腔出血者的眼底显现出视网膜和玻璃体积血及急性视乳头水肿，这一改变则可以判断为蛛网膜下腔出血所致而确诊，但最后还是力争进行腰穿检查给予证实。另外，出现剧烈头痛的蛛网膜下腔出血的患者应注意与血管性头痛和颅内感染鉴别。

2. 蛛网膜下腔出血的原因诊断

主要依靠脑 CT 扫描、磁共振成像和脑血管造影检查，而对于绝大多数来讲均能做出鉴别。可发现的原因有颅内动脉瘤、动静脉畸形、高血压硬化性动脉破裂、脑肿瘤等；还可以通过相关检查排除血液病和结缔组织性疾病引起的本病。

三、治疗

蛛网膜下腔出血的治疗原则是积极止血和降低颅内压，防治动脉痉挛、并发症和再出血；尽早行脑血管造影寻找动脉瘤或血管畸形以及时处理，必要时脑室引流。

（一）一般处理

患者绝对卧床休息至少 4 周，避免用力大小便，防止剧烈咳嗽等。烦躁不安者适当应用止痛镇静药物，稳定血压，控制癫痫发作。可以进行腰穿放脑脊液，每次放出 10 mL，每周进行 2 次；以降低颅内压、减少头痛，同时能快速减少脑脊液中的血液成分，降低正常颅压脑积水的发生率。但在放脑脊液时，应缓慢进行以避免发生脑疝。

（二）脱水治疗

蛛网膜下腔出血引起颅内压升高及脑水肿，严重者脑疝，是本病的死亡原因之一。因此，应积极地进行脱水降低颅内压治疗非常关键。

1. 药物治疗

主要应用甘露醇、呋塞米、白蛋白等进行脱水。

（1）甘露醇：至今仍为降低颅内压最有效的药物，且还可以促进大量代谢产物的排出，如自由基等。特别值得注意的是，应该在每次给予甘露醇的全量（250 mL）快速输注，如无特殊情况，不应该用半量（125 mL），因为半量脱水作用效果差。用法：20%甘露醇，250 mL/次，静脉快速滴注，30 min 内滴完，1 次/4～8 h，可连续用 5~15 d。但是，如果老年患者伴有心肾功能不全，且出血量不多者，只能每次用半量（125 mL）1~3 次/d。在应用此药脱水时，注意补充电解质及水，并观察尿量、心脏功能及电解质情况。

（2）呋塞米：当患者心功能不全或肾衰竭，不宜用甘露醇者；或甘露醇应用后仍不足以降低颅内压者；则应用或加用呋塞米。用法：呋塞米 40~100 mg/次，肌内注射或静脉滴注，1 次/4~8 h，应用时间长短依据病情而定。

（3）甘油盐水：作用较上述两种药物弱，如脑水肿不严重者或需长期应用又无脑疝危险者，可用甘油盐水。用法：10%甘油，500 mL/次，静脉滴注，3~4 h 内滴完，1 次/d。或 50%甘油盐水，50 mL/次，口服，4 次/d。甘油脱水比甘露醇慢。最大的缺点是滴速快、浓度大（>10%）时可出现溶血、血红蛋白尿，引起肾衰。

（4）甘油果糖：又称布瑞得、固利压、甘果糖等。为含有甘油、果糖和氯化钠的注射液。该药是近年来使用较广的、安全有效的渗透性脱水剂，但作用不如甘露醇强。用法 250~500 mL/次，2~4 次/d。

（5）白蛋白：是一种理想的、较强的脱水剂，其主要是通过提高血液胶体渗透压达到脱水效果。上述脱水效果不佳时，可加用白蛋白。用法：白蛋白，10 g/次，溶于生理盐水 250 mL 液体中，静脉滴注，1~2 次/d，连用 5~10 d。

（6）糖皮质激素：在脑出血的急性期应用糖皮质激素不仅可以减轻缺血性脑水肿，还可以增强患者的应激能力。用法：地塞米松 10~20 mg/次，加入液体中滴注，1 次/d，可连用 5~7 d 左右。但血压过高或消化道出血者慎用。

2. 手术治疗

如果药物脱水治疗效果不佳并有脑疝发生的可能，尤其是伴有急性脑室扩张者，应该及时进行脑室引流或开颅作颞下减压，以挽救患者的生命。

（三）止血及防治再出血

蛛网膜下腔出血后的继续出血或再出血，容易危及生命，所以止血治疗和再出血的防治较为重要。常用的药物有如下几种。

1. 氨甲苯酸

又称抗血纤溶芳酸、止血芳酸、对羧基苄胺、PAMBA。能抑制纤维蛋白溶酶原的激活因子，高浓度时能直接抑制纤维蛋白溶酶。100～200 mg/次，溶于葡萄糖液或生理盐水 20 mL 中缓慢注射，2～3 次/d。

2. 氨甲环酸

又称止血环酸、反式对氨甲基己烷羧酸。为氨甲苯酸的衍生物，作用与氨甲苯酸相同，且较强。250～500 mg/次，溶于葡萄糖或生理盐水 500 mL 中静滴，也可肌内注射，1～2 次/d。

3. 酚磺乙胺

又称止血定、止血敏、酚磺乙胺、Dicynome。增加血小板数量，增强其聚集性和黏附性，促使其释放凝血活性物质，增强毛细血管抵抗力，降低其通透性。作用迅速。250～500 mg/次，溶于葡萄糖或生理盐水 500 mL 中静滴，也可肌内注射，1～3 次/d。

4. 血凝酶

又称立止血（Reptilase），是从巴西矛头蛇的毒液中精取的一种巴曲酶，其具有凝血酶及类凝血激酶样作用。2 Ku/d，静脉注射，次数视情况而定。

5. 凝血酸

4～6 g/次，溶于葡萄糖或生理盐水，静滴，2 次/d。

6. 凝血质

促进凝血酶原变为凝血酶。15 mg/次，肌内注射或皮下注射，1～3 次/d。

7. 卡巴克络

又称安络血、安特诺新、肾上腺色腙。增加毛细血管对损伤的抵抗力，降低毛细血管通透性。5～10 mg/次，肌内注射或静脉注射，2～4 次/d。

8. 氨基己酸

又称 6-氨基己酸、ε-氨基己酸、Amicar、EACA。作用同氨甲苯酸（止血芳酸）。6～10 g/次，溶于葡萄糖或生理盐水 500 mL，静滴，1～2 次/d。

9. 维生素 K3

参与凝血酶原和因子Ⅶ、Ⅸ、Ⅹ的合成。2～4 mg/次，肌内注射，1～2 次/d。一般多数应用上述的两种药物即可。

（四）防治动脉痉挛及脑梗死

蛛网膜下腔出血最重要的并发症是出现脑动脉痉挛而导致脑梗死，一旦发生，不仅加重病情导致死亡，且往往引起严重的难以治疗的后遗症。因此，应积极防治动脉痉挛。主要应用尼莫地平（又称硝苯甲氧乙基异丙啶），其主要是选择性作用于脑血管平滑肌的钙拮抗剂。用法：4 mg/次，溶于葡萄糖或生理盐水，缓慢静滴，注意观察血压变化，1 次/d。

（五）治疗脑积水

发生急性阻塞性脑积水者，应积极进行脑室穿刺引流和冲洗，清除凝血块。同时加用脱水剂。

（六）病因治疗

脑血管造影发现病因患者，应积极针对性治疗，不仅能缓解病情，且还达到防止复发。动脉瘤或动静脉畸形者，在造影的同时可进行血管内介入性栓塞性治疗。

第二节　颅内动脉瘤

颅内动脉瘤系颅内动脉壁瘤样异常突起，尸检发现率为 0.2%～7.9%，因动脉瘤破裂所致 SAH 约占 70%，年发生率为 6～35.3/10万。脑血管意外中，动脉瘤破裂出血仅次于脑血栓和高血压脑出血，居第三位。本病破裂出血的患者约 1/3 在就诊以前死亡，1/3 死于医院内，1/3 经过治疗得以生存。

本病高发年龄为 40～60 岁，儿童动脉瘤约占 2％，最小年龄仅 5 岁，最大年龄为 70 岁，男女差别不大。

一、病因学

获得性内弹力层的破坏是囊性脑动脉瘤形成的必要条件。与颅外血管比较，脑血管中膜层和外膜缺乏弹力纤维、中层肌纤维少、外膜薄、内弹力层更加发达隆凸，在蛛网膜下腔内支撑结缔组织少，以及血流动力学改变，均可促使进动脉瘤形成。动脉硬化、炎性反应和蛋白水解酶活性增加促使内弹力层退变。动脉粥样硬化是大多数囊性动脉瘤可疑病因，可能参与上述先天因素相互作用。高血压并非主要致病因素，但能促进囊性动脉瘤形成和发展。

国内研究发现，所有脑动脉瘤内弹力层处都有大量的 92-Kd Ⅵ型胶原酶存在，且与 ICAM-1 诱导的炎性细胞浸润相一致，认为脑动脉瘤的形成与炎性细胞介导的弹力蛋白酶表达增多，破坏局部血管壁结构有关。

囊性动脉瘤也称浆果样动脉瘤，通常趋向生长在 Wills 环的分叉处，为血流动力冲击最大部位。动脉瘤病因还包括：栓塞性（如心房黏液瘤），感染性（所谓"真菌性动脉瘤"），外伤性与其他因素。大多数周围性动脉瘤趋向于合并感染（真菌性动脉瘤）或外伤。梭形动脉瘤在椎基底动脉系统更常见。

二、病理学

囊性动脉瘤呈球形或浆果状，外观紫红色，瘤壁极薄，术中可见瘤内的血流漩涡。瘤顶部最为薄弱，98％动脉瘤出血位于瘤顶。巨大动脉瘤内常有血栓形成，甚至钙化，血栓分层呈"洋葱"状。直径小的动脉瘤出血机会较多。颅内多发性动脉瘤约占 20％，以两个多见，亦有 3 个以上的动脉瘤。经光镜和电镜检查发现：①动脉瘤内皮细胞坏死剥脱或空泡变性，甚至内皮细胞完全消失，基膜裸露、瘤腔内可见大小不等的血栓。②脉瘤壁内很少见弹力板及平滑肌细胞成分，靠近腔侧的内膜层部位可见大量的吞噬细胞、胞质内充满脂滴或空泡。③动脉瘤外膜较薄，主要为纤维细胞及胶原、瘤壁的全层，均可见少量炎性细胞浸润，主要为淋巴细胞。

有的动脉瘤患者合并常染色体显性遗传多囊性肾病，肌纤维肌肉发育不良（FMD），动静脉畸形、Moyamoya 病。有的动脉瘤患者合并结缔组织病：Ehlers-Danlos Ⅳ 型，胶原蛋白 Ⅲ 型缺乏，Marfan's 综合征，Osler-Weber-Rendu 综合征。

三、动脉瘤的分类

（一）按位置分类

（1）颈内动脉系统动脉瘤，约占颅内动脉瘤 90%，分为：①颈内动脉动脉瘤。②大脑前动脉－前交通动脉动脉瘤。③大脑中动脉动脉瘤。

（2）椎基底动脉系统动脉瘤，约占 10%，分为：①椎动脉动脉瘤。②基底动脉干动脉瘤。③大脑后动脉动脉瘤。④小脑上动脉瘤。⑤小脑前下动脉动脉瘤。⑥小脑后下动脉动脉瘤。⑦基底动脉瘤分叉部动脉动脉瘤。文献报告，20%～30%动脉瘤患者有多发动脉瘤。

（二）按大小分类

分为小型动脉瘤（≤0.5 cm）；一般动脉瘤（0.5～1.5 cm）；大型动脉瘤（1.5～2.5 cm）；巨型动脉瘤（≥2.5 cm）。

（三）按病因分类

可分为囊性动脉瘤（占颅内动脉瘤的绝大多数）、感染性动脉瘤和外伤性动脉瘤。

1. 感染性动脉瘤

因细菌或真菌感染形成，免疫低下患者如 AIDS 或吸毒者发生率高。常见于大脑中动脉分支远端，可多发。若疑为感染性动脉瘤，应行心脏超声检查确定有无心内膜炎。感染性动脉瘤通常为梭形、质地脆，手术困难且危险，急性期抗生素感染治疗 4～6 周，有些动脉瘤可萎缩，延迟夹闭可能更容易。手术指征，有蛛网膜下腔出血，抗感染治疗 4～6 周后动脉瘤未见减小。

2. 外伤性动脉瘤

占颅内动脉瘤不足 1%，大多为假性动脉瘤。闭合性脑损伤见于大脑前动脉远端动脉瘤，颅底骨折累及岩骨和海绵窦段颈内动脉形成动脉瘤，可引起海绵窦综合征，动脉瘤破裂后形成颈内动脉海绵窦瘘，伴蝶窦骨折时可造成鼻腔大出血。颅脑穿通性损伤如枪击伤或经蝶入路等颅底手术后发生动脉瘤。颅底颈内动脉动脉瘤应用球囊孤立或栓塞。外周围性动脉瘤可手术夹闭动脉瘤颈。

（四）按形态分类

分为囊状动脉瘤、梭形动脉瘤、夹层动脉瘤。

四、临床表现

（一）出血症状

因动脉瘤增大、血栓形成或动脉瘤急性出血造成头痛，严重像"霹雳样"，有人描述为"此一生中最严重的头痛"。

大约半数为单侧，常位于眼眶后或眼眶周，可能由于动脉瘤覆盖的硬脑膜受刺激所致。由于巨大动脉瘤占位效应导致颅内压升高，表现为弥散性或双侧头痛。

无症状未破动脉瘤蛛网膜下腔出血的年几率约为 1%～2%，有症状未破裂动脉瘤出血的年几率约为 6%。出血倾向与动脉瘤的直径、大小、类型有关。小而未破的动脉瘤无症状。直径 4 mm 以下的动脉瘤颈和瘤壁均较厚，不易出血。90% 的出血发生在动脉瘤直径＞4 mm 的患者。巨型动脉瘤内容易在腔内形成血栓，瘤壁增厚，出血倾向反而下降。

多数动脉瘤破口会被凝血封闭而出血停止，病情逐渐稳定。未治的破裂动脉瘤中，24 h 内再出血的几率为 4%，第 1 个月里再出血的几率为每天 1%～2%；3 个月后，每年再出血的几率为 2%。死于再出血者约占本病的 1/3，多在 6 周内。也可在数个月甚至数十年后，动脉瘤再出血。

蛛网膜下腔出血伴有脑内出血占 20%～40%（多见于 MCA

动脉瘤），脑室内出血占 13％～28％，硬脑膜下出血占 2％～5％。

动脉瘤破裂发生脑室内出血预后更差，常见的有，前交通动脉动脉瘤破裂出血通过终板进入第三脑室前部或侧脑室；基底动脉顶端动脉瘤出血进入第三脑室底；小脑后下动脉（PICA）远端动脉瘤破裂通过 Luschka 孔进入第四脑室。

部分患者 SAH 可沿视神经鞘延伸，引起玻璃体膜下和视网膜出血。出血量过大时，血液可进入玻璃体内引起视力障碍，死亡率高。出血可在 6～12 个月吸收。10％～20％患者还可见视盘水肿。

2. 占位效应

＞7 mm 的动脉瘤可出现压迫症状。巨型动脉瘤有时容易与颅内肿瘤混淆，如将动脉瘤当作肿瘤手术则是非常危险的。动眼神经最常受累，其次为外展和视神经，偶尔也有滑车、三叉和面神经受累。

动眼神经麻痹常见于颈内动脉－后交通动脉和大脑后动脉动脉瘤，动眼神经位于颈内动脉（$C_{1\sim2}$）的外后方，颈内－后交通动脉瘤中，30％～53％出现病侧动眼神经麻痹。动眼神经麻痹首先出现提睑无力，几小时到几天达到完全的地步，表现为单侧眼睑下垂、瞳孔散大，内收、上下视不能，直接、间接光反应消失。海绵窦段和床突上动脉瘤可出现视力、视野障碍和三叉神经痛。

颈内动脉巨型动脉瘤有时被误诊为垂体腺瘤；中动脉动脉瘤出血形成颞叶血肿；或因脑血管痉挛脑梗死，患者可出现偏瘫和语言功能障碍。前交通动脉动脉瘤一般无定位症状，但如果累及下丘脑或边缘系统，则可出现精神症状、高热、尿崩等情况。鞍内或鞍上动脉瘤压迫垂体腺和垂体柄产生内分泌紊乱。

基底动脉分叉部、小脑上动脉及大脑后动脉近端动脉瘤位于脚间窝前方，常出现第Ⅲ、Ⅳ、Ⅵ脑神经麻痹及大脑脚、脑桥的压迫，如 Weber 综合征、两眼同向凝视麻痹和交叉性偏瘫等。基底动脉和小脑前下动脉瘤表现为不同水平的脑桥压迫症状，如 Millard-Gubler 综合征（一侧展神经、面神经麻痹伴对侧锥体束征）和 Foville 综合征（除 Millard-Gubler 综合征外，还有同向偏视障碍）、凝视麻痹、眼球震颤等。罕见的内听动脉瘤可同时出现面瘫、味觉及听力障碍。椎动脉瘤、小脑后下动脉瘤、脊髓前后动脉瘤可引起典型或不完全的桥小脑角综合征、枕骨大孔综合征以及小脑体征、后组脑神经损害体征、延髓上颈髓压迫体征。巨型动脉瘤压迫第三脑室后部和导水管，出现梗阻性脑积水症状。

3. 癫痫发作

因蛛网膜下腔出血相邻区域脑软化，有的患者可发生抽搐，多为大发作。

4. 迟发性脑缺血（DID）

发生率为 35%，致死率为 10%～15%。脑血管造影或 TCD 显示有脑血管痉挛者不一定有临床症状，只有伴有脑血管侧支循环不良，rCBF 每分钟<18～20 mL/100 g 时才引起 DID。DID 多出现于 3～6 d，7～10 d 为高峰，表现为：①前驱症状。蛛网膜下腔出血的症状经过治疗或休息而好转后，又出现或进行性加重，外周血白细胞持续升高、持续发热。②意识由清醒转为嗜睡或昏迷。③局灶神经体征出现。上述症状多发展缓慢，经过数小时或数日到达高峰，持续 1～2 周后逐渐缓解。

5. 脑积水

动脉瘤出血后，因凝血块阻塞室间孔或大脑导水管，引起急性脑积水，导致意识障碍；合并急性脑积水者占 15%，如有症状应行脑室引流术。由于基底池粘连也会引起慢性脑积水，需行侧脑室—腹腔分流术，但可能仅对部分病例有效。

6. 偶尔发现

由于其他原因做 CT、MRI 或血管造影发现。

五、影像学检查

（一）CT

可以确定蛛网膜下腔出血、血肿部位大小、脑积水和脑梗死，多发动脉瘤中的破裂出血的动脉瘤。如：纵裂出血常提示前动脉或前交通动脉瘤，侧裂出血常提示后交通或中动脉动脉瘤，第四脑室出血常提示椎或小脑后下动脉瘤。巨大动脉瘤周围水肿呈低密度，瘤内层状血栓呈高密度，瘤腔中心的流动血液呈低密度。故在 CT 上呈现特有的"靶环征"：密度不同的同心环形图像。直径<1 cm 动脉瘤，CT 不易查出。直径>1 cm 动脉瘤，注射对比剂后 CT 扫描可检出。计算机断层扫描血管造影（CTA）：可通过3D-CT 从不同角度了解动脉瘤与载瘤动脉，尤其是与相邻骨性结构的关系，为手术决策提供更多资料。

（二）MRI

颅内动脉瘤多位于颅底 Willis 环。MRI 优于 CT，动脉瘤内可见流空影。MRA 和 CTA 可提示不同部位动脉瘤，常用于颅内动脉瘤筛查，有助于从不同角度了解动脉瘤与载瘤动脉关系。磁共振造影（MRA）：不需要注射造影剂，可显示不同部位的动脉瘤，旋转血管影像以观察动脉瘤颈、动脉瘤内血流情况，还可以显示整个脑静脉系统，发现静脉和静脉窦的病变。

（三）数字减影血管造影（DSA）

确诊颅内动脉瘤金标准，对判明动脉瘤的位置、数目、形态、内径、瘤蒂宽窄、有无血管痉挛、痉挛的范围及程度和确定手术方案十分重要（图 4-1C、D）。经股动脉插管全脑四血管造影，多方位投照，可避免遗漏多发动脉瘤。Ⅰ、Ⅱ级患者脑血管造影应及早进行，Ⅲ、Ⅳ级患者待病情稳定后，再行造影检查。Ⅴ级患者只行 CT 除外血肿和脑积水。首次造影阴性，合并脑动脉痉挛或高度怀疑动脉瘤者，1 个月后应重复造影，如仍阴性，可能是小动脉瘤破裂后消失，或内有血栓形成。

（四）经颅多普勒超声（TCD）

在血容量一定的情况下，血流速度与血管的横截面积成反比，故用 TCD 技术测量血管的血流速度可以间接地测定血管痉挛的程度。

六、治疗

（一）非手术治疗

主要目的在于防止再出血和防治脑血管痉挛，用于以下情况：①患者全身情况不能耐受开颅手术者。②诊断不明确、需进一步检查者。③患者拒绝手术或手术失败者。

（1）绝对卧床休息 14～21 d、适当抬高头部。镇痛、抗癫痫治疗。便秘者给缓泻剂。保持患者安静，尽量减少不良的声、光刺激，避免情绪激动。为预防动脉瘤再次出血，患者应在 ICU 监护。

（2）预防和治疗脑动脉痉挛，有条件者经颅多普勒超声（TCD）监测脑血流变化，及时发现脑血管痉挛。早期可试用钙离子拮抗剂改善微循环。

（3）根据病情退热、防感染、加强营养、维持水电解质平衡、心电监测，严密观察生命体征及神经功能变化。

（4）降低血压是减少再出血的重要措施之一，但由于动脉瘤出血后多伴有动脉痉挛，脑供血已经减少，如血压降得过多可能引起脑供血不足，通常降低 10％即可，密切观察病情，如有头晕、意识障碍等缺血症状，应给予适当的回升。

（5）降低颅内压能增加脑血流量、推迟血脑屏障的损害、减轻脑水肿，还能加强脑保护。

（二）外科治疗方法

（1）孤立术中断动脉瘤近端和远端载瘤动脉，可通过直接手术用动脉瘤夹结扎、放置可脱性球囊或两者联合。动脉瘤孤立术是在动脉瘤的两端夹闭载瘤动脉，但在未证实脑的侧支供应良好的情况下应慎用。有些可能需要联合颈外颈内动脉（EC-IC）搭桥保持孤立节段远端血流。

（2）近端结扎（Hunterian 结扎）多用于巨大动脉瘤，通过闭塞 CCA 而不是 ICA 可能会减少危险，可能增加形成对侧动脉瘤危险。

（3）动脉瘤壁加固术疗效不肯定。

（4）栓塞动脉瘤：临床不适宜手术，可选弹簧圈栓塞的介入治疗。通过介入技术在动脉瘤内放置 Guglielmi 可脱性弹簧圈或球囊。

（三）手术治疗

开颅夹闭动脉瘤颈仍是首选治疗方法。目前，动脉瘤显微手术总的死亡率已降至 2% 以下，而保守治疗 70% 患者会迟早死于动脉瘤再出血。

1. 手术时机

近年来趋向于对破裂动脉瘤实施早期手术，理由是：①动脉瘤再破裂出血的高峰期在初次出血后 1 周内，早期手术可减少动脉瘤再破裂危险。②术中可清除血凝块等引起血管痉挛的有害物质。但是出血早期，脑组织肿胀，生命体征不平稳，手术难度大，手术死亡率和致残率高。

提倡晚期手术的理由：①早期手术牵拉脑组织，加重脑水肿。②术中动脉瘤破裂几率较高。③手术易造成血管损伤，加重术后的血管痉挛。

为便于判断动脉瘤病情，选择造影和手术时机，评价疗效，根据 Hunt 和 Hess 分级法，病情在Ⅰ、Ⅱ级的患者应尽早进行血管造影和手术治疗。Ⅲ级以上提示出血严重，可能伴发血管痉挛和脑积水，手术危险较大，待数日病情好转后再行手术治疗。Ⅲ级以下患者，出血后 3～4 d 内手术夹闭动脉瘤，可以防止动脉瘤再次出血，减少血管痉挛发生。椎—基底或巨大动脉瘤，病情Ⅲ级以上，提示出血严重，或存在血管痉挛和脑积水，手术危险性较大，应待病情好转后手术。动脉瘤破裂出血后 48～96 h 内为早期手术；出血后 10～14 d 后的手术为晚期手术。

2. 手术方法

手术的目的是阻断动脉瘤的血液供应、避免发生再出血，保持载瘤及供血动脉通畅，维持脑组织的正常血运。动脉瘤瘤颈夹闭术的操作步骤。腰椎穿刺置管，剪开硬脑膜前打开留置管，引流脑脊液 30～50 mL，降低脑压，增加手术暴露的空间，便于分离操作。

翼点微骨窗入路创伤小、有利于保护面神经额支，可以夹闭前循环和基底动脉顶端动脉瘤。手术切口应尽量不影响外观，小范围剃头，做微骨窗。术中应用手术显微镜，术后缝合硬脑膜，保留骨瓣，皮内缝合，体现微创理念。前（交通）动脉瘤还可经额部纵裂入路。椎动脉、小脑后下动脉动脉瘤采用远外侧入路。椎-基底交界动脉瘤经枕下入路或经口腔入路。

分离动脉瘤时先确定载瘤动脉、暴露动脉瘤颈，分清动脉瘤与载瘤动脉的关系，并确定用何种类型动脉瘤夹。分离困难时可借助神经内镜。动脉瘤体积大、粘连紧或有破裂可以控制血压。

罂粟碱：平滑肌松弛剂，可能通过阻断钙离子通道起作用。局部应用于表面人为操作引起的血管收缩。30 mg 罂粟碱加入 9 mL 生理盐水，用棉片蘸此溶液敷在血管约 2 min，也可通过注射器直接冲洗血管。

3. 术中血管造影

动脉瘤术后应该常规复查 DSA，了解动脉瘤夹闭情况。动脉瘤夹闭术后血管造影发现 19% 患者有动脉瘤残留或大血管闭塞等问题，所以推荐术中荧光血管造影（ICG），有助于及时发现问题予以纠正。

（四）术中动脉瘤破裂处理

文献报告，术中动脉瘤破裂发生率为 18%～40%。术中发生动脉瘤破裂，患者病残率和死亡率明显增高。

1. 术中动脉瘤破裂预防

（1）预防疼痛引起高血压。

（2）装头架及切皮时保证深度麻醉。

（3）头架钉子放置部位及皮肤切口局部麻醉（不用肾上腺素）。

（4）开硬脑膜前可将平均动脉压降到稍低水平。

（5）最大限度减少分离时动脉瘤脑牵拉：利尿剂脱水；术前腰椎穿刺切开硬脑膜时放出脑脊液；过度换气

（6）减少动脉瘤顶或颈部撕裂危险：暴露动脉瘤时采取锐性分离，清除动脉瘤周围血块；夹闭动脉瘤前，完全游离动脉瘤。

2. 动脉瘤手术中破裂 3 个阶段

（1）开始暴露（分离前）：少见，处理最困难，预后很差。虽然已打开蛛网膜下腔，但是出血仍可造成脑组织膨出。

可能原因：钻骨孔时震动，剪开硬脑膜时硬脑膜内外压力差增高，疼痛反应引起儿茶酚胺增加造成血压升高。

处理：降低血压，控制出血，前循环动脉瘤控制颈内动脉出海绵窦处临时阻断夹；无效可压迫患者颈部颈内动脉。若必要可切除部分额叶或颞叶。

（2）分离动脉瘤：是动脉瘤破裂最多见原因。

可能原因：钝性粗暴分离引起撕裂，多数在瘤颈近端损伤较大，控制困难。没有充分暴露即试图夹闭。

处理：显微吸引器放在载瘤动脉破裂孔附近，不要仓促夹闭，进一步暴露并将永久夹放置于合适位置。

锐性分离时引起撕裂常在动脉瘤顶端，一般较小，通常一个吸引器就可控制。用小棉片轻轻压迫可起效。重复用低电流双极电凝使其萎缩。

（3）放置动脉瘤夹破裂，通常有两个原因。

动脉瘤暴露欠佳：夹子叶片穿透未看见动脉瘤壁，类似钝性分离时引起撕裂。出血会由于夹子叶片靠近加重。尽量打开并去掉夹子，尤其是开始有出血迹象时，可减小撕裂程度。用两个吸引器判断最后夹子是否可放置确实夹闭，或者更常用放置临时阻断夹。

放置瘤夹技术差：当夹子叶片靠近时出血可能减轻；这时检查其尖端：确认其已跨越瘤颈的宽度。如果没有，通常可并行放置一个较长的夹子，会有所改善。确认夹子叶片足够靠近。如果没有足够靠近而仍出血，有必要放置两个夹子，有时需更多。

（五）术后治疗

动脉瘤术后患者应在 ICU 病房监护治疗，监测生命体征、氧饱和度等，并注意观察患者的意识状态、神经功能状态、肢体活动情况。术后常规给抗癫痫药，根据术中情况适当程度脱水，可给予激素、扩血管药等。如果手术时间不很长，术中临时使用一次抗生素，术后则不需再使用抗生素。

（六）治疗后动脉瘤复发

未完全夹闭动脉瘤可继续增大和（或）出血，包括动脉瘤夹闭或弹簧圈栓塞，仍有动脉瘤充盈或动脉瘤颈残留。

第三节　颅内血管畸形

颅内血管畸形也称脑血管畸形，是指脑血管在胚胎生长发育过程中出现变异性发育，直至出生后一直保留原有的异常血管，并因此引发的神经功能受损害。脑血管畸形的主要表现为头痛、癫痫、局部神经功能障碍和颅内出血。脑血管畸形可发生于任何年龄，但80%的患者在40岁以前发病。脑血管畸形在发生的部位、数量、类型等方面存在各种各样复杂形式。脑血管畸形的危害是畸形血管引起的压迫、出血、血栓及癫痫。在脑血管畸形所致的颅内出血中，动静脉畸形占大多数，且出血较多；而其他的脑血管畸形所致的较少。本节主要叙述常见的颅内血管畸形的类型。

一、脑动静脉畸形

脑动静脉畸形（AVM）又称脑血管瘤、脑动静脉瘤、血管性错构瘤、脑动静脉瘘等，是一种因先天性局部脑血管发育上变异的血管团，并引起一系列脑血流动力学上的紊乱。脑动静脉畸形的主要临床表现为发作性头痛，癫痫反复发作、颅内出血和（或）缺血，以及进行性局灶性神经功能障碍。本病是蛛网下腔出血的常见原因，仅次于脑动脉瘤。

（一）病因与发病机制

脑动静脉畸形为一团发育异常的动脉、静脉及动脉化的静脉组成的血管团。病灶内均没有毛细血管存在，所以，许多畸形的动脉与静脉直接交通；且病变区有脑组织是本病的病理特征之一。动静脉畸形局部及其附近脑组织因缺血而萎缩，或因陈旧性出血而黄变。90％以上的脑动静脉畸形位于幕上，而幕下为10％以下。幕上的脑动静脉畸形又大多数发生在脑表层的灰质与白质交界处。在大脑皮质上的分布以顶叶最多，约占30％；其次是颞叶，为22％；额叶为21％；枕叶为10％。脑动静脉畸形团的大小相差悬殊，大的可以占满整个大脑半球，甚至跨越中线侵及对侧大脑半球或下至脑干或小脑。小的肉眼看不到，要凭放大镜或显微镜方可找到。畸形血管的管径大小也有较大差异，最大血管主要为很粗的引流静脉，其直径可达1 cm，有的静脉还呈节段性扩张成为囊状；最小的血管为隐匿型脑动静脉畸形的输入动脉，其甚至连DSA均发现不了。一般的动静脉畸形大多数有一条或多条输入动脉和一条或多条引流静脉。不同部位发生的动静脉畸形，其供血动脉来源不同。畸形的血管壁大多为成熟型，管壁厚薄不一，动脉中层和弹力层较薄，与静脉壁难以区别。动脉和静脉管壁由许多纤维组织和较少量的平滑肌纤维构成，而弹力纤维较少。有的畸形血管壁极薄，以致发展至某个时间段时，发生破裂出血，这就是脑动静脉畸形最易出血的原因。血管壁及腔内有大量的钙沉积，所以许多脑动静脉畸形的头颅X线平片和脑CT扫描可见到不少的高密度钙化影。血管壁上常有动脉粥样硬化斑块及机化的血栓块。有的畸形动脉和静脉管腔内有血栓块，可为新鲜或陈旧性的。在血管之间脑组织，神经细胞因出血或缺血出现变性、坏死，胶质细胞增生明显。组织内有许多含铁血黄素。脑动静脉畸形主要是由于继发性病变如出血、缺血等而引起相应的神经功能损害。

（二）临床表现

脑动静脉畸形的典型表现为头痛、癫痫和出血，另根据血管畸形所在不同部位，可出现相应的神经功能障碍。有相当一部分患者因脑动静脉畸形较小，而没有任何症状。大多数是因发生颅内出血后才诊断出来，其次是因查找癫痫原因时被发现的，还有部分因长期顽固性头痛来诊时才发现的。另外，有相当部分无症状性脑动静脉畸形患者在随意进行脑 CT 和脑 MRI 时，偶然发现患有脑动静脉畸形。

1. 颅内出血症状

这是脑动静脉畸形常见的症状，也常是脑动静脉畸形的首发症状。大约 50％～70％的患者最终会发生颅内出血，且主要发生在青少年。颅内出血的类型有脑出血、脑室出血、蛛网膜下腔出血及硬膜下出血。出血症状的多少和严重性取决于不同类型的血管畸形、出血量，以及出血部位。本病的出血机会比脑动脉瘤少，初次出血的死亡率也远低于动脉瘤。

2. 癫痫

也是脑动静脉畸形的常见和首发症状。有 50％的脑动静脉畸形患者出现癫痫发作，癫痫以局灶性为主，也有癫痫全身性发作和典型的 Jackson 癫痫。病灶所在部位不同癫痫发生的类型也不同。癫痫可以在平时发作，也可在出血时出现发作。在额叶、顶叶和颞叶的皮质的血管畸形最易出现癫痫。

3. 头痛

60％的脑动静脉畸形的患者有长期头痛史。可为持续性的或反复发作性的顽固性头痛。约有 5％～10％的患者表现为典型的偏头痛发作。

4. 神经功能障碍

取决于脑动静脉畸形的大小，发生的部位，是否发生出血，是否出现循环障碍，是否有脑萎缩等。有 40％的患者可出现局灶性神经功能障碍表现。有 10％以神经功能障碍为首发症状。引起神经功能障碍的主要原因包括脑盗血性缺血、脑水肿、出血、脑萎缩。较大的动静脉畸形可以出现明显的局灶性神经功能障碍，如脑动静脉畸形累及整个大脑半球或两侧半球者出现明显的智力障碍，在儿童表现为智力发育不全，在成年者表现为痴呆。发生在额叶的病变，可出现精神症状、智力障碍、运动性失语、对侧肢体及面肌无力。在颞叶者，可表现为幻觉、幻嗅、感觉性失语、命名性失语、失听、面舌瘫等。在顶叶者，可出现失用、对侧肢体无力和感觉障碍、对侧肢体缓慢性萎缩等。在枕叶者，可出现失读、幻觉、视野缺损等。在基底节区者，可出现各种形式的不自主运动、肌张力增高等。发生在脑干者，可出现双侧肢体无力、共济失调、颅神经受损征、延髓性麻痹，严重者出现四肢无力和呼吸障碍。在小脑者，主要表现为进行性共济失调。

5. 血管杂音

大约有 10%～30% 的动静脉畸形患者自己感到有颅内杂音或被听诊时听到杂音。

（三）辅助检查

凡怀疑有脑动静脉畸形者，一般按以下顺序进行检查，以明确或排除本病的可能。

1. CT

有 1/3 的患者通过脑 CT 扫描发现脑动静脉畸形。同时还能显示出病灶区的脑组织病变如萎缩和低密度的梗死、高密度的出血等。当颅内出血时可以全部显示高密度影的出血情况和可能发现脑动静脉畸形的影像改变。脑动静脉畸形者表现为蚯蚓状样低密度影，并有周围的高密度影钙化灶，病灶外有供血动脉和引流静脉。

2. MRI

可更清楚地显示脑动静脉畸形以及其周围脑组织和脑膜的病变情况，其表现为流空的长 T_1 和短 T_2 畸形血管。当发生出血或梗死时，能及时地显示异常影像。尤其对于较小的血管畸形也可发现。脑动静脉畸形灶呈现为许多流空的血管影。

3. MRA

能显示畸形血管的形态、大小、部位，供血动脉和引流静脉。但是，显示的血管影不够清楚，对较小和较细的血管畸形仍显示不出。

4. DSA

可清楚地显示脑动静畸形的部位、大小、供血动脉、引流静脉及与周围血管的关系；具体的表现是呈团状不规侧血管影，可见明显的异常供血动脉和一或数条引流静脉。半数以上的动静脉畸形还可显示出深静脉和浅静脉的双向引流。特大型动静脉畸形可累及整个大脑半球的大部分；但有些脑动静脉畸形可能很小，甚至在 DSA 上仍不能显出来，仅在病理检查时才发现，称之为隐匿型动静脉畸形。

5. 腰穿检查

主要用于怀疑脑动静脉畸形破裂引起颅内出血者。腰穿检查结果取决于出血部位、出血量和时间。详细参见蛛网膜下腔出血章节。

（四）诊断与鉴别诊断

凡是在具有反复发作性头痛和癫痫的病史上，突然出现颅内出血或脑缺血的年轻人，应高度怀疑脑动静脉畸形。脑 CT、MRI、MRA 和 DSA 可协助明确诊断和进行分类。在鉴别诊断方面，应注意与血管性头痛、原发性癫痫、胶质瘤、转移瘤、脑膜瘤、血管母细胞瘤、高血压脑出血、脑动脉瘤、海绵状血管瘤、烟雾病等相鉴别。

（五）治疗

由于脑动静脉畸形的主要危害是出血和梗死，甚至导致死亡，因此一旦确诊，应积极地进行手术切除和（或）栓塞术。同时积极地控制癫痫。治疗上分为非手术治疗、手术治疗和血管介入性治疗。

1. 非手术治疗

针对较大的不能进行手术，或手术前后需要治疗的脑动静脉畸形患者，其目的是防止颅内出血和缺血，控制癫痫发作和改善受损的神经组织。

（1）一般处理：避免剧烈的体力运动和情绪波动，严禁烟酒，保持大便通畅，防止便秘；高血压患者应控制血压。如发生出血者，如不急诊手术，应完全卧床休息。

（2）治疗头痛：有头痛者，可用尼莫地平片 40 mg，3 次/d，长期口服，部分可控制头痛的发作。严重头痛发作时可临时口服1片麦角胺咖啡因；或其他止痛剂。

（3）抗癫痫：因癫痫为继发性，主要是通过治疗本病达到控制癫痫的发作。但在治疗本病前或后出现的癫痫应积极地用药物治疗。控制癫痫发作可用苯妥英钠、卡马西平、丙戊酸钠等药物治疗。如控制效果不佳者，应监测血浓度，协助治疗。但处理脑动静脉畸形是根治癫痫的最终方法。

（4）颅内出血的治疗：脑动静脉畸形发生颅内出血后，由于出血产生的血肿增加颅内容量，血肿液化及周围水肿增加了颅内液体，以及血肿压迫或直接阻塞脑室系统而造成阻塞性脑积水，最后导致颅内压增加，引起脑疝而致死。因此，积极脱水降低颅内压，是挽救患者生命的关键。对于脱水药物，尤其是对于甘露醇的脱水，有的专家提出应该慎用，其依据是因为脱水可能导致活动性出血或使血肿扩大，加剧病情。对于此问题，必须个体化对待，如果患者已经有较明显的颅内压升高，甚至出现脑疝的危险，则必须积极脱水以挽救生命；另外，也没有非常肯定的证据提示脱水剂就是活动性出血和血肿扩大的理由。因此，对于脑出血患者来讲，脱水治疗是基本的过程，也是关键的治疗，否则病情恶化导致死亡或加重致残后遗症。

（5）脑缺血的治疗：出现脑梗死者，可按脑梗死的一般方法治疗，不主张用较强的抗凝或溶栓剂，以防引起出血。

（6）立体定向治疗：常用的方法为钴立体定向放射治疗（伽马刀）、质子流照射、重粒子放射治疗、X刀等。目前认为，X刀和伽马刀治疗后，脑动静脉畸形的闭合率，在1年内为60%，两年内为80%。其并发症为直接导致脑组织损害出现神经功能障碍者占5%，其中主要是继发性出血和缺血。

2. 手术治疗

目的在于杜绝脑动静脉畸形破裂出血和脑缺血发作。70%～90%的脑血管畸形可通过手术切除，达到很好的效果，且死亡率低。有的先通过血管内介入治疗后或效果不佳者进行手术治疗。

二、颈动脉海绵窦瘘

动静脉瘘是指动脉与静脉之间借助异常通道发生血液直接相通的病变，其通常位于颅内的脑外间隙。动静脉瘘的分类有多种。根据发生瘘孔的血管不同分为颈动脉海绵窦瘘、大脑大静脉瘘、椎动脉—静脉瘘、脑膜动脉与蝶顶窦瘘、大脑前动脉分支与上升静脉瘘、颞浅动静脉瘘等，其中最多见的是颈动脉海绵窦瘘。颈动脉海绵窦瘘根据病因分为自发性和外伤性。

（一）病理过程

动静脉瘘可以发生盗血现象、血流方向改变及出血。

（二）临床表现

在各种动静脉瘘的表现中，以颈动脉海绵窦瘘的症状为最多最典型，其临床表现主要如下。

1. 颅内杂音

这是动静脉瘘最常见的表现。杂音主要在眼部、外耳乳突部、颞部和额部均可闻及，犹如机器的轰鸣声，呈连续不断。在听诊时，压迫同侧颈部动脉可使杂音消失，压迫对侧颈动脉杂音则不消失，或甚至使杂音增强。晚间安静时尤为明显，随心脏收缩期而增强。有时因杂音太大致使患者难入睡或休息，而处于紧张状态。压迫同侧颈动脉可使杂音减轻或消失。椎动脉、静脉瘘的杂音在枕颈部也可闻及。

2. 搏动性突眼

由一侧瘘造成的同侧、两侧或对侧搏动性突眼，但多在病变侧。这是因为眼眶内组织的血管曲张、充血和水肿所致。极少数患者没有突眼。搏动性突眼，从侧面观察最清楚，眼球突出 4～24 mm（平均 8～10 mm）。眼球搏动与心跳相一致。用手触摸可感到眼球的搏动及有血液流过的颤动。

3. 眼结膜充血与水肿

因海绵窦内静脉压增高，使眼眶内的眼球内外的血管内压力均升高，出现整个眼眶内的充血和水肿。从外表观察可见眼结膜和视网膜充血和水肿。严重者水肿的眼结膜翻出眼睑之外，眼睑不能闭合，而导致暴露性角膜炎。

4. 脑神经麻痹

由于海绵窦内血管的扩张压迫和损害第Ⅲ、Ⅳ、Ⅵ颅神经和三叉神经第 1、2 支颅神经，而出现这些病侧或两侧颅神经受损表现如眼球活动障碍，复视，上半面部痛觉障碍等。加上眼眶内过度充血和水肿损伤眼外肌，使眼球活动受限；严重者甚至眼球呈固定状态。

5. 视力障碍

颈动脉海绵窦瘘导致视力障碍有 4 个原因：①由于压力过高引起眼静脉血流受阻，视网膜出现充血性缺氧，损害视网膜神经细胞。②视网膜内的静脉过度充血缺氧，血管破裂导致玻璃体积血，引起屈光障碍。③因长期眼睑不能闭合，出现角膜炎，引起屈光障碍。④由于角膜边缘静脉扩张而导致继发性青光眼，损伤视力。

6. 头痛

多为颈动脉海绵窦瘘的早期表现，主要系同侧的额部及眼眶为主的疼痛。引起头痛的原因有：①静脉充血性扩张，发生局部胀痛感。②充血的静脉或动静脉瘘压迫三叉神经，发生同侧眼眶和额部的疼痛。

7. 鼻和颅内出血

偶尔有的患者在病程中发生鼻出血，一次可达几百到上千毫升，使患者出现休克。这种出血可反复发生，最终造成患者死亡；也可出血至颅内，导致高颅压脑疝而死亡。

（三）辅助检查

1. CT 扫描

如果颈动脉海绵窦瘘较大者，可显示出现病变侧海绵窦有高密度影，增强后更明显。还可见到眼静脉和脑静脉增粗迂曲。少数高流量的颈动脉海绵窦瘘因其颅内回流静脉扩张，可显示外侧裂区及额顶区有高密度区伴有周围组织相对缺血而形成水肿的低密度区。

2. MRI

能清楚地显示海绵窦内的动静脉瘘的表现即动静脉瘘为流空低信号，而其周围和眼眶内的充血表现为长 T_1 和 T_2 异常信号，如伴有出血者可见到短 T_1 和 T_2 信号。还能发现大脑表现静脉充血、增粗和迂曲。大脑大静脉瘘者可见到大脑大静脉异常信号。

3. DSA

可见海绵窦早期充盈，与海绵窦相连的眼上静脉、岩下静脉等亦可提早出现，并较粗大扩张。同侧颈内动脉的远侧分支充盈不良。应进行双侧颈动脉造影，必要时再行颈外动脉造影补充。脑血管造影不仅能明确诊断，且能客观地了解动静脉瘘的各方面情况，如判断瘘口的准确部位、大小、单侧或双侧，有否颈内动脉分支破裂，有无盗血现象，了解其他脑血管病变和寻找静脉引流状况。

（四）诊断与鉴别诊断

患者在头部外伤后，几个月或更长时间内出现一侧或两侧的眼球突出、充血和水肿，则应考虑外伤性颈动脉海绵窦瘘的存在。眼眶内闻及血管杂音，并压迫同侧颈动脉时杂音消失，压迫对侧时杂音无变化或反而增强，则可明确颈动脉海绵窦瘘的诊断。低流量的颈动脉海绵窦瘘由于症状轻，有时诊断较难。因颈动脉海绵窦瘘的主要特征为眼球异常，应与可导致眼球异常的疾病作鉴别，如海绵窦内动脉瘤、先天性眶板缺失、海绵窦血栓性静脉炎、鞍区脑膜瘤、眶内动静脉畸形、甲状腺功能亢进等。

（五）治疗

主要进行介入与手术治疗，无药物治疗。而在术前主要是防止破裂引起的出血和血栓形成。另外还应该进行相应的对症处理，如减少活动量和程度，保护角膜和结膜等。

第四节　高血压性脑出血

高血压性脑出血是由高血压病引起的原发性脑内出血，是高血压病最严重的并发症之一。发病率为 60～80/10 万人口/年。

一、临床表现

（一）性别、年龄

发病年龄多在 50 岁以上，男性略多于女性。

（二）诱因

常见诱因有情绪激动、过度兴奋、剧烈活动、用力大便等。

（三）发病形式

绝大多数为急性发病，出血前多无前兆。往往在数分钟或数小时内达到高峰。

（四）症状、体征

常表现为突然出现剧烈头痛、恶心呕吐、躁动、意识障碍、偏瘫、瞳孔异常以及生命体征的改变等。临床症状、体征根据出血部位、出血量的不同而异。

1. 壳核出血

表现为"三偏征"，即出血对侧中枢性面瘫及肢体瘫痪、感觉障碍和同向偏盲，双眼向病侧偏斜、头转向病侧，优势半球出血者还伴有语言障碍等。

2. 丘脑出血

除出现意识障碍、偏瘫外，丘脑内侧或下部出血时，出现上视障碍，双眼内收下视鼻尖，眼球偏斜视，出血侧眼球向下内侧偏斜，瞳孔缩小，可不等大，对光反应迟钝，眼球不能聚合以及凝视障碍等。出血向外扩展时，可累及内囊出现"三偏征"。丘脑出血侵入脑室引起脑积水时，可使病情进一步加重，出现高热、四肢强直性抽搐等。

3. 皮层下出血（脑叶出血）

意识障碍及偏瘫程度相对较轻，脑膜刺激征多见，可有一过性黑矇与皮层盲。位于优势半球者可有失语。

4. 小脑出血

主要体征为躯干性共济失调、眼震及构音障碍。引起梗阻性脑积水时，可出现颅内压增高。

5. 脑干出血

绝大多数为脑桥出血。多以意识障碍、肢体活动不灵为首发症状，迅速陷入深昏迷，颅内压增高不明显，多伴有眼球活动障碍。脑桥出血时，双眼向出血对侧凝视，瞳孔缩小，对光反应迟钝，常伴有高热、消化道出血等；较轻的患者可查到交叉性瘫痪、伸肌姿势异常等。

6. 脑室内出血

常为丘脑出血或基底节出血破入脑室系统。原发出血部位离脑室越近，血肿量越大，越容易侵入脑室。脑室内出血除有原发出血灶的症状、体征外，尚有脑干受累以及颅内压迅速增高的一系列表现，意识障碍多较重，生命体征变化明显，且常伴有高热、强直发作等。

二、辅助检查

（一）CT 扫描

CT 扫描是诊断高血压性脑出血的首选检查。CT 对高血压性脑出血的诊断符合率几乎达 100%。CT 检查不仅可直接显示血肿大小、数目、部位、血肿量、是否破入脑室及有无脑积水等，还可动态观察其自然临床过程，发现是否有再出血以及判断疗效、预后、指导治疗等。CT 的临床应用使高血压性脑出血的诊断变得简单、准确。

急性出血期，血肿密度为均匀一致的高密度影，CT 值 55～99 Hu；血肿形态多为肾形、类圆形或不规则形；血肿周围逐渐出现低密度水肿影，在出血后 3～7 d 水肿达到高峰，伴有不同程度的占位效应。吸收期，血肿密度逐渐减低，变为等密度、混杂密度至低密度。演变过程表现为血肿周围低密度影逐渐扩大，边缘模糊，同时中心区密度逐渐降低，水肿及占位效应逐渐减轻。恢复期，坏死组织被吸收，较小的血肿由胶质细胞及胶原纤维替代，大的血肿则残留囊腔，呈脑脊液样密度。

（二）MRI

各时期脑出血的 MRI 信号一般演变规律如下所述。

（1）超急性期（<6 h）：T_1 加权像上呈略低信号，T_2 加权像上呈高信号。

（2）急性期（12~48 h）：T_1 加权像上呈略低信号或等信号，T_2 加权像上呈低信号。

（3）亚急性早期（3~5 d）：在 T_1 加权像上血肿从周边向中央逐渐出现高信号，T_2 加权像一般仍为低信号。

（4）亚急性中期（6~10 d）：T_1 加权像上仍表现为高信号，T_2 加权像上表现为从血肿周边向中心逐渐蔓延的高信号。

（5）亚急性后期（11~21 d）：T_1 加权像和 T_2 加权像上均为高信号，但在 T_2 加权像上血肿周边出现低信号环。

（6）慢性期（超过 21 d）：T_1 加权像上为低信号，T_2 加权像上为高信号；周围的含铁血黄素在 T_1 加权像上为等信号或略高信号，在 T_2 加权像上表现为低信号环。

三、诊断

高血压性脑出血的诊断要点包括：①多见于 50 岁以上的高血压病患者。②常在白天活动用力时突然发病。③病程进展迅速，很快出现意识障碍及偏瘫等完全性卒中的表现。④脑脊液为均匀血性。⑤CT 扫描证实。

四、鉴别诊断

高血压性脑出血的鉴别诊断见表 4-1。

表 4-1　高血压性脑出血的鉴别诊断

分类 / 临床表现	该血压性脑出血	脑血栓形成	脑栓塞	脑血管畸形出血	脑动脉瘤出血	脑瘤出血
高发年龄	50 岁以后	50 岁以后	20～40 岁	青年人	45 岁以后	中年人
高血压病史	有	多有	无	无	或有	多无
既往史	脑血管疾病	短暂性脑缺血发作史	风心病	癫痫病	蛛网膜下腔出血	无特殊
前驱症状	不肯定	头痛、头晕等	无	无	可有头痛	依肿瘤部位定
发作	突发、急剧	逐渐发病	急性	急性	急剧	多急性发作
诱因	白天，活动时	夜间入睡后	不定	活动、用力	活动、用力	不定
昏迷	多有	无或轻微	少见	程度不等	程度不等	程度不等
头痛	有或无	无	无	有	剧烈	有
呕吐	常有	常无	常无	常无	常有	常有
颈强	有或无	无	无	有	明显	有或无
偏瘫	明显	不全	不全	多有	少见	不定
同向偏盲	多有	少见	少见	可有	无	可有
眼底出血	可有	无	无	少见	可有	少见
血性脑脊液	无或有	无	无	少见	均可见	多见

五、治疗

（一）内科治疗

凡意识清醒、瞳孔正常、大脑半球的血肿＜30 mL、中线结构移位＜0.5 cm，或处于濒临死亡，伴有心、肺、肾等脏器的功能严重损害、凝血功能障碍者，均应内科治疗。

1. 一般治疗

急性期应保持安静卧床，不宜长途运送或过多搬动，保持头高 30°，注意呼吸道的通畅，随时清除口腔分泌物或呕吐物，适当吸氧。进行生命体征 24 h 监测。密切观察神志、呼吸、瞳孔的变化。

2. 控制脑水肿降低颅内压

常用药为甘露醇、速尿等。20％甘露醇为高渗脱水剂，一般成人用量为每次 1 g/kg，每 6 h 静脉速滴 1 次。速尿有渗透性利尿作用。可减少循环血容量，对心功能不全者可改善后负荷，用量为 20～40 mg/次，每日静注 1～2 次。应用速尿期间注意补钾。

3. 调整血压

发病后血压过高或过低，均提示预后不良，故调整血压十分重要。一般可将发病后的血压控制在发病前血压数值略高一些的水平。如原有高血压，发病后血压又上升更高水平者，所降低的数值可按上升数值的 30％左右控制。

4. 止血药的应用

是否应该应用止血剂至今尚有争议。常用的抗纤溶药物有 6-氨基己酸、止血环酸、立止血等。

5. 内脏综合征的处理

(1) 脑－心综合征：心电图表现为 S-T 段延长或下移，T 波低平或倒置，以及 Q-T 间期延长等缺血性变化。也可出现室性期前收缩、窦性心动过缓、过速或心律不齐以及房室传导阻滞等改变。给予吸氧，服用消心痛、合心爽、西地兰及利多卡因等治疗。

(2) 应激性溃疡：重者可于发病后数小时内就发生大量呕血，呈咖啡样液体。对昏迷患者应在发病后 24～48 h 安置胃管，每日定时观察胃液酸碱度及有无潜血。给予甲氰咪胍、洛赛克治疗。大量出血者，应及时输血或补液，防止贫血及休克。

(3) 中枢性呼吸形式异常：呼吸呈快、浅、弱及不规则或潮式呼吸、中枢性过度换气和呼吸暂停。应及时给氧气吸入，人工呼吸器进行辅助呼吸。可适量给予呼吸兴奋剂如洛贝林或可拉明等，一般从小剂量开始静滴。

(4) 急性神经源性肺水肿：常为病情轻重的重要标志之一。

应及时吸出呼吸道中的分泌物，甚至行气管切开，以便给氧和保持呼吸道通畅。部分患者可酌情给予强心药物。此类患者易继发呼吸道感染，故应预防性应用抗生素，并注意呼吸道的雾化和湿化。

（5）中枢性呃逆：药物可肌注利他林，10～20 mg/次，也可试服氯硝安定，1～2 mg/次。膈神经加压常对顽固性呃逆有缓解的作用。部分患者可试用中药柿蒂、丁香等。

6. 维持营养

营养支持、注意酸碱及水、电解质平衡及防止高渗性昏迷。特别对昏迷患者，发病后 24～48 h 应放置鼻饲以便补充营养及液体，保持液体出入量基本平衡。初期每天热量至少为 1500 Kcal，以后逐渐增至每天至少 2000 Kcal 以上，应及时补充复方氨基酸、人血白蛋白及冻干血浆等。对于高热者尚应适当提高补液量。多数严重患者皆出现酸碱及水、电解质失调，常为酸中毒、低钾及高钠血症等，均应及时纠正。应用大量脱水剂，特别是有糖尿病者应防止诱发高渗性昏迷；为防止高渗性昏迷的出现，有高血糖者应及早应用胰岛素，避免静注高渗葡萄糖溶液。

7. 加强护理与预防并发症

采取积极措施维持呼吸道通畅、控制血压、适量输液、维持电解质平衡。应及时吸痰，必要时行气管切开，以防止呼吸道继发感染。应行持续导尿膀胱冲洗，防止膀胱过度充盈及尿潴留引起泌尿系感染。应定时翻身，加强皮肤和眼睛护理，防止褥疮及角膜溃疡。患者神志清楚后常有严重头痛与颈项强直，烦躁不安，可给予适当镇静剂、止痛剂，如安定、安痛定等，便秘者可给缓泻剂或大便软化剂等。

（二）外科治疗

临床上可将高血压性脑出血分为 5 级，标准见表 4-2。

1. 手术适应证

按照高血压性脑出血的临床分级，一般认为Ⅰ级患者内科保守治疗，不必手术治疗；Ⅱ～Ⅳ级患者绝大多数需要手术治疗，其中以Ⅱ、Ⅲ级手术效果较佳，Ⅴ级较差。

表 4-2　高血压性脑出血的临床分级

分级	意识状态	瞳孔变化	语言功能	运动功能
Ⅰ级	清醒或嗜睡	等大	可有失语	轻偏瘫
Ⅱ级	嗜睡或朦胧	等大	可有失语	不同程度偏瘫
Ⅲ级	浅昏迷	等大	失语	偏瘫
Ⅳ级	中度昏迷	等大或不等大	失语	明显偏瘫
Ⅴ级	深昏迷	单侧或双侧散大	失语	去脑强直或四肢软瘫

高血压性脑出血手术治疗指征应根据临床与CT表现综合分析确定。①病情进展：发病后病情稳定。神志清楚或轻度意识障碍，功能损害不明显，不需要手术治疗。若经积极的内科药物治疗，病情仍无好转或不稳定，意识障碍进行性加重，应考虑手术治疗。发病后进展急骤，很快进入深昏迷，双侧瞳孔散大固定、生命体征不稳定者，即使手术也难奏效。②出血量：幕上血肿超过30 mL，占位效应明显，患侧脑室明显受压，中线结构移位超过1 cm；幕下血肿量＞10 mL，第四脑室受压变形、移位，即有必要手术。③出血部位：壳核、大脑半球皮层下、脑叶浅部和小脑半球等较浅部位的出血，多适于手术治疗。小脑出血除非出血量很少、症状轻微，一般应该积极考虑手术治疗。脑干内或丘脑出血，通常不是手术治疗的适应证。若继发脑室内出血或脑积水，可行脑室体外引流术。④患者情况：患者若存在心、肺、肝、肾等脏器严重疾病或功能不全，血压持续超过200/120 mmHg，眼底出血，糖尿病，高龄等情况。应列为手术禁忌，但年龄不是决定是否手术的主要因素。

2. 手术方法

常用手术方法有钻颅血肿碎吸术、脑室穿刺体外引流术、血肿纤溶术、开颅脑内血肿清除术、立体定向脑内血肿清除术等，各有利弊与适应证。

第五节 烟雾病

烟雾病是指一组原因不明的颅底动脉，尤其是以双侧颈内动脉末端及大脑前、大脑中动脉起始部动脉管腔狭窄以致闭塞，导致颅底穿通动脉代偿性扩张，出现异常血管网为特征的脑血管疾病。发病率大约 1/10 万/年。

一、临床表现

（一）性别、年龄

男女之比为 1：1.31；本病好发于儿童与青少年，亦可见于成人，以 10 岁以下及 30～40 岁为两个高发年龄组。

（二）症状、体征

1. 缺血性表现

常发生在少年组，15 岁以下者约 95％以脑缺血为首发症状，早期为短暂性脑缺血发作（TIA），以后出现永久性脑缺血表现。常表现为进行性智力低下、癫痫发作（9％）、轻偏瘫（92％）、头痛、视力障碍、语言障碍、不自主运动、精神异常、感觉障碍、颅神经麻痹、眼球震颤、四肢痉挛、颈部抵抗感等。

2. 出血性表现

多发生在成人组，为蛛网膜下腔出血、脑内出血或脑室内出血，表现为突然出现不同程度的头痛、头晕、意识障碍、偏瘫、失语、痴呆等。

二、辅助检查

（一）脑血管造影术

脑血管造影表现的特点为：①双侧颈内动脉床突上段和大脑前、中动脉近端有严重的狭窄或闭塞，以颈内动脉虹吸部 C_1 段的狭窄或闭塞最常见。②在基底节处有显著的毛细血管扩张网，即形成以内外纹状体动脉及丘脑动脉、丘脑膝状体动脉、前后脉络膜动脉为中心的侧支循环。③有广泛而丰富的侧支循环形成，包括颅内、外吻合血管的建立，基底节区形成十分丰富的异常血管网是本病的最重要的侧支循环通路。

（二）CT/CTA

烟雾病在 CT 扫描中可单独或合并出现以下几种表现。

（1）多发性脑梗死：可为陈旧性，亦可为新近性，并可有大小不一的脑软化灶。

（2）继发性脑萎缩：多为局限性的脑萎缩，血供越差的部位，脑萎缩则越明显，而侧支循环良好者，可没有脑萎缩。

（3）脑室扩大：约半数以上的患者出现脑室扩大，扩大的脑室与病变同侧，亦可为双侧，脑室扩大常与脑萎缩并存。

（4）颅内出血：以蛛网膜下腔出血最多见，脑室内出血亦较常见，多合并蛛网膜下腔出血，其中 30％的脑室内出血为原发性脑室内出血。脑内血肿以额叶多见，形状不规则，大小不一致。邻近脑室内者，可破裂出血，血肿进入脑室。

（5）强化 CT 扫描：可见基底动脉环附近的血管变细，显影不良或不显影。基底节区及脑室周围可见点状或弧线状强化的异常血管团，分布不规则。CTA 的典型表现为颅底动脉的狭窄或闭塞、侧支血管网形成以及双侧受累。

（三）MRI/MRA

MRI 可显示以下表现。

（1）无论陈旧性还是新近性脑梗死均呈长 T_1 与长 T_2，脑软化灶亦呈长 T_1 与长 T_2。在 T_1 加权像上呈低密度信号，在 T_2 加权像上则呈高信号。

（2）颅内出血者在所有成像序列中均呈高信号。

（3）局限性脑萎缩以额叶底部及颞叶最明显。

（4）颅底部异常血管网因流空效应而呈蜂窝状或网状低信号血管影像。MRA 可以确诊本病，并为无创检查，其特征性表现与脑血管造影一样，但是脑血管造影仍为确诊本病的金标准。

三、诊断

烟雾病这一诊断仅是神经放射学诊断，不是病因诊断，凡病因明确者，应单独将病因排在此综合征之前。仅根据临床表现是难以确诊此病的，确诊有赖于脑血管造影，有些患者是在脑血管造影中无意发现而确诊的。凡无明确病因出现反复发作性肢体瘫痪或交替性双侧偏瘫的患儿，以及自发性脑出血或脑梗死的青壮年，不论其病变部位位于幕上还是幕下，均应首先考虑到此病的可能，并且均应行脑血管造影。

四、鉴别诊断

（一）脑动脉硬化

因脑动脉硬化引起的颈内动脉闭塞患者多为老年，常有多年的高血压、高血脂史。脑血管造影表现为动脉突然中断或呈不规则狭窄，一般无异常血管网出现。

（二）脑动脉瘤或脑动静脉畸形

对于烟雾病出血引起的蛛网膜下腔出血，应与动脉瘤或脑动静脉畸形相鉴别。脑血管造影可显示出动脉瘤或有增粗的供血动脉、成团的畸形血管和异常粗大的引流静脉，无颈内动脉狭窄、闭塞和侧支循环等现象。故可资鉴别。

五、治疗

（一）急性期治疗

一般情况下在急性期多采用保守治疗，治疗措施与其他脑血管病类似。但应考虑到缺血与出血并存的特点，决定具体治疗方法。对于出血组患者，若脑实质内血肿较大造成脑受压应外科手术清除血肿，若伴有脑积水的脑室内出血可考虑行脑室体外引流术。

1. 一般治疗

加强营养和护理，严秘观察病情的变化等。

2. 病因治疗

对于病因明确者，要同时针对病因进行治疗。例如，钩端螺旋体感染所致者，应首先应用大剂量青霉素治疗；如为结核性脑膜炎所致，应及时给予抗结核药物治疗；合并动脉瘤或脑动静脉畸形者，应考虑手术治疗。

3. 控制脑水肿、降低颅内压

常用的脱水药物有 20%甘露醇，用法为每次 1～2 g/kg，每 4～6 h 1 次，连用 1 周左右，根据病情变化调节用量。亦可用复方甘油注射液，此药降低颅内压后无反跳现象，一般每次 250～500 mL，每 6～12 h 1 次。心肾功能不全者可用速尿，每次 0.5～1 mg/kg，每 6～8 h 1 次。

4. 扩血管药物的应用

恰当合理的应用脑血管扩张剂是有益的，但有些情况下不宜采用。

（1）脑梗死急性期，在脑水肿出现之前，在发病后 24 h 之内可适当应用脑血管扩张剂。

（2）发病 3 周后脑水肿已消退，亦可适当应用脑血管扩张药物。

（3）对于出血患者在发病后 24 h 至 2 周内，存在脑水肿和颅内压增高时或有血压下降合并颅内占位性病变等，均禁用脑血管扩张药物。常用血管扩张剂有 5%小苏打，每次 5～6 mL/kg，静滴，每日 1 次，或成用罂粟碱每次 1～1.5 mg/kg，加于 5%葡萄糖内静滴，每日 1 次，1～2 周为 1 疗程。亦可用川芎嗪注射液 20～40 mg加于 5%葡萄糖内静滴，每日 1 次，7～10 d 为 1 疗程。烟酸 25～50 mg，每日 2～3 次口服等。

（二）恢复期治疗

1. 超声治疗

发病后，若患者意识障碍较重，颅内压明显增高，暂不做超声治疗，经过脱水等治疗后，意识清楚和精神较好时（发病 10 d后）可采用超声治疗。若患者无意识障碍应及早采用颅脑超声治疗。超声部位可选耳前上区、前中区。声强用 7.5～15 kW/m²，每天 1 次，每次 20 min，连续 5～10 d 为 1 疗程。休息 2～5 d 再行第 2 疗程。

2. 体疗

对于恢复期患者，加强功能锻炼是很重要的。应该注意早锻炼。既要持之以恒又要循序渐进。根据病情选择锻炼方法。

（三）手术治疗

1. 手术适应证

一般认为病程相对较短，病变范围小，尚未出现不可逆神经症状者可考虑手术治疗或经内科治疗后仍反复发作或疗效不佳者，亦可考虑手术治疗。但是以缺血发作为主的小儿病例最适于外科治疗，成人病例术后常再出血，因此是否手术尚无定论。

2. 手术方式

常用手术方式有以下 4 种。

（1）颅内外血管吻合搭桥术。主要为颞浅动脉－大脑中动脉吻合术及脑膜中动脉－大脑中动脉吻合术。

（2）非吻合搭桥术。此类术式不做血管吻合，手术极为简单，效果亦不次于吻合术，尤适于小儿病例常用的术式包括颞肌－血管联合术、颞浅动脉贴敷术、硬膜翻转贴敷术等。

（3）大网膜颅内移植术。适用于颅内外动脉吻合术或移植血管吻合术失败者，以及颅内皮层动脉广泛闭塞者。

（4）颈交感神经切除术。即颈部血管周围交感神经剥离及上颈部交感神经切除术。

3. 术式选择

小儿患者以非吻合搭桥术为首选，其他术式均可试用或分组联合应用；成人多用颞浅动脉－大脑中动脉吻合术加颞肌－血管联合术。

4. 术后并发症

包括：①慢性硬膜下血肿。可能与脑梗死部位高度脑萎缩及使用阿司匹林等抗血小板制剂有关。②吻合部脑内血肿。可能与吻合受血动脉壁菲薄破裂及术后高血压有关。③缺血症状。可能与受血动脉过细，吻合困难，颞肌压迫脑组织，吻合时血流暂时阻断，原有侧支循环被破坏以及术中低碳酸血症等因素有关。④其他不良反应。术后可引起头痛、癫痫等。

第五章

脊髓疾病

第一节　脊髓损伤

脊髓损伤约占全身各部位创伤的 $0.2\%\sim0.5\%$，在脊柱骨折中约占 20%。脊髓损伤可分为开放性和闭合性两类，前者主要包括钝器伤和火器伤，后者可因暴力直接作用于脊柱或作用于身体其他部位再传导至脊柱，造成骨折或脱位而伤及脊髓，无骨折或脱位的脊髓损伤则可能为挥鞭样损伤或脊髓血液供应障碍等。脊髓损伤的死亡率近年来已降至 5% 以下。

一、临床表现和辅助检查

（一）外伤史

可为屈曲性损伤、伸展性损伤、挥鞭性损伤、刀戳伤和火器伤。伤后立即出现损伤水平以下运动、感觉和括约肌功能障碍，脊柱骨折的部位可有后突畸形，伴有胸、腹脏器伤者，可有呼吸、休克等表现。

（二）脊髓震荡

表现为不完全性神经功能障碍，持续数分钟至数小时后恢复正常。

（三）脊髓休克

损伤水平以下感觉完全消失，肢体迟缓性瘫痪、尿潴留、大便失禁、生理反射消失、病理反射阴性，持续时间依损伤严重程度而不同。一般多需 $2\sim4$ 周或更长。

（四）脊髓完全性损伤

休克期过后表现为损伤平面以下肌张力增高，腱反射亢进，出现病理反射，自主运动及感觉完全消失。

（五）脊髓不完全性损伤

可在休克期过后，亦可在伤后即现。表现为损伤平面以下感觉、运动和直肠膀胱括约肌功能部分丧失。

（六）辅助检查

（1）神经影像学检查。①X线片：脊柱X线正、侧位片，检查脊柱损伤的水平和脱位情况，椎体有无骨折，并根据脊椎骨受损位置估计脊髓受损程度。②CT：可显示骨折部位，有无椎管内血肿，并可行三维重建。③MRI：可清楚显示脊髓受压及损伤程度、性质、范围，有无出血以及晚期出现外伤性脊髓空洞及软化灶。

（2）神经电生理检查。

（3）腰椎穿刺：奎氏试验并了解脑脊液是否含血。

二、诊断

脊髓损伤的诊断主要依赖受伤史、临床表现和辅助检查。在辅助检查中，X线片、CT和MRI均有诊断价值。体感诱发电位检测可判断脊髓损伤的程度和预后：伤后完全不能引出诱发电位，且连续数周不恢复者，提示为完全损伤，预后不佳；伤后尚能引出诱发电位，或经过一段时间逐步出现者，为不完全损伤，脊髓功能有望恢复或部分恢复。闭合性损伤诊断应包括：①脊髓损伤的水平节段、程度。②脊柱损伤的水平、骨折类型、脱位情况。③脊柱的稳定性。

三、治疗

除所有外伤患者的一般抢救措施外，一定要注意现场急救时正确的搬运方法，它对于防止加重脊髓损伤有极其重要的意义。禁止单人搬动患者，搬运时尽可能使患者平抬平卧，切忌使患者屈曲或扭曲，应用木板床或硬担架运送，颈段损伤，还应适当牵引头部并固定颈部，尽快送专科医院治疗。治疗原则是：早期综合治疗、手术复位、固定、解除压迫、防治并发症、早期康复训练。

（一）闭合性脊髓损伤

1. 非手术治疗

颅骨牵引、颈胸支架、手法整复、姿势复位；药物治疗：大剂量激素、甘露醇，防止脊髓水肿及继发性损伤；条件允许下，及早行高压氧治疗。

2. 手术治疗

包括复位、融合固定和减压。不少学者认为，对脊髓受压，或脊髓不完全损伤但症状进行性加重，或脊柱不稳定者，应行减压和融合固定。减压手术一般采用前方入路，因为脊柱骨折引起的脊髓损伤，大多来自压缩和脱位的椎体、粉碎骨折块或突出的间盘。但在棘突、椎板骨折压迫脊髓，合并有椎管内血肿，需作脊髓切开，或拟行马尾神经缝合移植者，应取后方入路。手术时机尚有争议：多数学者主张及早手术，但也有学者认为早期手术可能加重神经损伤。

（二）脊髓火器伤

先处理合并伤，积极抗休克，早期应用抗生素，及早实施清创术，椎管内有异物及血肿，压迫脊髓及脑脊液严重者行椎板切除术。

目前，脊髓损伤的治疗效果仍不理想。随着神经移植技术和分子生物学的迅速发展，利用低等动物进行的移植治疗和基因治疗在实验室已取得重要进展，给临床脊髓损伤的治疗带来了希望。

第二节　椎间盘突出

椎间盘突出是指由于外伤和退行性改变，椎间盘纤维环破裂，髓核脱出压迫神经根和脊髓，造成疼痛和神经功能障碍。临床常见为腰椎间盘突出，其次为颈椎间盘突出。

一、腰椎间盘突出

（一）临床表现

（1）首发症状可能是背痛，几天或几周后逐渐加重，有时是突然产生根性疼痛，通常伴随着背痛的减轻。

（2）很少能够明确促发因素，一半患者有外伤史。

（3）屈膝屈股时疼痛减轻。

（4）患者通常避免过多活动，然而一个姿势（坐、站或卧）保持过久也可能会加重疼痛。

（5）咳嗽、打喷嚏或用力排便时疼痛加重。

（6）膀胱综合征：排尿困难、用力排尿或尿潴留。膀胱感觉减退可能是最早期的发现，以后出现"刺激"症状包括尿急、尿频、残余尿增多。

（二）神经根病变的体格检查

1. 体征

（1）下肢放射性疼痛。

（2）运动力弱。

（3）皮区域性感觉改变。

（4）反射改变：精神因素可能影响对称性。

2. 阳性神经根张力增高的体征

（1）Lasegue征：即直腿抬高（SLR）试验。可以协助区分坐骨神经痛与髋部病变产生的疼痛。试验方法：患者仰卧，由足部抬起患肢，直到引出疼痛（应当在＜60°时出现，神经张力在这个角度之上不增加）。阳性结果包括腿痛或疼痛区域的感觉障碍（单纯背痛不符合）。

（2）Ram试验：患者仰卧，膝部轻度屈曲的状态下，抬高有症状的腿，接着伸展膝部。结果与SLR相似。

（3）叉直腿抬高试验即Fajersztajn征：不痛的腿直腿抬高，造成对侧下肢疼痛（抬高的程度通常需要＞疼痛一侧）。比SLR特异性高，但敏感性差。

（4）牵拉试验，即反向直腿抬高：患者俯卧位，检查者手掌放于腘窝，膝部最大限度背屈。

（5）弓弦征：SLR 时出现疼痛，屈膝使足部降低至床面，保持髋部屈曲。

（6）位膝部伸展试验：患者坐位，双髋和膝部屈曲 90°，缓慢伸展一侧膝部。

（三）辅助检查

1. X 线平片

病变椎间隙变窄。

2. MRI

为最佳选择，对腰椎间盘突出诊断特异性和敏感性优于 CT 和 CT 加脊髓 X 线摄影。

3. CT

对突出椎间盘，敏感度是 80%～95%，特异性是 68%～88%。影像表现包括：硬脊膜外脂肪缺失及鞘囊突起缺失。

4. 脊髓 X 线造影

敏感性 62%～100% 以及特异性 83%～94%，结合脊髓造影后 CT 扫描（脊髓 X 线造影/CT），敏感性和特异性明显增加，疝出的椎间盘在椎间盘水平产生硬脊膜外充盈缺损，巨大椎间盘突出或严重腰椎管狭窄可能产生完全或接近完全的梗阻。

5. 椎间盘造影术

将水溶性造影剂直接注射入硬脊膜外或所要观察的椎间盘髓核中，表现为充盈缺损。

二、颈椎间盘突出

按椎间盘突出位置分为 3 型：中央型、外侧型和前外侧型。临床常见为 $C_{6\sim7}$ 椎间盘突出。

（一）临床表现（表 5-1）

（1）疼痛性的颈部活动受限。

（2）神经根症状。

（3）脊髓受压症状。

（二）辅助检查

（1）MRI：是对颈椎间盘突出（HCD）进行最初评估的方法，有效性＞95％。

表 5-1　颈椎间盘综合征临床表现

症状	颈椎间盘			
	$C_{4\sim5}$	$C_{5\sim6}$	$C_{6\sim7}$	$C_7\sim T_1$
占颈椎间盘百分比	2％	19％	69％	10％
受压神经根	C_5	C_6	C_7	C_8
消失的腱反射	三角肌和胸肌	肱二头肌和肱桡肌	三头肌	指反射
运动力弱	三角肌	前臂屈肌	前臂伸肌（垂腕）	手内部肌
感觉异常和感觉减退	肩	上臂、拇指	第2、3手指，所有的指尖	第 4、5 手指

（2）CT和脊髓X线造影/CT：当不能行MRI时；当MRI的清晰度和质量不充分时；或当需要更多的骨质细节信息时。

（3）脊髓X线：正侧位、动力位及双斜位。

三、治疗

（一）非手术治疗

（1）卧床休息：半仰卧可减少神经根压力和（或）椎间盘内的压力，来减少症状。同时也减少了引起疼痛运动。长时间卧床休息（＞4 d）对患者不利（产生力弱、僵直，增加疼痛）。

（2）活动：逐渐增加锻炼强度，建立活动目标，以便将注意力放在全部功能状态的可预期恢复上。不要经常提重物、久坐、弯腰或转腰。

（3）药物：止痛药、非甾体类抗炎药、肌肉弛缓药、类固醇和抗抑郁药（治疗慢性腰背疼痛有效）。

（4）牵引：牵引重量为体重的 25％，但临床效果有限。

（5）脊柱推拿治疗：定义为手法治疗。

（6）物理疗法：包括热（包括电热疗法）、超声。

（二）手术治疗

（1）腰椎间盘突出手术适应证为：①症状持续时间≥4～8 周患者。存在"危险信号"，如马尾综合征，进行性神经功能缺损等，适当止痛药治疗不能控制疼痛。②症状持续≥4～8 周，坐骨神经痛症状严重并造成残疾，不随时间延长而改善，放射线照相所发现异常与病史及体格检查表现相符。常用的术式包括经椎板间入路间盘切除术（PLIF）、经椎间孔入路手术切除术（TLIF）、显微间盘切除术、经侧方椎间孔外入路间盘切除术和经皮间盘切除术。经皮间盘切除术需借助椎间盘镜。1997 年 Smith 和 Foley 又发明了显微内镜下椎间盘切除系统，能更清晰直视术野结构，更精确地摘除突出间盘组织，已成为当今最普及最成功的脊柱微创手术。椎间盘突出手术的另外一项进展是人工间盘植入，既能增强脊柱的稳定性，又不影响脊柱活动，还有缓冲减震功能，符合生理要求。但病例选择较严格，目前尚存争议。

（2）颈椎间盘突出仅有神经根症状者首选非手术治疗，应用适当的止痛药、抗炎药以及间断颈部牵拉；症状严重，非手术治疗无效，或出现脊髓受压表现者，应手术治疗。外侧型可经椎板钻孔（后方入路）切除，前外侧型或中央型多取前方入路手术切除合并使用前路钢板固定融合或人工椎间盘置换。

（3）术后处理：①卧床休息 2～3 周。②护理：轴向翻身，需要时导尿等。③并发症处理：主要为感染、神经损伤、脑脊液漏、椎间盘突出复发。

第三节　脊髓空洞症

脊髓空洞症是一种慢性进展性的脊髓退行性病变，其病因可能与颅颈交界处蛛网膜下隙梗阻引起颅内与脊髓蛛网膜下隙脑脊液循环障碍有关。通常伴有小脑扁桃体下疝畸形、Dandy-Wallker综合征、颅颈交界区发育异常等先天性畸形，也可继发于后天性病理过程，如第四脑室出口和颅内炎症引起的蛛网膜广泛粘连、脑干、第四脑室、颅底肿瘤等。

脊髓空洞症最常见于颈髓，其次为胸髓，很少累及腰髓。病变脊髓外观可能正常，也可出现受累节段的脊髓增粗或萎缩变细现象。空洞可为连续性，也可为节段性，空洞之间有厚薄不一的胶质纤维隔或正常脊髓组织，将空洞相互隔开。空洞的形状多不规则，早期可能只影响脊髓灰质的前联合，随着空洞的扩大，逐渐影响后角，可呈对称性或不对称性的累及脊髓前角，在横段面上最终可见影响到单侧脊髓或整个脊髓。显微镜下，空洞壁由胶质细胞和胶质纤维组成，周围神经组织多有水肿。部分空洞壁可被覆不完整的室管膜上皮细胞。空洞形成的时间不同，空洞壁的厚薄也不一致，有时可见管壁呈现透明性变的异常血管。空洞内含有无色透明的液体，其成分与脑脊液相似。少数空洞内液体因蛋白含量较高，液体呈淡黄色。

一、临床表现和影像学检查

（一）症状与体征

男女比例约为 3：1，多在 20～30 岁发病。临床症状进展缓慢，部分患者的症状可多年不再进展，或呈波浪状逐渐加重，一部分患者进展较快。脊髓空洞症的临床表现多变，主要取决于空洞影响的部位和范围。最常见是感觉障碍、长束症状和营养障碍。

1. 感觉障碍

感觉障碍是最常见、也是最早出现的症状。典型特征是分离性感觉障碍，呈节段性或传导束性，表现为单侧上肢或躯干的某一局部烧灼性疼痛及痛觉、温度觉障碍，而精细触觉和深感觉存在（马甲型或半马甲型分离性感觉障碍）。但真正典型的分离性感觉障碍并不多见。随着病变的发展，感觉障碍的范围逐渐扩大，患者可能因冻伤、烫伤或割伤而不出现疼痛感觉。空洞影响到脊髓丘脑束时，出现神经束性感觉障碍，表现为损害平面以下的对侧躯干和肢体的痛觉和温觉减退或消失。

2. 运动障碍

空洞影响脊髓前角后，出现相应节段的肌肉萎缩和肌束颤动。颈膨大区空洞影响前角时，可出现单侧或双侧手和前臂肌肉萎缩，尤其是骨间肌、鱼际肌和前臂尺侧肌肉的萎缩表现更为明显。疾病发展至中期和后期，逐渐影响上肢、肩胛带和胸部的其他肌肉。受累节段出现下运动神经元性损害，多表现肌张力和腱反射减退或消失。疾病晚期可影响皮质脊髓束，出现受累节段以下锥体束损害征象，表现为双下肢痉挛性瘫痪、肌张力增高和腱反射亢进，并出现病理反射等。

3. 营养障碍

营养障碍是本病的特征之一，病变影响脊髓侧角时，可出现交感神经中枢功能异常，表现为 Horner 征，受累节段汗液分泌异常以及皮肤营养障碍等，皮肤光泽消失，有增厚、变薄、角化过度或无痛性溃疡等出现，同时受累区域出现多汗或无汗症等。也可因神经营养障碍而出现关节的异常表现，如夏科（Charcot）关节病，原因是由于神经感觉功能丧失，局部软组织和神经营养障碍，导致关节囊和韧带松弛及骨质代谢不良，在反复机械性损伤的基础上发生关节软骨破坏和软骨下骨质硬化、碎裂及半脱位。检查可发现关节肿大、骨质脱钙、骨皮质萎缩、活动范围增大、活动时有骨擦音等，但无疼痛。X 线检查可见骨质萎缩、脱钙、骨碎片和骨关节面的破坏等。多见于肩、肘关节，其他关节如手部各关节、颞下颌关节、胸锁关节和下肢各关节，也均可发生，若发现有该病时，应进一步进行检查，以排除脊髓空洞症的存在。

（二）影像学检查

MRI 检查可确诊。可显示空洞的大小、形态和影响节段、空洞之间的薄层纤维分隔。空洞内因含类似脑脊液的液体，在 T_1WI 上表现为低信号，T_2WI 上表现为高信号。空洞可位于脊髓中央，也可偏离中央，边缘多系较规则的管状扩张，但也可表现为不规则的空洞。部分空洞内因蛋白质含量较高，在 T_1WI 上表现较脑脊液信号稍高、在 T_2WI 上较脑脊液信号稍低，或高、低不均的信号。少数脊髓空洞症在 T_2WI 上可见到脊髓空洞内表现为流空现象，这是因空洞内液体与脑脊液循环相通，由于空洞内液体的搏动性所造成的信号缺失。除此之外，MRI 检查还能显示与空洞共存的病理学改变，如颅颈交界区畸形、小脑扁桃体下疝畸形等。

二、治疗

脊髓空洞症究竟采取内科治疗还是外科治疗，尚无一致意见。多倾向于外科治疗。目前采用的很多外科治疗措施，确实能使绝大多数患者空洞不再发展、减小甚或消失，从而达到有效保护脊髓功能的作用。凡是张力性脊髓空洞症患者，或脊髓空洞症伴有颅颈交界区蛛网膜下隙梗阻性病变（如颅颈交界区畸形或小脑扁桃体下疝畸形）的患者，均可视为手术适应证。除有其他不适应手术的禁忌证（如严重心血管病变等）外，本病无绝对禁忌证。但对晚期脊髓空洞症的患者，脊髓实质已变得菲薄，患者临床上有显著的神经功能障碍者，手术难以奏效，可视为手术相对禁忌证。

目前尚缺乏统一的治疗标准。对脊髓空洞症成因认识的深化，已使对其手术治疗的方式有所改变。过去对脊髓空洞症手术治疗重点放在如何解决已形成的空洞上，但是实践证明，其效果并不很理想。随着对本病认识的深入，颅颈交界区畸形、小脑扁桃体下疝畸形等引起的颅颈交界区蛛网膜下隙梗阻被认为是本病形成的主要原因后，针对这些现象采取的手术方式（如颅后窝减压及颅颈交界区蛛网膜下隙疏通术等），均取得了良好效果，甚至单纯颅后窝减压术也收效甚佳。

空洞分流术是脊髓空洞症最常采用的治疗措施之一，手术方式也衍生出很多种类，目的是将空洞内液体引流到脊髓蛛网膜下隙或低压体腔内。根据术前 MRI 的检查结果，选择一个合适的脊髓平面（一般是在空洞最为宽大处），切除该平面的椎板，并将脊髓切开。进入空洞后，将特制的 T 型硅胶管的一端置入空洞腔内，另一端固定在低于该平面的蛛网膜下隙中，即空洞与蛛网膜下隙分流术。也可通过皮下隧道，将分流管的远端引入胸膜腔或腹膜腔内，即所谓的空洞与胸腔（腹腔）分流术。

第四节　椎管内肿瘤

椎管内肿瘤又称为脊髓肿瘤是指发生于脊髓本身及椎管内与脊髓邻近的组织（如脊神经根、硬脊膜、脂肪组织、血管和先天性残留组织等）的原发性或转移性肿瘤的总称。椎管内肿瘤发病率从0.9/10 万～2.5/10 万不等，大约是颅内肿瘤发病率的 1/7～1/10。可发生于任何年龄，发病年龄高峰为 20～50 岁。除脊膜瘤外，椎管内肿瘤男性较女性发病率略高，约为 1.6：1。

一、分类

有多种分类。

（一）按肿瘤与硬脊膜及脊髓的关系

可分 3 类包括硬脊膜外肿瘤、髓外硬脊膜下肿瘤和髓内肿瘤。硬脊膜外肿瘤约占椎管内肿瘤总数的 25%，大多为恶性肿瘤；髓外硬脊膜下肿瘤最常见，约占 51%，主要为神经鞘瘤及脊膜瘤，少数为先天性肿瘤；髓内肿瘤约占 23.8%，主要为室管膜瘤和星形细胞瘤。

（二）按肿瘤生长的部位分类

可分为颅颈交界区、颈段、胸段、腰段与骶尾段肿瘤，有的肿瘤为超节段生长。肿瘤可发生于自颈髓至马尾的任何节段，位于胸段者最多。

（三）按肿瘤性质与组织学来源分类

分为良性肿瘤与恶性肿瘤。前者有神经鞘瘤、脊膜瘤、皮样囊肿、表皮样囊肿、脂肪瘤及畸胎瘤等；后者有胶质细胞瘤、侵入瘤及转移瘤等。

（四）按肿瘤发生的数量

可分为单发与多发，以单发者多见，少数为多发。

（五）按肿瘤发生来源分类

可分为原发性与继发性。

二、临床表现

（一）首发症状

任何类型的椎管内肿瘤神经根痛是最常见的首发症状，运动障碍、感觉异常分别为第二和第三位，以括约肌功能障碍为首发症状者极少见。

（二）分期

脊髓是中枢神经系统传入和传出通路的集中处，又包含各种脊髓反射中心。脊髓位于骨性椎骨内，当椎管内发生肿瘤时，由于椎管本身无扩张性，很容易造成对神经根的刺激与脊髓的损害，而出现相应的神经系统症状，通常可分为3个时期。

1. 神经根刺激期

神经根刺激期是疾病的初期，肿瘤较小，主要表现为相应结构的刺激症状，最常见症状是神经根痛，沿根性分布区扩展，在肢体呈线状分布，在躯干呈带状分布，随着牵张或压迫的加重，疼痛可逐渐加剧。当咳嗽、用力、屏气、大便时疼痛加重。疼痛的区域固定，部分患者可出现"夜间疼痛"或"平卧痛"，此为椎管内肿瘤特征性表现之一。疼痛产生的原因有：①脊神经后根或脊髓后角细胞受刺激，是引起疼痛的主要原因。②脊髓感觉传导束受刺激。③硬脊膜受压。④体位改变而牵拉脊髓。疼痛可持续在整个病程的发展中。硬脊膜外转移癌的疼痛最严重，范围也广。髓内肿瘤的疼痛除与感觉传导束受损外，肿瘤可挤压后角间接将脊神经后根压于椎管而引起。根性疼痛常见于髓外肿瘤，以颈段和马尾部肿瘤为明显；而在髓内肿瘤则极为罕见。如果肿瘤位于脊髓腹侧，可无根性疼痛，而出现运动神经根的刺激症状，表现为受压节段或所支配肌肉的抽动（肌跳），伴肌束颤动、运动不灵或无力等。这种肿瘤早期对神经根的刺激所致的感觉、运动异常，由于部位明确、固定，对定位诊断很有意义。

2. 脊髓部分受压期

在神经根刺激症状的同时或之后出现脊髓传导束受压症状。由于髓外肿瘤尤其是神经纤维瘤对脊髓的压迫逐渐加重，发展为脊髓半切综合征，表现为同侧运动障碍及深感觉障碍，对侧病变平面2~3个节段以下的痛温觉丧失，双侧触觉正常或减退。此综合征在髓内肿瘤极为罕见。腰髓以下病变不引起这一综合征。从脊髓的前面或后面正中生长的髓外肿瘤也无此症状，而只有两侧基本对称的感觉减退和肌力减弱，并逐渐加重。

3. 脊髓瘫痪期

不完全性瘫痪逐渐加重，最终至完全性瘫痪。在肿瘤平面以下深浅感觉丧失，肢体完全瘫痪，自主神经功能障碍如括约肌功能障碍，并可出现皮肤营养不良征象。瘫痪的肢体可出现静脉瘀血或水肿，此期容易发生骶尾部压疮。

在分析运动和感觉传导障碍时，应注意它们发展的顺序和方向，有助于鉴别髓内与髓外肿瘤。脊髓的麻痹可分为上行性和下行性两类。由于脊髓内感觉及运动通路的纤维排列层次关系，上行性麻痹的特点是运动和感觉障碍是从肢体的远端开始的，因为最初肿瘤的压迫仅累及脊髓最表面的长传导束纤维，而后才影响到深部的短传导束纤维。上行性麻痹常见髓外肿瘤。下行性麻痹常见于髓内肿瘤，其特点是感觉、运动障碍由上向下发展。因髓内肿瘤首先压迫的脊髓深部纤维。此外应注意会阴部的感觉障碍特征，髓外肿瘤后期，当肢体感觉消失时，在会阴部、外生殖器和肛门外常发现皮肤感觉、尤其疼痛感觉依然存在，而在髓内肿瘤感觉障碍常包括会阴部。

（1）运动障碍及反射异常：在肿瘤的平面，由于神经前根或脊髓前角受压而表现为支配区肌群下运动神经元瘫痪（弛缓性瘫痪，轻瘫）及反射减弱或消失，以颈膨大和腰膨大肿瘤更明显。

在肿瘤压迫平面以下，由于锥体束向下传导受阻而表现为上运动神经元瘫痪（痉挛性瘫痪，硬瘫）及反射亢进。圆锥和马尾部肿瘤因只压迫神经根，故只表现为下运动神经元瘫痪。

（2）感觉障碍：当感觉纤维受压而功能尚存时，主要表现为感觉不良和感觉错误，前者有麻木、束带或蚁行感等，后者有将冷误为热、抚摸误为刺痛等。当感觉纤维的功能完全被破坏后则产生感觉丧失，其最高界面常代表肿瘤的下界。感觉障碍平面可作为定位诊断的依据之一。

（3）自主神经功能障碍：最常见膀胱和直肠功能障碍，可伴有少汗、Horner综合征的瞳孔改变、血管舒缩和立毛反射异常等。膀胱反射中枢位于腰骶节脊髓内，故腰髓节段以上肿瘤压迫脊髓时，膀胱反射中枢仍存在，当膀胱充盈时可产生反射性排尿（自动性膀胱）；腰骶节段肿瘤使反射中枢受损，从而失去排尿反射产生尿潴留，但当膀胱过度充盈后可产生尿失禁（自律性膀胱）。腰节以上脊髓受压时产生便秘，腰节以下脊髓受压产生大便失禁。

（三）各类椎管内肿瘤的临床特点

1. 髓内肿瘤

其症状是由于直接干扰了脊髓内在的神经传导通路引起的。临床症状取决于肿瘤在脊髓中的矢状及轴状位置以及肿瘤生长的方向及速度。肿瘤在髓内呈浸润性缓慢生长，症状呈进行性加重，由于肿瘤从中心向外生长，故首先压迫深部长传导束，感觉障碍及运动麻痹是从瘤灶水平向下肢远端发展（下降型麻痹），并出现节段性感觉障碍或感觉分离的体征，即瘤灶平面以下痛温觉消失而触觉保存。因为骶部痛温觉纤维在外侧，故会阴区及肛门区痛温觉不受累，因此马鞍区感觉回避是髓内肿瘤的特征。膀胱及直肠括约肌功能障碍出现较早，椎管内梗阻较髓外肿瘤发展慢，脑脊液蛋白增高不如髓外肿瘤明显。

2. 髓外硬脊膜内肿瘤

疼痛是其最常见的症状。根性疼痛出现早且明显，常由一侧开始，疼痛可呈放射性或局限性疼痛，因脊髓受压所致的中枢性疼痛少见。可出现脊髓半切综合征，有时因肿瘤压迫脊髓移位使健侧压于骨壁上，出现病侧的痛温觉障碍，肿瘤对侧的运动和深感觉障碍。由于皮质脊髓束、脊髓丘脑束在脊髓的排列顺序从外向内为骶、腰、胸、颈，因此当脊髓外肿瘤压迫脊髓时，最先累及脊髓表面的长传导束，所产生的运动和感觉障碍是从下肢向上肢发展直达病变水平（上升型麻痹），括约肌症状出现较晚，但蛛网膜下隙梗阻出现较早，脑脊液蛋白含量常明显增高，腰椎穿刺后可使症状与体征加重。

3. 硬脊膜外肿瘤

早期可出现剧烈的疼痛，疼痛可在肿瘤部位或呈根性分布，后者常为两侧对称性，疼痛可先于神经功能障碍前几小时、几周甚至几个月，因此类肿瘤恶性者居多，故多数患者病程短、进展快。短期内即出现感觉障碍及截瘫，有时运动障碍先于感觉障碍，症状及体征常呈对称性。

三、诊断

椎管内肿瘤的诊断依靠病史、神经病学检查、脑脊液动力学与细胞学检查以及影像学检查。过去以脊髓造影发现脊髓蛛网膜下隙梗阻作为占位性病变的诊断依据。目前诊断主要根据脊柱与脊髓的 CT 扫描和 MRI 检查，特别是 MRI 检查能明确显示椎管内肿瘤的部位、大小及与邻近结构的关系，并以此查明多发病灶。

（一）病史与体格检查

脊髓压迫的基本临床特征是病程缓慢，呈进行性加重的节段性的脊髓长束压迫症状。节段性症状如病变节段的神经根痛，感觉过敏，以及下运动神经元性肌肉萎缩是早期可疑征象。脊髓长束受压如锥体束受压迫时，早期表现为步态异常或跛行，后期表现下肢痉挛瘫痪。除细致和反复的神经系统检查外，不可忽视全身的检查。如背部中线及其附近的皮肤有窦道或陷窝，常提示椎管内的病变是胚胎残余肿瘤等。怀疑转移性肿瘤时注意检查原发病灶。一旦确诊为脊髓肿瘤，则应进一步进行定位诊断。

（二）肿瘤平面定位

当脊髓的某节段受到肿瘤压迫性损害时，该节段的定位依据：①支配区域根痛，或根性分布的感觉障碍。②支配肌肉发生弛缓性瘫痪。③有关的反射消失。④自主神经功能障碍。

1. 高位颈髓（$C_{1\sim4}$）

表现为颈枕部放射性疼痛，强迫头位，颈项强直，四肢不全性痉挛性瘫痪，$C_{1\sim4}$以下躯体感觉障碍，膈神经受到刺激而引起呃逆，膈神经受损而出现呼吸困难，呼吸肌麻痹。

2. 颈膨大部（$C_5\sim T_1$）

双上肢呈软瘫，双下肢硬瘫，手、臂肌肉萎缩，肱二、三头肌腱反射消失，或 Horner 征，大、小便障碍。

3. 胸段（$T_{2\sim12}$）

表现为肋间神经痛，胸腹背部放射性疼痛和束带感。上肢正常，双下肢呈痉挛性瘫痪，腱反射亢进，腹壁反射减退或消失。T_{10}节段病变者可出现脐孔上移征（Beever 征）。感觉障碍平面位于 T_2 以下。

4. 圆锥部（$S_{3\sim5}$）

发病较急，会阴部及肛门区皮肤呈马鞍状感觉减退或消失，称鞍区感觉障碍。常伴有膀胱直肠功能障碍，性功能减退或消失。若肿瘤压迫邻近的马尾神经，可出现根性疼痛和下肢某部位的软瘫及感觉障碍。

5. 马尾（L_2 以下）

常有马尾综合征表现，剧烈根痛为最常见的早期症状。表现为腰骶部疼痛或坐骨神经痛，膝、踝反射消失，鞍区感觉减退。可有下肢的下运动神经元性瘫痪，感觉及运动障碍可先从一侧开始，逐渐波及对侧。括约肌功能障碍出现较晚，足底可有营养性溃疡。早期为单侧，随后表现为双侧。

（三）辅助检查

1. 腰穿及脑脊液检查

对诊断很有意义，作为常规检查项目。奎根试验阳性。脑脊液蛋白含量增高，而脑脊液细胞计数正常，即所谓蛋白细胞分离现象。椎管完全梗阻时，出现 Froin 征：脑脊液凝固及黄变。须注意腰穿后可能出现神经系统症状加重，颈段肿瘤可出现呼吸困难，甚至呼吸停止现象，须作好应急准备。

2. X 线

椎管管腔直径增加，椎间孔扩大，椎体后缘弧形压迹，椎体、椎弓根及邻近骨质吸收和破坏，椎管内钙化斑及椎旁软组织（肿瘤）影，脊柱弯曲异常等征象，都提示可能有脊髓肿瘤。

3. 脊髓造影检查

可以提供蛛网膜下隙是否有梗阻的直接影像学证据，并能确定梗阻平面及梗阻程度。硬脊膜外肿瘤表现为造影剂在此处变细并与硬脊膜一起移向肿瘤对侧，蛛网膜下隙两侧均变窄，阻端呈横截状或梳齿状。髓外硬脊膜下肿瘤表现为造影剂在此处变细并有移位，蛛网膜下隙在肿瘤侧增宽，而对侧变窄，阻端呈杯口状。髓内肿瘤表现为脊髓本身无移位，造影剂通过此处蛛网膜下隙时两侧对称性变细，阻端呈梭形。

4. 脊髓血管造影

一般不必要。

5. CT

能显示肿瘤与椎体及椎弓的关系，有无椎体及椎弓根骨质破坏，直接观察椎间盘及椎管内外的一些软组织结构，能显示脊髓肿瘤本身的密度和形态，区分囊性或实性肿瘤、肿瘤钙化等。脊髓造影 CT 扫描可在横断面上显示肿瘤与硬脊膜外、蛛网膜下隙和脊髓三者的关系，定位诊断更加准确。髓内肿瘤表现为脊髓增粗、蛛网膜下隙变窄；髓外硬脊膜下肿瘤显示脊髓移位、变形，蛛网膜下隙在肿瘤侧明显扩大，在肿瘤对侧变窄；硬脊膜外肿瘤显示脊髓移位、变形及双侧蛛网膜下隙变小。

6. MRI

MRI 是目前最有诊断价值的影像学检查方法。不仅能直接观察脊髓本身、蛛网膜下隙、椎骨、椎间盘等结构，而且能确定病变位置、大小、数目及其病变与脊髓、神经、椎骨的关系，其至可确定部分肿瘤的性质。

常见椎管内肿瘤的 MRI 特点。

（1）室管膜瘤：可发生在脊髓的任何节段，包括圆锥和终丝，好发部位为颈髓、圆锥。具有髓内肿瘤的一般信号特点，但注射 Gd-DTPA 后，可见肿瘤段内增强部分的边界相对比较明确，多个增强灶可不相连。

（2）星形细胞瘤：好发部位为颈胸交界处，肿瘤的头端和尾端常见低强度信号的囊肿，且注射 Gd-DTPA 后肿瘤段增强部分边界不很清楚，且多个增强灶可相连。

（3）脊膜瘤：T_1 相示等脊髓信号，信号均匀，边界清楚，可均匀增强，肿瘤有广基底与脊膜相连，并出现脊膜增厚和强化，呈"鼠尾征"。

（4）神经鞘瘤：以颈段多发，T_1 相示信号强度较脊髓的稍低，且信号欠均匀；增强均匀度不及脊膜瘤。肿块的基底部位于椎间孔水平者可视为神经鞘瘤的一个特点。

（四）鉴别诊断

髓内、外肿瘤的鉴别诊断如表 5-2。

四、治疗

（一）治疗原则

目前唯一有效的治疗手段是手术切除。椎管内肿瘤尤其是髓外硬膜内肿瘤属良性，一旦定位诊断明确，应尽早手术切除，多能恢复健康。髓内室管膜瘤术中借助于显微镜有利于肿瘤完全切除。髓内胶质细胞瘤与正常脊髓分界不清，只能部分切除，但必须充分减压，缓解脊髓压迫症状，以获得较长时间症状缓解。硬脊膜外的恶性肿瘤，如患者全身情况好，骨质破坏较局限，也可手术切除，术后辅以放射治疗及化学治疗。

表 5-2　髓内和髓外肿瘤的鉴别诊断

	髓内肿瘤	髓外肿瘤
常见病理类型	神经胶质瘤，室管膜瘤	神经纤维瘤，脊膜瘤
病程	长短不一，一般病程短，胶质瘤囊性变时可进展加速	较长，进展缓慢，硬膜外转移性肿瘤呈急性病程
根痛	少见，多为烧灼性痛，少有定位意义	多见，且有定位意义
感觉改变	病变节段最明显，由上向下障碍，呈节段性，有感觉分离改变	下肢的脚、趾感觉改变明显，由下向上发展，少有感觉分离
运动改变	下运动神经元症状明显，广泛肌萎缩，锥体束征，出现晚且不显著	下运动神经元症状的早期只限所在阶段，锥体束征出现早，且显著
脊髓半切征	少见或不明确	多且典型，症状先限于一侧
自主神经障碍	较早出现且显著	较晚出现且不显著
椎管梗阻改变	出现较晚，且不明显	出现较早且明显
腰穿放液后反应	症状改变不明显	肿瘤压迫症状加重
脑脊液蛋白改变	增高不明显	明显增高
椎管骨质改变	较少见	较多见

（二）手术目的及适应证

切除椎管内肿瘤，解除对脊髓、马尾神经的压迫，恢复神经功能。对于肿瘤不能全切，敞开硬脊膜行去椎板减压，缓解肿瘤对脊髓或马尾神经的压迫。

1. 椎管内良性肿瘤

如脊髓神经鞘瘤、脊膜瘤等，以早期手术为好。单发的一期手术切除；多发性肿瘤，可按其部位，通过一个切口或者多个切口，一期或分期完成多个肿瘤切除。哑铃型肿瘤也可一期或分二期手术切除，应首先切除椎管内肿瘤部分，以解除肿瘤对脊髓的压迫，减少神经损害，再切除椎管外肿瘤部分。

2. 髓内肿瘤

其手术时机尚有争议，多数认为在出现中度神经病损时手术较适当。脊髓内室管膜瘤、血管网状细胞瘤、部分神经鞘瘤与周围组织边界清晰，应手术全切除。星形细胞瘤与周围组织无明显界线，要做到真正全切除是不可能的。在成人，切除范围对预后的影响不明显；在儿童，脊髓内星形细胞瘤多分化良好，其临床发展类似小脑星形细胞瘤，手术应做到广泛切除减压。髓内脂肪瘤属软脊膜下肿瘤，要做到全切除几乎是不可能的，因为肿瘤紧贴或侵入脊髓组织，通常要求切除包被肿瘤的软脊膜，范围要够大。大部分切除肿瘤有效内减压后，即可较长时间控制肿瘤生长和病情恶化。

3. 椎管内转移瘤

全身情况可以支持手术者；脊髓受压较明显且为单发者；有较剧烈疼痛且又经各种非手术疗法无效者；原发癌已经切除后出现的转移灶；病理诊断尚不明确，不能排除其他肿瘤者。

（三）禁忌证

（1）严重冠心病、糖尿病，凝血功能严重障碍者，肝功能、肾功能特别低下，全身情况不良，有恶病质，患者处于全身衰竭状态不能耐受手术者。

（2）脊髓恶性肿瘤晚期，肿瘤无法切除者，不适于手术。

（3）脊髓肿瘤晚期，脊髓功能已受到严重损害，完全截瘫3个月以上，手术切除肿瘤也难以使瘫痪恢复者，手术与否，结合年龄、全身情况确定，并且要尊重患者和家属的意愿。

（4）全身或手术部位有急性炎症者。

（5）合并全身广泛转移的椎管内转移瘤；虽为转移瘤但无脊髓受压症状者；原发性恶性肿瘤已属晚期不能根治处理；发病72 h内已出现完全弛缓性截瘫，病情迅速恶化以及椎管内转移癌范围广泛者均不适宜手术。

第六章
功能神经外科疾病

第一节 疼 痛

疼痛至今没有一个确切的定义，一般讲是指人体组织受到伤害性刺激，产生一种不适的感觉和反应。疼痛和疾病密切联系，前者是后者的常见症状，后者因前者而被发现。因此，提高人们对疼痛的认识，具有重要意义。疼痛由特定感觉神经元传递，将痛觉刺激传递到中枢神经系统的某些部位。疼痛的程度与损伤的严重程度不完全相关。疼痛信息的传递和人体对它产生的反应受到中枢神经系统的调节，精神因素如情绪、焦虑等也参与。

一、生理解剖基础

（一）一级传入神经元

痛觉神经元是对痛觉刺激产生反应的神经元。一级痛觉神经元，又称痛觉的周围神经元，它们分布于周围组织。绝大多数的痛觉感受器是由细而薄的有鞘膜轴突（在皮肤为 A-delta 类，在肌肉为Ⅲ类）或无鞘膜轴突（C 或Ⅳ类）组成。以针刺、高温或电流给予皮肤一次非常短暂的伤害性刺激，可引起双重疼痛反应。刺激后立即出现对刺激定位、范围、强度等明确而清晰的皮肤刺痛，称为第 1 痛或快痛，持续不到 50 毫秒。稍后出现呈烧灼样，强度逐渐增大，弥散放射，令人感到不适和难以忍受，称为第 2 痛或慢痛。第 1 痛由 A-delta 类纤维传递，第 2 痛由 C 类纤维传递。

痛觉周围神经元的细胞体位于脊神经后根神经节和第Ⅴ、Ⅶ、Ⅸ、Ⅹ脑神经的相应感觉神经节内。过去认为一个感觉神经元只发出 1 个中枢突起和 1 个周围突起。目前发现每个周围感觉神经元可发出 2 个中枢突起和（或）2 个周围突起。一般中枢突起经后根进入脊髓，少数经前根止于后角。

1. 体表痛觉感受器

体表痛觉感受器对热、冷、机械和化学刺激起反应。体表痛觉感受器呈多样性，主要为多形 C 类纤维痛觉感受器。这些纤维易对机械和热刺激起作用，平均热阈值为 42 ℃。A 纤维的机械热痛觉感受器阈值较高（Ⅱ型为 45 ℃，Ⅰ型为 53 ℃）。近来发现存在所谓的"静息"痛觉感受器和机械不敏感的传入神经，它们对正常组织不敏感，而对炎症介质相当敏感。

在正常组织中，热痛觉反应与刺激 C 类机械痛觉感受器纤维动作电位的强度一致。皮内注射辣椒素引起痛觉，其强度与热、机械痛觉感受器的放电一致。在周围神经的皮内束刺入微电极，记录微电图，发现一级传入神经元的动作电位发放与人的感觉相关。单次或低频率的刺激一级传入神经元不足以引起痛觉。刺激频率超过每秒 3 次产生痛觉，痛觉强度与刺激频率相平行，疼痛感觉是持续性的，而非间断性的。微电极刺激引起疼痛的投射区与在自然状态下刺激神经末梢所引起的是一致的。刺激 A-delta 痛觉传入神经引起刺痛，电刺激多形 C 类纤维痛觉感受器可形成钝痛或烧灼痛（部分可出现痒感）。

2. 肌肉和关节痛觉感受器

创伤、不正确的锻炼或炎症可造成肌肉和关节的疼痛。常为 C 伤害感受器兴奋所致，也可能是 A-delta 纤维。表现为深部钝痛，呈弥漫性，难以定位。肌肉中Ⅲ和Ⅳ型纤维半数为痛觉感受器，其他为低阈值传入纤维，可传递深部压力信息。对温度敏感的传入纤维参与温度调节。

3. 内脏痛觉感受器

内脏对牵拉敏感而对切割或烧灼不敏感。内脏器官中相邻传入神经纤维的分支丰富，感受野相互重叠面积达 100%，与皮肤传入纤维比，小纤维占的比例更大，传入纤维数量更少，不及背根传入纤维的 10%。

4. 颅内痛觉感受器

脑底动脉环、硬脑膜及其血管和静脉窦是颅内产生疼痛的结构。它们受三叉神经第一支、颈上神经节（基底动脉和椎动脉）和上迷走神经节（基底动脉）的支配。Willis 环的神经支配丰富，随动脉分支向远端明显减少。三叉神经血管感觉纤维广泛分布，支配大脑中动脉和脑膜中动脉。头痛可能与神经源性炎症反应有关。

（二）痛觉传导的机制

1. 产生疼痛的物质

痛觉神经元对化学物质的敏感性在炎性疼痛过程中起重要作用。化学介质对痛觉神经元的调节主要依赖对膜离子通道的作用。其作用可以是直接的，即通过特定物质与膜受体结合（配体门通道）；也可以是间接的，即通过细胞内第二信使的作用（三磷酸肌苷、乙酰甘油、环磷酸腺苷）。化学介质通过这两种机制作用于动作电位的发放或增强其他刺激的兴奋。也可作用于配体门通道，再激活不同类型的非选择性离子通道。辣椒素门通道的内源性配体还未确定，但在炎症或缺血时，质子的浓度增加可激活或调节辣椒素门通道。许多介质可通过电压门通道的第二信使系统起作用，包括前列腺素、组胺、5-羟色胺和缓激肽受体。

2. 痛觉过敏

痛觉过敏是由于痛阈降低或者是对正常组织中等度的刺激却出现明显疼痛反应的痛觉状态，可分为原发性和继发性痛觉过敏（图 6-1）。原发性痛觉过敏是指损伤部位或损伤后炎症细胞释放的物质作用于一级传入痛觉神经元出现的痛觉过敏。通过降低痛觉神经元的阈值，或增加阈上刺激和化学介质可造成损伤部位的原发性痛觉过敏。内源性物质可以增加神经元对机械和温度刺激的敏感性，它们包括前列腺素类、缓激肽、T 激酶、5-羟色胺和氢离子等。继发性痛觉过敏是发生在损伤部位的周围，强烈的痛觉刺激对突触产生影响，突触出现的适应性改变。后角的痛觉神经元对来自低阈值感受器的原先不敏感的信息传导出现反应。

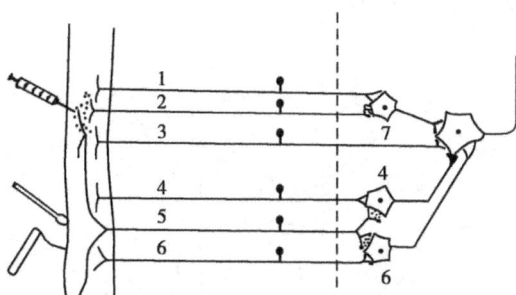

图 6-1　原发性和继发性痛觉过敏

1. 低阈值热痛觉感受器；2. 高阈值热痛觉感受器；3. 机械热
觉感受器；4. 低阈值机械痛觉感受器；5. 化学痛觉感受器；6.
高阈值机械痛觉感受器；7. 热痛觉感受器

皮肤刺激激活高阈值热痛觉感受器（HIHEAT），以中央末梢
释放神经调节物质兴奋中间神经元，形成原发性痛觉过敏，同时
兴奋化学感受器（CHEM），其中枢末梢兴奋后角神经元。这些激
活的二级神经元易化了高动态范围和高阈值脊髓丘脑神经元在损
伤范围外对痛性刺激的反应。

3. 神经源性炎症

某些一级传入神经元在疼痛刺激范围内，通过炎症前体物质
（P 物质）和抗炎神经肽（生长抑素），在炎症过程中起重要作用。
P 物质的神经源性释放与关节炎的严重程度有关。脑膜的神经源性
炎症是通过 P 物质和降钙素基因相关多肽的释放引起头痛的。麦
角碱等抗偏头痛的药物主要是通过抑制神经肽的释放而起作用。

（三）痛觉信息的传递

1. 脊髓神经根

绝大多数的躯体痛觉信息是通过后根神经节神经元到达脊髓
回路，有的是通过后根直接进入脊髓，某些则通过前根、前角，
再止于后角的表层（图 6-2）。这种解剖特点可以解释后根切断术
有时不能止痛，然后根神经节切除术对消除脊髓水平的痛觉传入
有较好的手术效果。大约 30％ 前根无鞘膜，这说明这些轴突可能

传递痛觉信息。

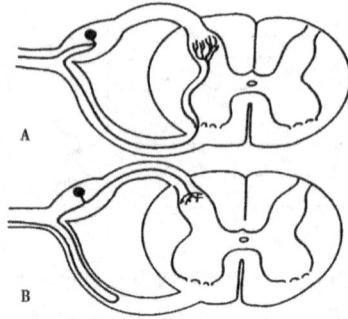

图 6-2　后角神经节神经元

A. 通过前根、前角、止于脊髓后角的神经元；B. 在前角形成轴突和袢的神经元

2. Lissauer 束

又称后外侧束，是包绕后角表层的脊髓边缘束。此束主要由有鞘膜的细纤维（A-delta）和无鞘膜纤维（C 类）组成，主要传导痛觉信息。轴突进入后角表面，分叉为小的升和降支，形成 Lissauer 束，然后进入后角与中间神经元和脊髓丘脑束纤维细胞突触连接。

3. 痛觉传递物质

一级传入神经元合成兴奋性氨基酸和大量的神经肽，作为神经传递物质和调节物质，如谷氨酸、P 物质、降钙素基因相关多肽、血管活性肠肽和生长抑素等。这些物质与一级传入神经元的感觉调节无明显关系，当 C 类纤维兴奋时，分泌进入后角的细胞间隙中。氨基酸主要是快速兴奋突触活动的物质，P 物质介导慢突触活动，其他为突触传递的调节物质。后根神经节神经元合成的神经肽是参与神经源性炎症的物质。

（四）脊髓灰质

二级感觉神经元位于脊髓灰质内。脊髓灰质内含有大量的大小不等的多极神经元，大多数神经元的胞体组合成群。细胞群内的细胞具有相似的形态特征，相同的功能，其轴突有共同的终点。

细胞排列有序，Rexed 根据猫脊髓灰质的细胞构筑，将灰质分为十层。在所有的哺乳动物中均有相似的结构。Truex 和 Taylor 证实在人类也有相同的细胞构筑分层结构（图 6-3）。

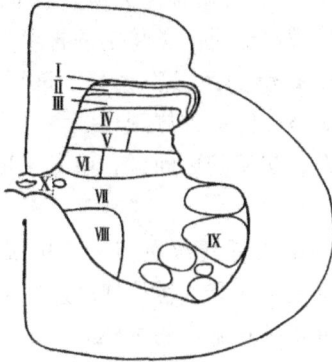

图 6-3　脊髓灰质的细胞构筑分层结构 I 层到 VI 层形成后角

（1）I 层相当于后角边缘区，内有后角边缘核，是覆盖在后角表面的灰质薄膜。神经纤维从后外侧束（或 Lissauer 束）和周围白质进入该层，形成边缘丛。该丛由大量水平排列的轴突组成，主要是 Adelta 的一级传入纤维。

（2）II 层相当于胶状层。细胞类型较多，轴突无髓鞘。主要由有柄细胞和小岛细胞组成。有柄细胞的轴突主要在 I 层，树突从胞体向脊髓腹侧进入 II～IV 层，主要与 I 层的痛觉投射神经元的轴突相连。小岛细胞的轴突主要在 II 层，树突是沿腹背方向分布，形成树突间和树轴突间的联系。痛觉的一级传入纤维止于后角的表层（I）和深层（II）。

（3）III 层和 IV 层相当于后角固有核。III 层含较多间隙较大的神经元，由一级传入神经元鞘膜纤维组成。该层有两种类型的神经元，即突触后背柱神经元和脊颈束神经元。

（4）IV 层含非常大的神经元，细胞类型与 III 层相同。纤维联系至 I 层和 III 层，接受前几层传入纤维。一级传入神经元直接延续为粗大的有鞘膜轴突。III 层和 IV 层的神经元广泛分叉，形成致密丛，功能上为中间神经元。

（5）Ⅴ层的细胞体结构多变，主要为脊髓丘脑束神经元、突触后神经元和脊颈髓束神经元。其直接末梢为粗大的有鞘膜一级传入神经元（A-beta）。突触后神经元有低阈值、宽动态阈和痛觉特定的特点。痛觉过敏可能是痛觉特定的神经元的低阈值传入。

（6）Ⅵ层仅见于脊髓的颈腰膨大处。该层神经元主要为脊髓固有的，部分则投射至丘脑或外侧颈核。

（7）Ⅶ层组成脊髓灰质的中间区，由 Clark 背核和外侧中间核组成。

（8）Ⅷ层和Ⅸ层组成脊髓灰质前角，Ⅷ层主要位于颈腰膨大的前角内侧部。Ⅸ层是由 α 和 β 运动神经元组成。虽然这些层主要是运动功能，但含有脊髓丘脑束的神经元。

（9）Ⅹ层组成中央管周围区域，主要接受内脏传入。

（五）感觉的上升通路

1. 前外侧束

由脊髓丘脑束、脊髓网质束和脊髓中脑束组成。前外侧束系统是传导痛温觉的主要上升通道，是止痛手术的主要靶点。

2. 脊髓丘脑束（STT）

由来自Ⅰ层、Ⅳ层和Ⅴ层的投射纤维组成，位于脊髓的外侧索的前半和前索中。大多数细胞在前外侧索中投射至对侧，少数组成脊髓丘脑前束。新 STT 由Ⅰ层和Ⅴ层神经元投射而成，旧 STT 源自后角深层。新 STT 在前外侧系统中偏外侧，止于丘脑腹后外侧核的尾部和头部及丘脑后部的内侧。丘脑发出神经元投射至躯体感觉皮层，包括一级躯体感觉、第二躯体感觉和岛叶后皮层。旧 STT 位于偏内侧，投射至脑干的网状层，然后至导水管周围灰质、下丘脑、丘脑内下核及丘脑正中板内核，通过多突触回路投射至前额边缘结构和脑的广泛区域。

3. 脊髓网状束（SRT）

SRT 由来自后角的投射纤维组成，位于脊髓的前外侧部。脑干的网状系统主要接受 SRT 的投射。在腰段，SRT 以对侧为主，在颈段，SRT 由双侧纤维组成。在脊髓，SRT 伴随 STT 和脊髓中脑束上行，在脑干，SRT 位于内侧。网状系统在痛觉机制中起重要的唤起作用，对痛觉感知起激发和易感作用。

4. 脊髓中脑束（SMT）

由来自 I 层、V 层和深层的投射纤维组成，位于脊髓前外侧部，止于网状系统。SMT 的主要作用为自主反射及激发和易感作用。因其也投射于丘脑腹底核，可能参与辨别功能。大多数纤维在前外侧和后外侧系统中投射至对侧，而 25％ 则在同侧。在中脑水平，它止于网状系统的前底核，包括导水管周围灰质的前下核、丘间核、Edinger-Westphal 核等。前部主要投射至丘脑的腹底核和内侧核及边缘系统。

5. 后索束（DCT）

一部分后角神经元细胞体的中枢突起进入脊髓后，在后角内侧组成后索束（DCT）并上升。过去认为 DCT 传递深感觉和精细触觉。近来发现 DCT 内除了传入纤维外，还有始自脊髓灰质第III层和IV层神经元突触后纤维，称后索突触后系统（DCPS）。DCPS 按躯体相应部位排列，即下肢感觉进入外侧，上肢在内侧。此束可能与疼痛感觉的辨别和痛觉的调节有关。

6. 脊髓多突触上升系统（MAS）

在脊髓前、侧和后索内存在脊髓固有纤维，它们来自第V～VIII层内的神经元细胞体，上行或下行几个节段就交换神经元，构成多突触上升系统（MAS），它与伤害感受信息和传递有关，接受深部疼痛感觉和中线结构的感觉，投射至脑干的网状系统，然后至丘脑正中板间核。在疼痛平面中线切开脊髓背部能缓解疼痛可能与之有关。

STT 的大多数纤维是痛觉神经元。痛觉神经元也位于脊髓颈段束和后索突触后系统。STT 对辨别疼痛刺激的强度有重要作用。其他系统如 SRT、SMT 等，对疼痛的感觉作用较少，而对疼痛的激发和易感性有重要作用。

自 20 世纪初起，腹外侧脊髓切断术已被用于治疗难治性疼痛，疼痛缓解的持续时间主要与手术毁损的部位和范围有关。传导束的纤维主要投射至对侧，但部分位于同侧，如脊髓丘脑前束等。其他通过脊髓后部的传导束的存在（如后索突触后系统、脊髓固有多突触上升系统等）可能与前部脊髓切开后，疼痛起先有效然后再现的现象有关。

（六）三叉神经系统

三叉神经、三叉神经节和三叉神经脊束核可以被认为是脊神经和后根神经节的特例。头面部伤害感受器的传入纤维经第Ⅴ、Ⅶ、Ⅹ脑神经和$C_{1\sim2}$脊神经止于三叉神经脊束核，经新三叉丘脑束投射至丘脑腹后内侧核，交换神经元后投射至大脑体感皮质；经旧三叉丘脑束和三叉网状中脑束，投射至网状结构、下丘脑和内侧的丘脑核群，交换神经元后投射至边缘前脑结构和弥散的投射至脑的其他部位。大多数的 A-delta 和 C 纤维传递痛觉信息进入颈髓2～3水平的下底核。上述神经通路除了传递伤害感觉冲动外，还传递其他感觉信息。与旧脊髓丘脑束相同，旧三叉丘脑束的功能可能是情感性或伤害性，而不是感觉辨别功能。在脊束核下颌纤维大多位于背侧，至腹侧中眼支投射区，脊束核的排列是这样的，越接近口唇和鼻下部，投射区越高，而面部周围则位于该束的下部。这种面部"洋葱皮"分布，在上颈段脊髓损伤或三叉神经尾部切断手术后可见（图 6-4）。

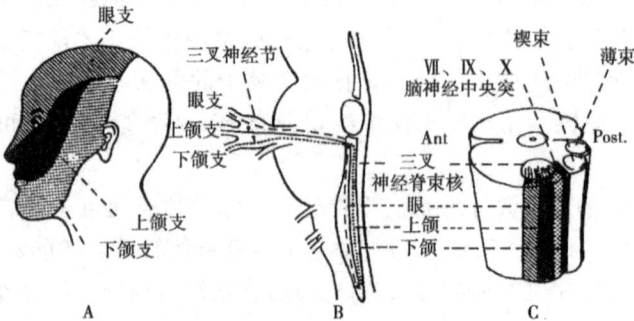

图 6-4　三叉神经分布的面部分布

大脑皮质的感觉信息主要通过丘脑腹下核。一级感觉皮层位于中央后回，它位于中央沟后方，从纵裂至外侧裂。第二躯体感觉皮层位于外侧裂上方的顶叶中。一级感觉皮层直接接受对侧丘脑腹下核（腹外侧核，腹后内侧核）的投射（图6-5）。下肢感觉位于半球的内侧，上肢感觉位于凸面，而面部感觉位于更低。语言中枢位于优势半球的额下回后部（Broca语言中枢）。第二躯体感觉皮层接受对侧和同侧丘脑腹底核和丘脑后核群的投射。其他皮层区域接受直接或间接的躯体感觉投射。额叶接受丘脑内侧背核的投射，并回到内侧背核。内侧底核投射至眶额叶，再投射至扣带回和躯干感觉皮层。额叶和顶叶将躯干感觉皮层和听视觉皮层传递到杏仁核和海马区，形成情感行为的神经解剖基础。

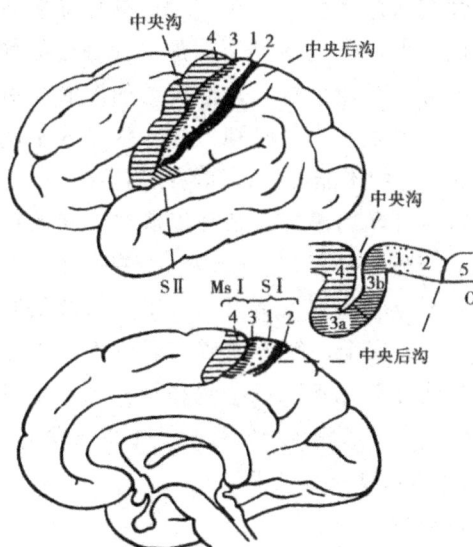

图6-5　中央后回躯体感觉皮层

电刺激局麻患者的躯体，感觉皮层会产生痛觉反应。一般认为，皮层不介导痛觉信息，事实上躯干感觉皮层的损伤会产生类似"丘脑疼痛"的表现。切除大脑皮质不能达到止痛效果，即使切除中央后回，仅少数病例疼痛缓解。而切断眶额皮层的纤维联系，或者切断扣带回，阻断边缘系统回路，仅暂缓顽固性疼痛。

对痛觉刺激反应的神经元以躯体形式排列在一级和第二感觉皮层。功能 MRI 和 PET 能确定一级、第二感觉皮层和扣带回皮层的兴奋位置，有助于了解生理和病理性疼痛的机制。刺激这些区域的整体效应不产生疼痛的感觉，切除这些区域不能缓解顽固性疼痛，而可能加重疼痛。慢性电刺激一级运动皮层可缓解丘脑梗死后的失传入性疼痛，可能是通过运动感觉皮层或者皮层丘脑的联系而起作用。

二、手术治疗

疼痛是临床上最常见的一种症状，指由体外或体内的伤害性或潜在的损伤性刺激所产生的主观感觉，并伴随躯体运动、自主神经和情绪反应。疼痛有生理意义，是一种警戒信号，由此引起一系列防御性反应，有保护意义。但持久的疼痛会引起机体功能和情绪紊乱，产生严重后果，必须治疗。疼痛非常剧烈，持续时间长，难以忍受、药物不能奏效，称为顽固性疼痛。

最常见的病因有晚期癌症，某种疾病或外伤的后遗症，还有原因尚不清楚的疱疹后神经痛、幻肢痛、中枢痛等。理想的解除顽固性疼痛的手术应能达到以下要求：①止痛效果明显且不易复发。②手术创伤小、安全，能为体质衰弱的疼痛患者所接受。③手术破坏正常功能如肢体运动、感觉精神活动、排尿排便等可能性低至最小程度。④手术后无异常感觉及中枢病发生。

（一）脊髓背根入口处损毁术

1. 病理生理机制

损毁术的目的在于损毁位于脊髓后角灰质的 DREZ 区。此区存在于自脑干以下的整个脊髓中，主要是 Rex Ⅲ～Ⅴ层。Ⅰ层由伤害感受器和温度感受器组成。Ⅱ层分为内外两层，由伤害感受器、温度感受器和机械感受器组成。来自此区域的神经元和Ⅴ层神经元共同组成脊髓丘脑束。Ⅲ、Ⅳ层由快、慢机械感受器组成。Ⅴ层主要由参与脊髓丘脑束的细胞组成。在周围神经传入冲动消失后，表现为异常电信号，引起疼痛。损毁此区域后，破坏过度活跃的神经元而达到止痛作用。目前认为 Lissaur 束与痛觉和温度觉传导有关，位于 DREZ 区的后部、纵贯整个脊髓。此束除一部分纤维来自于周围传入神经外，大部分纤维来源于胶状质，与邻近节段内的 DREZ 区神经元建立密切联系。

2. 手术方法

患者取俯卧位。全麻，在相应节段行椎板切开术。目前大多采用全椎板切除术，同时暴露伤侧及对侧正常的脊髓，便于手术时估计手术范围。术中打开硬脊膜时常见脊膜向侧方和后方膨出，蛛网膜通常增厚，并伴有大量带状纤维穿过蛛网膜下腔，与脊髓表面的蛛网膜相粘连，手术时需要细心地分离这些组织。受伤侧的脊髓常会发生皱缩并有蛛网膜增厚。背根神经是从脊髓背部后柱外侧的中间外侧沟进入脊髓，术时需要仔细辨认伤侧的中间外侧沟，通常可通过正常侧脊髓的表面结构来帮助确定。

损毁时将电极呈 25°角插入中间外侧沟，深约 2 mm，由射频或激光损毁。电极温度控制在 75 ℃，持续 15 s，间隔 2～3 mm 做一个损毁灶。手术时可参照对侧后根神经位置决定范围。为了减少疼痛的复发，主张做多个损毁灶，彻底破坏与疼痛有关的结构。

3. 手术适应证

（1）神经根撕脱伤后疼痛：车祸所造成的多节段的臂丛和腰丛神经根撕脱伤病例越来越多。其中约 20%～90% 的病例因此导致失传入疼痛，并以臂丛损伤后的症状更为典型。患者会有持续性严重的灼痛和刀割样疼痛，以手臂的桡侧更为明显。电击样疼痛存在于部分患者中，这类疼痛持续数秒，并向手部放射。与三叉神经痛不同，神经根撕脱伤疼痛不为外界刺激所诱发。在情绪抑郁、焦虑及天气寒冷、潮湿时易加重。在多数情况下，伤后即刻发生，随着时间推移，部分病例的疼痛会逐渐减轻。然而，严重的疼痛持续时间超过 3 个月甚至 1 年，变成顽固性疼痛。

目前对腰部神经撕脱伤后疼痛研究还较少，这类撕脱伤与骨盆的骨折和移位有关。其疼痛性质与臂丛神经撕脱伤后疼痛类似，为持续性灼痛和刀割样痛，向受伤的肢体放射，多数传统的疼痛治疗无效。所有被诊断为神经根撕脱伤后疼痛的病例都应该接受肌电图及 MRI 检查。肌电图能帮助证实并确定损伤的部位和范围；而 MRI 等检查能帮助了解是否存在骨折和椎间盘突出。

（2）偏瘫后疼痛：有 10% 的外伤后偏瘫的病例会出现慢性中枢性疼痛，需要手术或药物治疗。疼痛发生有两种情况：一是在伤后即发生，约占病例 2/3；另 1/3 的病例则在伤后 6 个月至 1 年左右出现疼痛。当前对这种疼痛的机制尚不清楚。典型的疼痛表现为严重的灼痛、刺痛和向患侧肢体放射。通常这类疼痛会因触动患侧肢体而诱发。普通的药物治疗对这类疼痛无效。

外伤后偏瘫伴有迟发性疼痛的病例大多存在有脊髓空洞症。空洞症发生的原因尚不清楚，推测与第四脑室堵塞、蛛网膜炎及因自主神经系统紊乱导致的静脉压升高有关。偏瘫后疼痛与脊髓空洞症有关，但单纯排空囊液只会造成疼痛的暂时缓解，而行囊肿排空时结合 DREZ 疼痛就能获得长期缓解。因此行 MRI 和肌电图检查，有助于对疼痛的判断和手术方式的选择。

手术时需行多个椎板切除术，以暴露脊髓空洞和受损伤节段的脊髓，一般需切除 3～5 个椎板。术中应先将 DREZ 损毁，以免因引流空洞后导致脊髓后外侧区移位，根据受伤情况选择一侧或双侧 DREZ 损毁术。行损毁灶时，应由上向下进行，以便清晰辨认 DREZ 与后根神经关系。在完成损毁后，进行空洞与蛛网膜下腔引流。同时接受 DREZ 损毁术和空洞引流的病例，术后疼痛常获满意缓解。

（3）带状疱疹病毒感染后疼痛：带状疱疹后疼痛一般较难治疗，对多种治疗手段均不敏感。此类疼痛的发生与年龄有密切关系，年龄越大则疼痛的发生率越高。在病毒感染后的病例中约有 50% 的病例在感染后 1 年左右会抱怨疼痛。作为接受 DREZ 治疗的病例，带状疱疹感染后疼痛由两部分组成：一部分为持续性的灼痛或表浅疼痛，并伴有痛觉过敏；另一部分为深部、压榨样疼痛，不受外界刺激的影响，以无法预见的自发性加重为特点。

现在有许多种外科手段曾被用于治疗这类疼痛，但没有任何手段可使多数患者的疼痛获得持久缓解。而其他手段如周围神经根切断术、神经节切除术、脊髓前侧柱切断术、丘脑切开术、扣带回损毁术也未能取得满意疗效，药物治疗效果同样令人失望。目前较为有效的治疗方法是给患者抗抑郁药物及阿司匹林等。

DREZ 被用于治疗疱疹病毒感染后疼痛，术后灼痛和痛觉过敏常消失，但压榨样疼痛无效，有83％的病例疼痛明显缓解，手术后1年仍有56％的患者疼痛缓解，长期随访只有24％的病例缓解。手术疗效不佳的原因尚不清楚，推测可能与患者年龄较大及损毁灶较小有关。同时推测疱疹病毒感染后疼痛由中枢性和周围性组成，而手术只缓解周围性疼痛。

（4）圆锥马尾损伤后疼痛：圆锥马尾损伤后疼痛是较为特殊的疼痛类型。此类疼痛同时涉及脊髓和周围神经。导致圆锥马尾损伤的原因包括有骨折、髓内空洞、脊髓萎缩、蛛网膜粘连及锥体的退行性变。疼痛大多在伤后 1 个月左右出现，比脊髓其他部位疼痛多见。疼痛类型多为灼痛和电击样痛，累及双侧下肢，并以下肢前部更为明显。

在圆锥马尾处行 DREZ 时，手术较脊髓其他节段困难，术前发现有脊髓空洞的病例应行空洞引流。术前有不完全神经功能缺失、以电击样痛为主诉及钝伤的患者手术疗效最佳。

4. 疗效

已得到肯定，但远期镇痛效果会逐渐减退，一般在术后数月内可出现复发。早期的报道中有60％的病例在术后 7 个月出现疼痛复发，疼痛程度较术前减轻。疼痛复发可能与以下因素：①术中未完全将后角区域破坏。②疼痛起源多源，如丘脑。③在 DREZ 区，尤其是在 Rexll 层中存在起抑制作用的神经元，手术时亦可能破坏了这些神经元。④作为破坏性手术，DREZ 损毁的同时造成失传入性疼痛。

5. 手术并发症

主要并发症有运动和感觉功能障碍。发生率分别为 46％和

43％～80％，目前认为这与手术时损毁范围过大伤及后角、后柱、运动束区有关。此外，手术过程中损伤了脊髓表面的供应血管也可能是导致功能障碍的原因。手术过程中应避免电极损伤脊髓表面血管，降低并发症的发生。少见的并发症包括硬脊膜下血肿、脑脊液漏及括约肌功能障碍等。

（二）脊髓电刺激术

1. 生理病理机制

脊髓后角神经元是疼痛向中枢传导的区域，并受到周围神经系统的粗、细传入纤维的调控。当细纤维神经元活动过度时就会产生疼痛。而当粗神经纤维活动加强时疼痛就会缓解。其中，粗纤维受周围神经元调控的阈值较低，因此使选择性作用于粗纤维成为可能。目前对脊髓电刺激治疗疼痛的确切机制仍不清楚。现在发现粗纤维神经元可导致疼痛过敏，对这种情况时的镇痛原因可能与电刺激时后柱纤维和后角联合处兴奋对感觉传导的阻断有关。

脊髓电刺激治疗周围缺血性疼痛的机制可能与刺激对交感神经系统的调节作用有关。此类疼痛的发生与周围交感神经末梢和伤后感受器耦合有关。在对寒冷引发疼痛的研究中发现，疼痛的产生是由于传入性交感神经末梢与正常受体和伤后感受器的耦合发生改变。交感神经末梢对伤后感受器有抑制性调节作用，降低疼痛传入的刺激强度。在α1-受体取代伤害感受器与交感神经末梢结合后，会减少交感神经的抑制作用，降低人体疼痛阈值，增强对寒冷刺激的敏感化。因此，交感神经系统存在双向作用，其本身对疼痛有抑制作用。当交感神经末梢与伤害感受能周围的大量受体结合后，其抑制作用受到削弱而引起疼痛信号的放大，同时一个完整的交感神经系统能显著提高外周血流量。临床观察在有交感神经系统损伤的患者，经脊髓电刺激治疗后其外周血流增高程度明显受抑制。脊髓电刺激治疗缺血性疾病的机制在于：一方面是由于电刺激对交感神经的调节作用；另一方面是由于电刺激对缺血部位局部血流量的调节，使缺血部位血流量增加，原有疾病愈合，减少疼痛刺激传入。

与其他破坏神经系统结构达到阻断疼痛传入的手段相比，电刺激术是一种可逆性手段，尚可作为预测破坏性手术疗效的测试方法。

2. 手术方法

一般分两步进行：第一步，局麻经皮穿刺，在确定进入硬脊膜外腔后，将电极安置在病变所累及的节段，给予电刺激，根据电刺激所产生的躯体麻木范围来调整电极的位置，将疼痛区域完全覆盖，将电极通过临时导线连接至体外的便携式刺激发生器，患者在手术后 24 h 即可出院。出院后观察电刺激对疼痛的治疗作用 2～3 周。筛选出那些阴性患者，即那些开始有良好的止痛效果，在短期内效果明显减退者。对于经初步治疗后疼痛能减少 50％以上者，被认为适合于电刺激治疗，接受植入永久性电刺激器。对于那些因外周血管病变引起疼痛的患者，还可测量局部皮温检查，作为筛选患者的参考。

目前主要有两类电刺激器，即电流刺激器和脉冲刺激器。电流刺激器被安置于右胸部或腹部皮下，遥控板控制其开关，采用锂电池供电，维持 3～4 年。脉冲刺激器是将射线接收器安置于皮下与电极相连，而刺激器则在体外发出信号，通过接收器传递到刺激电极产生电刺激。此类刺激器患者可自由调节刺激信号的强度、频率等，永久使用。缺点是在操作时刺激器必须紧靠皮下接收器，否则信号不易传递。脊髓电刺激采用单相直流电刺激信号，报道各家所采用的电压、脉冲、频率不同，每次刺激的时间也不同。

3. 手术适应证

用于其他非手术治疗手段无效的疼痛病例；对疼痛患者应进行全面检查，尤其是精神方面的检查。精神方面的异常，如明显的药物成瘾等应引起重视，这样的病例不适合；在植入永久性刺激器之前，应预先植入临时性刺激器治疗，疼痛获得满意缓解者适合。

（1）周围性肢体缺血性疼痛：在欧洲脊髓电刺激术较多应用

于治疗周围性缺血性疼痛，如间歇性跛行。目前认为间歇性跛行可能与局部缺血引发的纤维结构改变导致受累肌肉的机械性功能失调有关。临床检查发现这些患者存在深部疼痛，与未经训练的迟缓肌肉在进行了无氧锻炼后所出现的疼痛相似。在此过程中有缺血肌肉的机械性感受器所接受的缺血信号，即疼痛信号传导到相应节段的脊髓。刺激术可能是由于通过增加缺血肌肉的血供，提高局部氧饱和度，使肌肉动力学恢复正常，减少疼痛信号的产生。也不排除电刺激通过阻断脊髓的疼痛信号后使跛行得以改善。

（2）心绞痛：心绞痛病例经电刺激治疗后临床症状得以改善。治疗后 EEG 上 ST 段下降幅度减少，心绞痛发作间期延长，发作时间缩短，但对心输出量无影响。推测电刺激治疗与减少心脏耗氧量、降低外周血管阻力、抑制疼痛信号传入及暗示作用有关。

（3）脊髓节段性损伤后疼痛：神经根撕脱伤者，约有 90％的病例对临时电极测试反应良好而接受永久性电极植入。这类病例亦适合于脊髓背根损毁术，但损毁术是破坏性手段，可能对正常的感觉功能产生影响，此类病例电刺激术应作为首选治疗方式。

（4）腰背部手术后疼痛。

（5）下肢痉挛后疼痛。

4. 手术禁忌证

（1）电极穿刺部位有感染。

（2）肿瘤压迫脊髓或侵袭椎体。

（3）有凝血功能障碍。

（4）有精神异常或抑郁。

（5）体内安装有心脏起搏器者

（6）镇痛药物成瘾者。

（7）有严重的脊柱畸形者。

5. 手术后并发症

主要并发症发生在电极植入时和植入后。植入时首先可能遇到的问题是硬脊膜受阻，尤其是在颈段和胸段。有时当电极在硬脊膜外腔向头部移动时，会遇到组织阻挡而无法达到所需的位置而失败。在电极植入后所发生的并发症有无菌性和细菌性脊膜炎、部分横断性脊髓损伤、硬脊膜外脓肿、浅表部位感染、电极移位和电极折断。发生最多的并发症为电极移位。移位的程度可分为整体移位和轻度移位，轻度移位往往只有数毫米。虽然电刺激会改变肢体麻木范围，但对临床治疗效果无大的影响。采用多极电极后可降低移位的发生率。整体移位的电极需要重新植入。

（三）脑深部电刺激治疗

深部脑刺激（DBS）目前成为治疗慢性顽固性疼痛的主要方法之一。

1. 病理生理基础

研究发现后束和脑的电刺激均可激活丘脑系通路，而使患者的疼痛区域出现感觉异常，为治疗顽固性疼痛提供了思路。它是通过刺激丘脑腹后核、内侧丘系、内囊或丘脑放射实现的。

2. 手术适应证

（1）病史至少在6个月。

（2）严重影响患者工作和日常生活者。

（3）其他多种疗法无效者，即药物、理疗、局部神经阻滞、触发点注射、生物反馈、心理分析等无效的情况才可使用

（4）有明确病因。

3. 手术禁忌证

（1）有严重预示刺激疗法效果不佳的心理学因素者。

（2）出血素质、慢性感染以及有心脏起搏器者。

（3）患者的认知水平和身体状况不能满足使用和保护所用设备的需要。

（4）对于长期主诉面部、胸部、腹部、骨盆、四肢或生殖器疼痛，而系统的病情检查未能发现病因者。多项人格调查表中歇斯底里和疑病性神经症评分的增高与抑郁症评分的降低预示任何手术方法的疗效都很差。如果患者因为不确定的指征而接受过多种手术操作，如胆囊切除、消化性溃疡手术、腕管松解以及剖腹探查术等，脑深部刺激常难以取得良好疗效。这些病史提示患者

对生活中的正常不适存在过度反应和夸张其疼痛程度的倾向。对于出现躯体多个系统疼痛的患者，存在着心理症状躯体化的倾向，预示脑深部刺激的效果不佳。

4. 手术方法

（1）丘脑电刺激：一般认为适用于神经性疼痛。通常选用丘脑腹后核为靶点。如果需要治疗较为广泛的疼痛，可选用内侧丘系或内囊为靶点。

丘脑电刺激的解剖靶点位于腹后内侧核。由于存在解剖结构的个体差异，电生理学定位是必须的。通常先试用一条或多条轨道进行刺激，到达适当的靶点时，低电压刺激就可在包括整个疼痛区域在内的范围内产生感觉异常。选择刺激所致感觉异常，最好的覆盖患者疼痛区域的为靶点。所用的都是双极刺激方式。检验性刺激在埋置电极 2～3 d 后开始，这样可使切口疼痛和电极周围水肿有时间消退。大约持续 5～7 d，允许患者选择控制疼痛疗效最好的电极组合、频率、脉宽及刺激时间。当检验性刺激效果满意（疼痛缓解＞50％）时，就可行永久性刺激系统的埋置，否则就去除检验性刺激电极。

（2）导水管和脑室周围灰质电刺激：一般认为适用于感受伤害性疼痛。最常用于治疗与椎间盘退行性疾病、失败的脊髓手术等相关的慢性背部疼痛。单侧导水管周围灰质电刺激对缓解双侧感受伤害性疼痛均有效。

解剖定位：导水管周围灰质位于中线旁开 3～4 mm，在 AC-PC 平面水平，PC 前 2 mm 处。脑室周围灰质位于中线旁开 2～3 mm 或中脑水管旁开 1～2 mm（取决于导水管宽度），在 AC-PC 线下方 2～3 mm，PC 后 1～2 mm。

生理学定位：在导水管和脑室周围灰质未能发现自发的或诱发的特征电活动可以帮助定位。给予刺激可诱发出一种舒适、温暖或飘浮样的感觉。随着刺激强度的增加，常伴有紧张、焦虑和兴奋的感觉。心血管监测常发现明显心动过速和高血压，当减弱刺激强度或停止刺激后，这些现象可以消失。

刺激参数（双极刺激）是频率 25～50 Hz、电压 1～5 V、脉宽0.1～0.5 ms。Young 在开始检验性电刺激时，所用参数通常是频率50～60 Hz、脉宽 0.1～0.5 ms，刺激强度则逐渐调整到疗效最佳的水平。

5. 并发症

常见的并发症有电极断裂、电极故障以及漏电等，还有癫痫、感染、出血、轻偏瘫等少见并发症，绝大多数是轻微的，可治愈或恢复。最常见的神经系统并发症是短暂性复视，通常持续数周至数月，无死亡病例。

6. 耐受性

耐受性是非机械性因素所引起的电刺激疗效的进行性丧失，其病理生理机制仍然不明，任何深部电刺激均可发生。绝大多数患者的耐受性发生于刺激早期，主要见于第 1 年，以后少有发生。曾有几种方法被试用于逆转耐受现象，包括改变刺激参数、暂时终止刺激、大剂量应用色氨酸等，但疗效不明显。单侧脑室周围灰质电刺激对缓解同侧和对侧疼痛有效，在单侧电刺激较长时间后疗效丧失者，可以在对侧电刺激。

（四）微血管减压手术

1. 病因

目前认为，微血管压迫是大多数三叉神经痛的重要因素，主要是三叉神经感觉神经根入脑干段受压造成。Dandy（1932）首先描述了小脑上动脉与三叉神经根的关系，并推测三叉神经痛可能与之有关。Jannetta 和 Zorub（1967）进一步研究发现，三叉神经根进入脑干段的中枢与周围鞘膜间存在5～10 mm 长的移行带，由于鞘膜形成常不完整，造成对机械性刺激的敏感性增加。所谓原发性三叉神经痛大多是由于血管压迫三叉神经入脑干段所致。老年人因脑血管动脉粥样硬化，使血管变长或扭曲，容易引发三叉神经痛。Kerr（1967）显微解剖研究发现三叉神经根的鞘膜可局灶增生或呈脱髓鞘变，后者可造成轴突间出现短路，在神经纤维间形成"假性突触"，一些相邻的上行或下行非痛性刺激通过"假性突触"传递形成疼痛感觉。1967 年 Jennetta 进一步证实了 Dandy 的发现，他采用显微神经外科技术行三叉神经痛血管减压手术，并将微血管减压手术的方法推广至其他脑神经疾病，如面肌抽搐、痉挛性斜颈、舌咽神经痛、顽固性眩晕、耳鸣和原发性高血压病等。

2. 诊断及手术适应证

(1) 三叉神经痛：多数三叉神经痛患者有典型的病史和症状，是诊断本病的主要依据。请患者用手指点出面痛的发生部位，扩散范围，描述疼痛的性质，持续时间，疼痛的诱发原因、触发点、缓解过程以及相关症状等。

面痛是本病最主要的表现，典型的三叉神经痛具下列特点：阵发性、周期性、单侧性。短暂而剧烈的疼痛每次发作时间由数秒钟到几分钟。呈电灼、针刺、刀割、撕裂样。常伴面部肌肉抽搐，口角牵向一侧。间歇期如常人。睡眠时发作较少，但严重者可通宵发作，不能入眠或痛醒。发病早期，次数较少，间歇期较长，以后逐渐加重，发作频繁，甚至数分钟发作一次。每次发作期可持续数周至数月，缓解期可由数天至数年不定。以右侧多见，按三叉神经分布，疼痛剧烈可向颞部放射，但绝不扩散过中线。双侧疼痛多为单侧起病，双侧起病仅为 5%；一般为两侧各自发作，往往合并多发性硬化。疼痛最常见于下颌支和上颌支（图 6-6）。病侧三叉神经分布区常有触发点，如上、下唇、鼻翼、口角、门齿、犬齿、齿根、颊、舌等，稍加触动即可引起疼痛发作，饮水、刷牙、洗脸和剃须等也可诱发，严重者影响正常生活，患者常不敢进食、大声说话，甚至洗脸。

三叉神经痛的病例选择：①药物或经皮穿刺治疗失败的病例。②不能接受其他方法治疗后出现的面部麻木的病例。③三叉神经第一支疼痛的病例。④患者一般状况较好，无严重器质性病变，能耐受手术。⑤排除多发性硬化或桥小脑角肿瘤等病变。

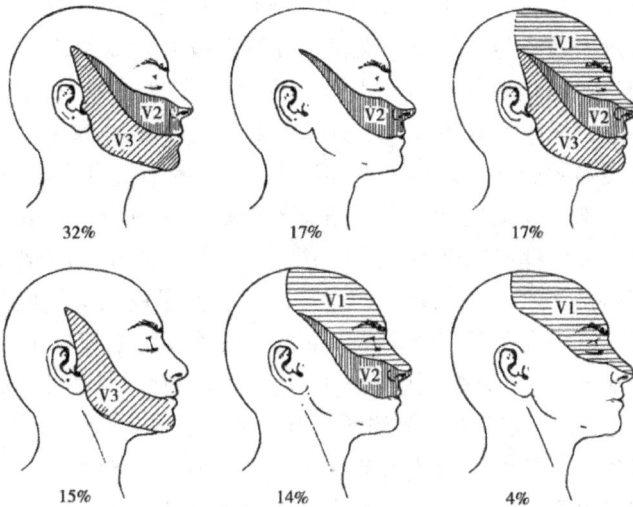

图 6-6　三叉神经痛的分布区

各支发生比例，以第 2、3 支同时受累最常见

（2）舌咽神经痛：舌咽神经痛是一种局限于舌咽神经或者迷走神经的耳咽支分布区的发作性剧烈疼痛。男性较女性多见，起病年龄多在 35 岁以后。疼痛局限于舌咽神经及迷走神经耳支、咽支支配区，即咽后壁、扁桃体窝、舌根和外耳道深部等，可向耳朵、下颌和齿龈放射。一般为单侧性，双侧仅占 2％。疼痛如刀割、针刺、触电样、骤发，程度剧烈，历时数秒至 1 min 不等，每日发作从几次至几十次。在大多数病例有明显的发作期和静止期，有时静止期长达 1 年以上，但不会自愈。通常由吞咽诱发，其他诱因有咳嗽、咀嚼、喷嚏等。约 10％ 的病例可发展为迷走舌咽性晕厥，即发作时出现心动过缓、心律失常、低血压、晕厥、抽搐甚至心脏停搏。约 10％ 的舌咽神经痛合并三叉神经痛。诊断明确，药物和保持治疗无效及无外科手术禁忌证者可考虑手术。

3. 手术方法

（1）三叉神经痛：全身麻醉，侧卧位，患侧朝上，头向对侧旋转约 10° 并前屈，下颌离胸骨 2 横指，患侧肩用布带向下牵拉，使颈肩夹角＞100°。切口：二腹肌沟延长线与枕外粗隆至外耳道连线的交点为横窦与乙状窦的交角。在耳后发际内做约 5～7 cm 直皮肤切口，内侧略向内斜。若患者颈部短而粗，切口宜加长，并向中线弯，以利暴露和操作。切口在交角上 1/3，交角下 2/3。

　　快速静脉滴注甘露醇 250 mL。切开皮肤后，电刀切开肌层，可减少出血。剥离枕后肌群、肌腱和骨膜，放置自动拉钩，暴露枕骨鳞部外侧部和乳突后部。形成骨窗约 3 cm×3 cm，外上缘必须暴露横窦和乙状窦起始部，这是获得良好暴露三叉神经根的重要标志。乳突气房常打开，骨蜡封闭。在横窦下方 0.5 cm 处弧形剪开硬脑膜，并在外侧硬脑膜上作附加切口，使其尽量靠近横窦和乙状窦连接处，以便悬吊外侧硬脑膜，使横窦尽量向外上方牵开。

　　暴露三叉神经：经枕大池或桥小脑池释放脑脊液，由于小脑半球因自身重量向下退让，露出小脑幕下表面和小脑外上部之间的间隙，可见岩静脉及其深部的三叉神经。取一块明胶海绵覆盖在小脑上，可代替脑棉保护小脑，用宽 1 cm 的脑压板翻起小脑外上部，在手术显微镜（300 mm 物镜）下锐性剪开岩静脉上的蛛网膜。如岩静脉不影响暴露，应保留；否则可用双极电凝凝固静脉后剪断之。进一步翻出小脑，首先暴露第Ⅶ和Ⅷ脑神经，在其上方和深部，可见三叉神经根和脑桥。可先隔着蛛网膜观察三叉神经的走行及其与邻近神经血管组织的关系。蛛网膜常增厚，会影响观察，常需打开蛛网膜才能看清楚三叉神经的全长与周围结构的关系。锐性剪开三叉神经上的蛛网膜，注意不要扰乱其内结构的关系。通常可发现邻近脑桥 1 cm 以内的三叉神经根受血管压迫。最常见的是小脑上动脉。判断神经受压的标准如下：距脑桥 0.5～1 cm 内的三叉神经根上有压痕；神经被推移或扭曲；血管与神经接触。由于侧卧位可引起小脑诸动脉移位，因此凡距三叉神经根 1～2 mm 内的血管可视为与神经有接触。要注意发现多发血管的压迫，特别是位于三叉神经根前部的血管易被忽略。小心地用微型长柄剥离子把压迫神经的血管游离和推开，先用小块明胶海绵垫于神经根后面。根据血管与神经的关系不同，可选用涤纶片单纯隔离法、血管包裹法和神经包裹法。不管用何种方法，关键是三叉神经根部减压必须"完全、彻底和可靠"。采用涤纶片（1 cm×0.5 cm）围绕在进脑桥的三叉神经根上，如同"领套"，有时可用一枚银夹夹住涤纶片两端。最后用明胶海绵覆盖在三叉神经蛛网膜破口上，以防涤纶片移动。如果是岩静脉压迫，可用双极电凝器凝固后切断，再按上法放置涤纶片。有下列情况时应做三叉神经感觉根切断：多发性硬化斑压迫应在硬化斑的近心端切断神经；血管与神经根粘连太紧，不能分离；必须牺牲供应脑桥的分支才能游离动脉；脑桥固有静脉压迫及未找到肯定压迫病因者。手术方法：用45°微神经钩或剪，从下后侧开始割断脑桥旁三叉神经感觉根。如为第3支痛，割断感觉根50％；第2～3支痛，割断80％，三支全痛，全部割断感觉根。

严密缝合硬脑膜。分层缝合肌层、皮下组织和皮肤。术后患者头抬高30°，2～3 d后即可下床。全身用抗生素2～3 d。

（2）舌咽神经痛手术方法：麻醉和体位同三叉神经痛微血管减压术。切口和骨窗同面肌抽搐微血管减压术，但皮肤切口和骨窗均偏下，接近颅后窝底。舌咽神经的暴露。剪开硬脑膜后，用脑压板抬起小脑外下部，打开小脑延髓池侧角，从下向上依次辨认副神经、迷走神经和舌咽神经。颈静脉孔处舌咽神经位于最上面（近内耳孔），其外形较细，为2条或几条小的神经纤维组成，其下为迷走神经，两者间有一狭窄的间隙或硬脑膜间隔。迷走神经比舌咽咽神经更细小，由多支纤维组成。再下方为副神经。在延髓下端、面神经根下方、橄榄核背侧2～4 mm处，舌咽神经进入脑干。舌咽神经的感觉根较粗大，位于运动根的背侧。舌咽神经减压：压迫神经的血管多为小脑后下动脉及其分支、椎动脉等。采用"领套"法将舌咽神经入脑干段与周围血管隔离。

舌咽神经和迷走神经第一支切断：用于找不到压迫血管或微血管减压无效者。用剥离子把颈静脉孔处的舌咽神经和迷走神经头端1～2根分支分别挑起，微剪切断。单纯切断舌咽神经止痛效果不佳。切断舌咽神经时少数患者可有血压增高，切断迷走神经分支时可引起心脏期外收缩和血压下降。关颅和术后处理同三叉神经微血管减压术。

4.手术后并发症

常见的并发症为：脑脊液漏、听力障碍、面部麻木和脑膜刺激征，死亡极少见。术中脑干诱发电位监测有助于减少并发症。

舌咽神经痛早期疗效，79％的病例疼痛完全消失，10％病例部分消失，10％的病例无效。绝大多数患者术后疼痛立即消失。少数病例有复发。术后常见的并发症是舌咽神经和迷走神经受损，约有20％的病例出现吞咽困难和呛咳，其中大部分为暂时性的，少数患者有永久的声嘶或饮水呛咳等，其他并发症少见，如伤口感染、脑脊液漏等。手术死亡率低。

第二节　癫　痫

一、神经病理学

癫痫是神经系统的常见病和多发病，是由脑局部灶性的器质性损害、变性疾病、遗传等引起的综合征。

癫痫对脑组织的影响程度是由许多因素所决定，如癫痫的严重性、抗癫痫药物的神经毒作用，以及在癫痫发作时任何持续性脑损伤的神经病理学结果。癫痫对脑皮质的影响取决于是否导致了人脑皮质发生或成熟时的结构变化。最初反复发生的短暂性脑缺氧可能导致神经元的脱失，或丧失神经元间的联系。癫痫持续状态后，小脑浦肯野细胞的脱失非常严重，能引起明显的小脑萎缩，在 CT 和 MRI 检查中能发现这种改变。浦肯野细胞的脱失多见于癫痫发作侧大脑半球和对侧的小脑半球。小脑皮质通路出现神经元的坏死和凋亡。癫痫发作可引发海马和颞叶周围结构中的神经皮质中神经元脱失，也引起其他部位脑皮质神经元的脱失。

近年来发现癫痫持续状态后，脑组织出现广泛的神经元坏死，伴有不同程度胶质细胞的增生。儿童出现的神经元损伤较成人轻。但脑组织中海马的损伤最重，伴有广泛的神经元坏死。相同的改变也可出现在丘脑，在整个皮质呈斑片状分布。不管是大范围还是小范围的星形胶质细胞增生或小胶质增生都取决于癫痫持续状态后意识丧失的时间。反复发作的癫痫持续状态足以导致严重的神经元脱失，可能导致皮质萎缩。

癫痫患者病灶区切除标本中，除多种引起症状疾病所特有的病理形态学改变外，还有共同的神经形态学改变。显微镜下可见：神经细胞核固缩，染色质边集，核周质水肿，尼氏体减少或消失，胞体皱缩，数量减少，星形胶质和小胶质细胞大量增生。超微病理显示：①神经细胞变性固缩，核糖体解聚，粗面内质网扩张，线粒体肿胀，胞质内出现较多溶酶体，脂褐素增多，可见少量脂滴。②星形细胞胞体及突起明显肿胀，细胞器大部消失，残留细胞器也多解体，细胞核膜消失。③致痫灶内毛细血管外周多被高度水肿的星形细胞突起包绕挤压，内皮细胞肥大，甚至管腔闭塞。④突触后终末肿胀，线粒体电子密度增加，轻度固缩。

二、癫痫灶定位技术

癫痫外科手术成功的关键在于对癫痫灶的准确定位。当前常用的术前定位方法包括脑电图（EEG）、影像学（CT、MRI）和正电子发射断层扫描（PET）、单光子发射断层扫描（SPECT）、脑磁图（MEG）等。

（一）EEG 检查

包括普通 EEG、睡眠 EEG、24 h 动态 EEG、脑深部电极、硬脑膜下电极及卵圆孔、蝶骨电极等。EEG 当前仍是癫痫诊断的首选和最重要的方法。EEG 不仅对癫痫手术适应证的选择有价值，而且能对癫痫放电的原发灶进行定位。这是 CT 和 MRI 难以直接替代的。尤其对于原发性癫痫，由于癫痫灶没有明显的结构改变，CT 和 MRI 难以直接确定病灶部位，因此术前 EEG 检查具有重要的意义。随着新的长程脑电监护技术临床诊断的应用，特别是24 h

视频脑电监测手段，使原先诊断不明确的患者，通过长时间监测明确了诊断。癫痫发作的无规律性限制了脑电图检查的有效率。一些 EEG 检查如脑深部电极、硬脑膜下电极因手术创伤而较难为患者广泛接受。影像学技术的发展为临床对癫痫灶的确定提供了新的有力手段。

（二）神经影像学

1. MRI

MRI 的出现对癫痫的诊断提供了很大帮助，不少微小肿瘤或海绵状血管畸形等引起的继发性癫痫得到了诊治。海马硬化的诊断及功能性 MRI 技术的出现为颞叶癫痫的定侧及语言优势半球的无创定位提供了有力手段。

MRI 图像测量海马体积所发现海马萎缩与实际组织学所发现的神经元丧失的结果相吻合。不仅用于海马病理改变的诊断，而且还被用于海马硬化程度的判断，海马萎缩诊断的可靠性已得到了较广泛公认。MRI 对于有病变海马的定位准确率达 89%。当前诊断海马硬化的影像学标准包括以下 4 条：①前颞叶萎缩。②颞角扩大。③海马萎缩。④海马信号增强。其中前两条需要比较两侧颞叶相应参数确定，而第 3 条海马萎缩需要在冠状位上比较两侧海马体积大小及形状，或测量海马体积与正常海马体积值比较来判断是否存在海马萎缩。正常的海马在 MRI 冠状位上应为卵圆形，而萎缩的海马则多表现为瘦小和扁平。第 4 条则是萎缩的海马在 T 回波上可呈现出高信号。

2. 功能磁共振（fMRI）

为皮层功能定位提供了新的有力手段。现有的额叶语言皮质判断方法有术中皮质刺激、颈动脉异戊巴比妥实验及硬脑膜下电极埋藏等方法，因有创伤性，难以为患者所接受和推广使用。fMRI 以空间和时间高分辨率提供人脑功能定位。其成像取决于检测到局部血流动力学变化引起的相应部位的信号强度增加。在脑活动时，含过量氧合血红蛋白的动脉血流入静脉床，局部氧合血红蛋白增加，脱氧血红蛋白相对减少，导致静脉血顺磁性改变，引起 MRI 上信号改变。fMRI 的研究已经用于视觉、听觉、运动皮质的定位。

3. 单光子发射断层扫描（SPECT）

用于观察大脑功能活动与血流、代谢之间的关系，临床上可用于对癫痫病灶的定位诊断。通过测定癫痫灶所在区域癫痫发作时或发作间期局部脑血流代谢的改变来判定部位。癫痫发作间期局部血流量减少，血流灌注减少。癫痫发作期局部血流量增加，血流灌注增加。发作后早期主要为颞叶内侧和前方相对增高，颞叶外侧皮层相对降低。这种内侧高代谢而外侧低代谢的改变被称为"发作后开关"，是帮助判断癫痫灶的一种较为可靠的指标。发作间期 SPECT，对癫痫灶定位的意义不大。发作期或发作后早期 SPECT 检查，与发作间期图像对照可明显提高定位的准确性。SPECT 癫痫定位另一个不足之处是图像所表现的代谢改变区域往往＞癫痫灶本身。因此 SPECT 只能是参考指标。

4. 正电子发射断层扫描（PET）

正电子发射断层扫描（PET）是目前非常有前途的显像诊断技术，能够无创性探测正电子放射性核素标记的药物在人体内分布状况，是目前分子影像学的重要组成部分。PET 在研究活体生理、生化、代谢以及受体、基因等方面起着重要作用。PET 的显像原理是利用加速器生产的正电子核素衰变所产生的正电子与体内的负电子结合，产生一对能量相同，方向相反的伽马光子。探测这一对光子，得到人体内不同脏器的核素分布信息，通过计算机进行图像重建处理，得到人体内标记化合物的分布图像。

PET 显像通常具有以下几个特点：①发射正电子的核素大多都是组成人体的重要基本元素如 C、N、O、F 等，作示踪检查合乎生理要求，不干扰人体组织代谢与内环境的平衡。②PET 能够反映组织细胞的葡萄糖、氨基酸及核酸代谢、受体分布、DNA 合成动力学，同时是基因研究和新药研究的有力工具。③分辨率高，误差小。④PET图像可以对病变或器官进行定量测定。⑤人体检查所受的辐射剂量低。

三、癫痫手术的病例选择

（一）基本原则

癫痫患者经系统抗癫痫药物治疗无效，或出现严重的药物毒副反应时应考虑手术。对于癫痫发作频繁的婴儿和儿童，也应考虑手术，阻止癫痫对脑发育的影响。当前仍有些神经内科医师习惯采用多种抗癫痫药物联合使用，或增大药物剂量甚至大大超过有效血药浓度，忽视了药物对智能的抑制作用，降低了患者的生活质量。

（二）神经外科医师在选择病例时应考虑以下情况

1. 顽固性

选择适合手术病例时，首先应确定是否为顽固性癫痫。经抗癫痫药物系统治疗后，仍频繁发作的病例应考虑手术。对于发作的频率无明确规定，一般认为发作多于每月 1 次。对于发作只有每年数次的病例，需要数年来判断治疗是否有效，不然手术的价值就难于评估了。对于顽固性癫痫的评定应建立在病例对药物不良作用耐受的基础上，当治疗药物浓度已经给患者带来严重不良反应时，应考虑手术。

2. 功能障碍

只有当癫痫影响患者的日常生活时才考虑手术治疗。若癫痫只在夜间发作时，不会对患者日常生活产生大的影响。

3. 进行性加重

癫痫发作是否会进行性加重，目前仍存在争议。癫痫放电会造成神经元间抑制性机制加强，阻断癫痫异常放电的传播。这种抑制作用会影响正常神经元的联系，造成患者行为和智力上的异常。早期手术可减少脑功能的损害。

4. 对生长发育的影响

由于新生儿和幼儿处于脑塑形的关键阶段，癫痫病灶外的正常脑组织的发育依赖感觉传导通路和邻近脑皮质的生理信号的刺激。异常放电形成异常的电化学环境造成皮质在突触/细胞膜水平上的永久性异常发育。因此，对于新生儿和幼儿强调早期阻断这一恶性循环显得更为重要。

另一方面，在新生儿和幼儿时期的脑组织存在着极强的代偿能力，虽然癫痫灶对脑功能的形成产生破坏性作用，脑功能受影响的部分往往在大脑其他部位通过重塑而得以代偿。降低了术后神经功能障碍的发生率，减轻了手术对大脑功能的影响。这样可帮助我们减轻对手术可能会造成的神经功能障碍的担心，采用一些较为积极的手术方案。因此，对于 7 岁前的顽固性癫痫病例，在权衡癫痫对正常脑功能负性作用和手术所可能造成的神经功能障碍的基础上，选择应稍向手术倾斜。

（三）手术禁忌证

慢性精神病和智商低于 70 分被认为是手术的禁忌证。智力低下提示弥漫性脑损害或多个癫痫灶，手术效果不佳。在切除癫痫灶后，可使原有被抑制的脑功能得以恢复，因此低智商对新生儿和婴幼儿并不是手术禁忌证。主要累及语言、运动或感觉区的癫痫灶以往被认为不适合手术，但对于新生儿、婴幼儿以及术前已存在偏瘫、失语的病例仍可考虑手术治疗。多处软脑膜下横纤维切断术也可适用于此类患者。

癫痫的手术范围随着各种高敏感性的神经影像学技术的广泛应用，很多顽固性癫痫患者被发现颅内占位性病变。这些病变通常体积较小，除了癫痫外，无神经系统阳性体征。病变的种类各异，包括：各类胶质瘤、血肿、血管畸形等。对此类患者进行外科治疗时，不但要去除占位性病变，还需切除病灶周边组织，要在对脑功能影响最小的前提下根治癫痫。当前对颅内占位性病变与顽固性癫痫之间的关系尚不完全明了，因此对这部分患者进行手术时还缺乏统一的规范。

四、手术方法

（一）颞叶切除

1. 适应证

颞叶切除是治疗顽固性颞叶癫痫的一种经典而最常用的手术

方法，治疗效果良好。主要用于：①单侧颞叶癫痫表现为复杂部分性（精神运动性）癫痫或继发性全身性（大发作类型的）癫痫，抗癫痫药物无效，病程达 3～4 年以上者。②多次 EEG 检查以及睡眠 EEG 和 24 h EEG，确认癫痫灶位于一侧颞叶者。③CT 或 MRI 有局限的阳性发现，临床表现和 EEG 结果相一致者。

2. 手术方法

颞叶切除范围在左侧颞叶允许切除颞极后 5 cm，右侧颞叶允许切除颞极后 6 cm 的颞叶前范围，一般向后切除不得超过 Labbe 静脉。也有人主张切除的范围更小，从额极沿大脑外侧裂向后 4.5 cm，不超过中央前沟。沿颅中窝底向后通常为 5 cm。若为非主侧半球可各向后延长 0.5 cm 以扩大切除范围，避免术后失语和偏盲。

开颅后先剪开大脑外侧裂的蛛网膜，暴露大脑中动脉及其分支，切断由大脑中动脉发出供应颞叶前部的颞极动脉和颞前动脉。在 Labbe 静脉之前，从颞尖沿颞中回向后 6 cm，优势半球为 4.5 cm 的平面，从颞下外侧缘向上横断切开颞叶皮质至颞叶的上、中、下回，暴露侧脑室下角。此时可见脉络膜丛，有脑脊液流出，继续切开梭状回达侧副沟为止。分开颞叶岛盖显露岛叶，切断颞叶达脑室壁，直达颞角尖为止，完全暴露侧脑室颞角及位于颞角内下方的海马。颞角尖上方为圆形的杏仁核，经杏仁核中央将其切开成基底外侧部和与钩回紧邻的皮质内侧部。牵开颞尖，显露脉络膜丛。解剖暴露海马上内方的脉络膜沟，脉络膜前动脉沿此沟进入颞角脉络膜。此沟内侧是脑干，其内有大脑后动脉走行。沿脉络膜丛外侧从后向前切开海马，暴露出海马旁回上表面。在海马和海马旁回的后部，于冠状位将海马脚尖端之后 3～3.5 cm 的海马横行切断，由后向前将海马头端、海马旁回、钩回、杏仁核一起切除。切除时应保护颞叶内侧与环池之间的蛛网膜完整。在切除海马旁回时会遭遇来自大脑后动脉的颞底前、中动脉，也应予以切断。此外，来自大脑后动脉和脉络膜前动脉经脉络膜沟供应海马表面的海马动脉也应予以电凝切断。由于认识到颞叶内侧结构在颞叶癫痫中的作用，近年来多采用前内侧颞叶切除术。手术时保留颞上回，切除颞极后方3.5 cm的皮质，进入侧脑室颞角后切除颞叶内侧结构。颞叶切除术作为治疗顽固性癫痫的一种手段，其疗效已得到广泛的肯定。

（二）选择性海马杏仁核切除

1. 手术适应证

多年的经验和研究表明，颞叶内侧结构，尤其是海马杏仁核在颞叶癫痫的发生中起着重要的作用。许多人认为，对于一个发作起源局限在颞叶内侧边缘结构的病例，采用经典的前颞叶切除治疗，切除的范围过于广泛。这种观念的改变促使了选择性海马杏仁核切除术的发展。

2. 手术方法

经侧裂入路已成为神经外科的经典手术之一。手术沿外侧裂切开蛛网膜，打开颈动脉池的蛛网膜，放出脑脊液，暴露颈内动脉、大脑前动脉、大脑中动脉、后交通动脉、脉络膜前动脉、颞极动脉和钩回动脉，然后在大脑中动脉外侧的颞极动脉和前颞动脉之间，在颞上回内侧底部岛叶水平做一长约15～20 mm的切口；沿颞角尖端，将入口向枕部方向切开达2 cm，在额角内侧认清海马、脉络丛和脉络膜沟，用显微活检钳取杏仁核上、外、前和内侧基底部组织作组织学和组织化学检查，再将钩回作软脑膜下切除。切开脉络膜沟，保护好 AChA 及其视束分支，把视束从海马内侧面分离下来；外侧切口沿海马脚，从颞角前底部到达后部侧副三角水平作弧形切开。在尽可能远离颞中底面起始处，相当于大脑后动脉 P3 段开始处，电凝切断起自颞后动脉供应海马和海马旁回的颞支。最后，在外侧膝状体水平和海马伞伸向压部形成穹隆脚的部位，切断已大部游离的海马，将其整块切除。局部用罂粟碱浸泡的棉片保护动脉，预防动脉痉挛的发生。此手术暴露直接，在切除癫痫病灶的同时又最大限度地保留颞叶皮质的生理功能。由于颞叶皮质至颞叶大部分白质纤维保留完整，因而语言功能、记忆功能以及视觉功能损害极小或不受影响。

选择性海马杏仁核切除术是一功能性手术。因此除了应满足一般神经外科手术的要求如良好的手术暴露外，还应最大限度地保护与脑功能有关的颞叶皮质，尤其是癫痫灶位于优势半球的病例。手术入路应满足以下要求：①考虑到与记忆和语言有关的皮质大多位于颞上回和颞中回，手术时应避开这些参与大脑功能的皮质，采用颞底经枕颈静脉内侧切开，可以避开这些功能性皮质损伤。②减少手术对颞叶皮质的牵拉。由于中颅底的结构是内高外低。因此在显露钩回等额叶内侧区域的结构时牵拉颞叶距离较大，对颞叶的过度牵拉容易造成颞叶底面皮质的损伤。③手术中对脑池蛛网膜完整性的保护。颞叶内侧面有许多重要血管走行，这些血管均有分支血管供应脑干等重要结构，损伤这些血管将造成严重的并发症。④对脑干的保护。脑干是颞叶皮质与额叶、顶叶等其他脑叶皮质的重要联系通道。如果在手术中不注意对脑干加以保护，即便手术中完整地保护了颞叶外侧皮质，颞叶的神经功能仍将受到严重的影响。

（三）多处软脑膜下横纤维切断术

1. 适应证

正常脑皮质神经元有其自身的节律放电活动。其变化恒定，与细胞膜的周期性去极化一致。在病理情况下，脑电波由大量异常兴奋冲动传入时，形成超同步化节律，产生癫痫发作。癫痫患者的脑电活动有两个特点：①脑组织中存在着异常放电病灶。②脑组织中存在着对电刺激有过敏现象的区域。异常放电灶就是癫痫发作的来源。癫痫灶放电通过 3 种形式传播：①皮质局部区域内的突触环内传播。②通过皮质第一、第三层细胞水平走行的树突纤维或皮质下 "U" 形纤维传播。③神经元膜电位呈过度去极化或反跳式过度极化状态。在局部癫痫动物模型中神经细胞电生理学研究发现，癫痫发作时细胞处于去极化状态，此时伴有 Na^+、Ca^{2+} 进入膜内，使细胞内外电位差减少，细胞膜发生去极化现象，产生兴奋性突触后电位，使兴奋易于发放，促使癫痫同步放电的扩散。癫痫同步化的放电就是经皮质细胞间互相连接的细胞水平树突传导。若将其切断，即可阻断神经元间的同步化放电，控制癫痫放电的扩散。

适应证：药物难治性局灶性癫痫，癫痫灶位于主要皮质功能区。功能性皮质癫痫灶切除术时，如位于中央前回、中央后回、Broca 区、Wernick 区、角回和缘上回等病灶。

2. 手术方法

切断的深度和范围与大脑皮质的厚度大体相同，约为 4 mm，在中央前回运动区的皮质最厚，约为 5 mm；在中央后回感觉区皮质最薄，约为 1.5 mm。脑皮质内主要的横向走行纤维位于分子层（第一层）内。其树突水平走行，接受与传导半球内各皮质区锥体细胞、梭形细胞的冲动，而在外颗粒层、外锥体层和内颗粒层内只有少量树突相连。第五、六层内在近髓质处有部分平行纤维，形成 Hailarger 内线，进入髓质，在髓质内构成双向走行的巨大、复杂的传导体，组成投射、联络及联合左右两大脑半球的各叶、区的传导通路。在手术离断时，只要切断大脑皮质浅层内细胞树突水平纤维连接，就能阻断细胞放电的同步化，至少可阻止癫痫灶放电的扩散。皮质横纤维切断的深度不应超过 4 mm，中央后回不应超过 2 mm。应按脑回走行的方向横断，从脑回的一侧缘至另一侧缘，决不可跨过脑沟或硬性深入沟底。这样，既可尽量切断分子层及外颗粒层的细胞水平走行的树突纤维，又能较好地保护皮质细胞垂直走行的轴突纤维免遭损伤，以达到阻断癫痫病灶细胞放电的同步化扩散，同时又保护了大脑皮质主要信息传导单位垂直柱的目的。实验发现，若两个实验灶距离为 4 mm，发作就产生同步化倾向；若两个实验灶距离为6～7 mm，则两灶的棘波活动各保持独立性。因此，在脑回两个横切道之间的间距以 5 mm 为宜。

（四）脑皮质癫痫灶切除术

脑皮质切除术治疗癫痫主要是针对皮质上的癫痫灶，所以有无确切引起癫痫发作病灶是手术治疗的关键。这种病灶可以是器质性的，能在光镜和电镜下见到脑组织的病理改变；也可以是功能性的，无病理形态学上的异常发现。

癫痫外科治疗的目的主要是减少脑细胞对异常放电的应激性或激活力，抑制或破坏已形成的癫痫发作环路。采用皮质异常放电灶切除的方法彻底去除病因来控制癫痫，是合理的最佳选择，即使有少数不能完全控制发作的患者，但至少可以减轻或减少发作，提高抗癫痫药物的效果，减少用药剂量。癫痫灶的切除对患者的精神状态、心理活动和思维反应均有一定的促进作用。

1. 适应证

脑皮质癫痫灶切除术主要用于：癫痫灶位于皮质，定位明确与临床表现及 EEG 相符合；癫痫灶不在重要功能区，手术不致引起重要神经功能障碍者。

2. 手术方法

多在全麻下进行。以原发癫痫灶或 CT、MRI 所显示的病变区为中心，做比癫痫灶略大的切口；切开硬脑膜后进行皮质 EEG 检查；将癫痫灶所处的位置以符号标出，划出皮质癫痫灶所处的位置，力求将其彻底切除。必须强调在脑重要功能区附近切除，应十分谨慎，以适当保守为宜。可采用电刺激以测定脑重要功能区，仔细加以保护。

手术可分为软脑膜下灰质切除和癫痫灶块状切除。前者操作时，以脑沟为界勾画出癫痫灶，保护好周边的正常皮质。在癫痫灶脑回中央，沿长轴电凝后，剪开软脑膜，用剥离子将软脑膜与其下的灰质分离，再用刮匙或吸引器除去所有的灰质，直至与白质分界处为止。操作必须轻柔，避免损伤切开的软脑膜。手术结束后将其重新覆盖到除去灰质的脑回上，以减少粘连和瘢痕。块状切除主要用于癫痫病灶范围较大或伴有深部癫痫灶。通常切除多为癫痫灶及其相关的病理组织。

当癫痫灶位于颞极时，可考虑行颞极切除。切除时应避免损伤运动和感觉语言区。手术时应注意：①不要打开侧脑室颞角。②尽量保存除癫痫灶以外的颞叶底面皮质，特别是底面内侧分，以避免引起精神障碍。③在优势半球侧勿超过额下回。④注意保留位于额叶底部内侧嗅沟处的嗅神经。

当癫痫灶位于枕叶时，手术应注意：①在枕叶底部内侧面有大脑后动脉的颞下动脉中、后分支，应在辨明后电凝切断。②避免穿破侧脑室。

第三节　运动障碍性疾病

一、锥体外系的解剖

锥体外系是指锥体系以外的所有运动传导系统，包括从大脑皮质到脊髓运动神经元的一系列结构，而以纹状体为主，以及与之密切相关的结构如红核、黑质、丘脑底核等，借助广泛纤维联系，共同参与脊髓、脑干、小脑和大脑皮质的运动反馈环路的调节。

（一）神经纤维联系

1. 新纹状体的传入纤维

新纹状体的传入纤维主要来源于 3 个部位：大脑皮质、丘脑和黑质（中脑多巴胺部位）。

（1）皮质纹状体传入纤维：皮质纹状体投射是最大的纹状体传入纤维，来自几乎全部的大脑皮质区域（感觉区、运动区和联络皮质），通过内囊或外囊，直达纹状体，或间接通过丘脑或作为皮质投射纤维至脑桥和延髓（下橄榄）的侧束到达纹状体。这种投射都有某种程度的定位关系，一般皮质额区投射至纹状体前部，顶、枕叶皮质投射至纹状体后部。不同的皮质区投射至纹状体的不同部位，其分布有相互重叠。说明纹状体能整合相关的皮质传入。纹状体除运动功能外，还可能有其他功能。皮质纹状体纤维较恒定地起自于大脑。

（2）丘脑纹状体传入纤维：是新纹状体最重要也是最大的传入纤维，丘脑投射至纹状体的纤维主要来丘脑板内核群包括中央中核、中央内侧核、束旁核和中央外侧核。各核与纹状体的不同部位有定位投射。中央中核投射至纹状体，中央内侧核投射至感觉运动纹状体区（壳核），而束旁核投射至联络（尾状核）和边缘纹状体（腹侧纹状体）。丘脑纹状体纤维还间接传递由网状上行激动系统传来的非特异性神经冲动，以调节纹状体的活动。近年发现丘脑纹状体纤维的侧支可弥散到大脑皮质的广泛区域。神经纤维末梢释放的递质可能是兴奋作用的乙酰胆碱。

（3）中脑黑质纹状体纤维：脑投射至纹状体的纤维主要是来自中脑黑质致密部。极少量纤维来自黑质网状部。黑质致密部的神经元为多巴胺能神经元，可合成多巴胺，发出纤维投射至纹状体。因投射部位不同，对纹状体的神经元起兴奋和抑制两种作用。

2.新纹状体的传出纤维

新纹状体投射至下列神经核团：苍白球、黑质网状部和腹侧苍白球。神经传导递质是 GABA。几种神经肽构成纹状体投射至靶核。纹状体投射至 GPISNr 复合体是经过 GPe 和 STN，通过直接通路和间接通路投射。若直接通路的活动减少可导致一些基底核的功能紊乱，出现运动功能过度，而间接通路的功能加强导致基底核的功能紊乱出现运动功能抑制。

（1）纹状体苍白球纤维：它起自新纹状体（尾状核和壳），纤维以辐射状小束的形式投射至苍白球，有一定规律和局部定位关系。壳核外侧部投射至苍白球外侧部（GPe），壳核内侧部和尾状核发出的纤维投射至苍白球内侧部和外侧部。

（2）纹状体黑质纤维：黑质是纹状体传出纤维中的一个较大的终止区，起自纹状体，终止于黑质，主要是黑质网状部，只有少量纤维止于黑质的致密部。

（3）纹状体丘脑纤维：是丘脑纹状体纤维的返回通路。

（二）苍白球的纤维联系

1.苍白球的传出纤维

（1）苍白球纤维：是苍白球传出纤维的主要部分，其神经递质是抑制性作用。纹状体－苍白球－纹状体构成环路，受大脑皮质中央前回至中央中核的投射调节；丘脑腹中间核和腹前核接受兴奋性投射后，又发出兴奋性的投射到大脑皮质的运动前区和运动辅助区。所有的丘脑皮质联系都是双向性的，丘脑皮质束在皮质内与皮质纹状体神经元形成突触联系，并形成各种反射环路，从而对皮质运动区的活动起易化或抑制作用。

（2）苍白球被盖纤维：起自苍白球内侧部。苍白球可影响脑干网状结构，再通过网状脊髓束，调节脊髓水平的运动。

（3）苍白球底丘脑纤维：起自苍白球外侧部，终止丘脑底核，投射有一定规律。

（4）苍白球黑质纤维：近年来发现苍白球内侧也有少量纤维投射至黑质致密部。

（5）其他苍白球还发出纤维投射中脑网状结构、下橄榄核、未定带等。

2. 苍白球的传入纤维

主要来自新纹状体。此外，还来自丘脑底核、黑质、丘脑和大脑皮质，这些包括纹状体苍白球纤维、黑质苍白球纤维、丘脑苍白球纤维和底丘脑苍白球纤维。

（三）丘脑底核的纤维联系

丘脑底核是构成锥体外系中的一个皮质下神经核，它的传入纤维来自大脑皮质（4、6区）、苍白球外侧部、丘脑和网状结构。传出纤维投射至苍白球和黑质网状部。目前认为丘脑底核发出兴奋性谷氨酸能纤维投射至 GpiSNr 复合体，GPe 则发出抑制性GABA 能纤维投射至丘脑底核，这些往返纤维总称为底丘脑束。在临床上丘脑底核的损伤导致的运动紊乱称为侧身投掷症。

（四）腹侧或边缘纹状体的联系

腹侧纹状体与边缘系统的许多结构相联系，故腹侧纹状体又称为边缘纹状体。它的传入纤维来自海马、小脑扁桃体、扣带回、颞叶皮质和眶额皮质。

二、手术病例选择

运动障碍疾病是内科疾病，首先应进行正规的药物治疗。成功的病例选择对治疗结果有重要意义。一个正规的有经验的治疗小组对病例选择非常重要，其中包括神经外科医师，神经内科医师，精神科医师，其他相关的医护人员。

（一）帕金森病

对于正规药物治疗后，仍不满意控制的帕金森病患者是可以考虑手术治疗。但如何选择最佳的病例却非常困难。目前认为苍白球切开术对于多巴诱导的瘫动症有效，且对震颤的患者可能有效。而以震颤为主要表现的帕金森病可考虑丘脑切开术或丘脑刺激术。对不适宜开颅手术者，可考虑放射外科治疗。丘脑底核的刺激术对帕金森病患者的强直、瘫动症、震颤和运动减少有效。

（二）舞蹈症和手足徐动症

目前无明确有效的药物治疗方法。手术主要采用苍白球切开术和丘脑切开术，但效果不佳。丘脑刺激术在临床试验中。

（三）扭转痉挛

药物治疗可能对半数病例有效。手术目前主要应用椎管内巴氯芬给药（ITB）。开颅手术主要应用丘脑切开术，但长期疗效不佳。苍白球切开术和刺激术的应用有待于研究。

（四）震颤

双侧性震颤可考虑分期丘脑切开术，丘脑底核和苍白球刺激术可应用于单侧病例。

（五）肢体痉挛

选择性背根切开术对下肢痉挛有效，对上肢半数有效。目前常采用椎管内巴氯芬给药的方法。

三、手术禁忌证

开颅立体定向手术的相对禁忌证包括：凝血功能障碍，抗凝药物应用和难以控制的高血压病。手术必须受到患者和家属的同意认可。对治疗依从性差，患者有痴呆状态和精神障碍的情况均不宜手术。

第四节　帕金森病

帕金森病又称震颤麻痹，是一种多发于中老年期的中枢神经系统变性疾病。60 岁以上人群患病率 0.8‰～1‰。

一、临床表现

（一）静止性震颤

震颤在肢体静止时出现，变换位置或运动时颤抖减轻或停止，所以称为静止性震颤，这是帕金森病震颤的最主要的特征。震颤的另一个特点是具有节律性，震动的频率是每秒钟 4～7 次。震颤多从一侧上肢的远端开始，以后逐渐发展到同侧下肢及对侧上、下肢。早期随意运动时震颤减轻，情绪激动时加重，睡眠时消失。手部可出现搓丸样动作。

（二）肌强直

因患肢肌张力增高，关节被动运动时，可感到均匀的阻力，称为"铅管样强直"；若合并有震颤则似齿轮样转动，称为"齿轮样强直"。

（三）运动障碍

平衡反射、姿势反射和翻正反射等障碍以及肌强直导致的一系列运动障碍。运动缓慢和减少。精细动作困难，出现"写字过小征"。步态表现为起步困难，一旦迈步则向前冲，且越走越快，呈慌张步态。

（四）特殊姿势

因静止时屈肌张力较伸肌高，故患者出现头前倾、躯干略屈、上臂内收、肘关节弯曲、腕略伸、指掌关节弯曲而指间关节伸直、拇指对掌、髋及膝关节轻度弯曲的特殊姿势。

（五）其他表现

包括面具脸、大量出汗、大量流涎、油脂脸、语言障碍、吞咽困难、顽固性便秘、忧郁、多疑、智能低下及痴呆等。

二、诊断

我国的原发性帕金森病的诊断标准为：①至少具备 4 个典型症状和体征（静止性震颤，少动，强直和位置性反射障碍）中的两个。②是否存在不支持诊断原发性帕金森病的不典型症状和体征，例如锥体束征、失用性步态障碍、小脑症状、意向性震颤、凝视麻痹、严重的植物神经功能障碍、明显的痴呆伴有轻度锥体外系症状等。③脑脊液中多巴胺的代谢产物高香草酸减少。

三、治疗

（一）药物治疗

帕金森病药物治疗要掌握 5 项原则，即长期用药、左旋多巴低剂量和剂量滴定应用、协同用药、重视神经保护剂的应用与用药的个体化原则。

1. 多巴胺替代药物

多巴胺替代药物是帕金森病药物治疗的"金标准"，对强直、运动障碍、流涎、皮脂溢出等症状效果较好。

（1）左旋多巴：开始应用时 125 mg/次，每日 3 次，在 1 周内渐增至 250 mg/次，每日 4 次，以后每日递增 125 mg，直至治疗量达3～6 g/d。

（2）复方左旋多巴制剂：有美多巴、息宁片、息宁控释片和脂质体左旋多巴。

2. 抗胆碱能药物

主要用于以震颤为主的早期帕金森患者。常用的有安坦、开马君和苯甲托品。

3. 多巴胺受体激动剂

疾病早期或年轻的帕金森患者可作为首选治疗，多数作为左旋多巴的加强剂。有溴隐亭、协良行（培高利特）和金刚烷胺。

4. 单胺氧化酶 B 抑制剂

最常用的是司立吉林。

5. 保护性治疗药物

有丙炔苯丙胺（思吉宁、咪多吡）和神经节苷脂-1。

（二）外科治疗

帕金森病的手术治疗主要有神经核团细胞毁损术与电刺激术两种方式。

1. 立体定向丘脑毁损术

（1）手术适应证：①以震颤为主的原发性帕金森病，尤其是单侧症状伴有姿势性、动作性震颤或对左旋多巴无反应的静止性震颤，或者合并有原发性震颤影响生活和工作能力者。②左旋多巴类药物引起的异动症者。③药物系统治疗无效者。④年龄＜75岁、无严重全身性疾病、无明显认知障碍和严重脑萎缩等手术禁忌证。

（2）手术禁忌证：①症状较轻，药物治疗效果较好者。②有严重精神智能障碍、自主神经功能障碍及有假性球麻痹者。③有明显的脑部器质性病变者。④一侧做过腹内侧中间核毁损术，已经出现认知障碍者。⑤有严重心血管疾病等，全身情况很差者。⑥僵直、中线症状及单纯的运动减少或运动不能者。

（3）靶点选择：①丘脑腹外侧核包括腹嘴前核（Voa）、腹嘴后核（Vop）和腹内侧中间核（Vim）。②毁损Voa及Vop对僵直有效。③毁损Vop及Vim对震颤有效。④靠近内侧对上肢效果好，外侧对下肢效果好。

（4）手术疗效丘脑毁损术后震颤消失率在70%～95%，肌强直改善率在41%～92%。术后顽固性震颤在"开、关"两种状态下均完全消失率为98%。

（5）手术并发症。①运动障碍：多为暂时性，偏瘫发生率约4%，平衡障碍13%，异动症发生率1%～3%。②言语障碍：术后发生率为8%～13%，表现为音量减小、构音障碍和失语症3种形式，多为暂时性，常于数周后自行改善或消失。③精神障碍：发生率为7%～8%。④脑内出血：可因穿刺时直接损伤血管或损毁灶局部出血。

2. 立体定向苍白球毁损术

（1）手术适应证：①患者经过系统药物治疗，曾对左旋多巴治疗有明确疗效，但目前疗效明显减退，并出现症状波动（开关现象）和（或）运动障碍等不良反应。②原发性帕金森病患者至少有静止性震颤、运动迟缓、齿轮样肌张力增高和姿势平衡障碍4个主要症状中的2个（其中之一必须是静止性震颤或运动迟缓）。③患者没有小脑和锥体系损害体征，并排除帕金森综合征。④患者生活独立能力明显减退，病情为中或重度。⑤无明显痴呆、精神症状及脑萎缩。⑥以运动迟缓和肌强直为主要症状。

（2）手术禁忌证：①帕金森综合征和帕金森叠加综合征。②进行性核上性麻痹、有明显的脑器质性病变，例如严重脑萎缩，特别是豆状核萎缩、脑积水或局部性脑病变者。③有明显的精神和（或）智能障碍，不能合作者。④起病年龄轻、病程短、病情迅速恶化者。⑤有明显的直立性低血压或不能控制的高血压。⑥近半年内用过多巴胺受体阻滞剂。⑦药物能很好控制症状者。

（3）手术疗效苍白球毁损术对帕金森病的主要症状都有明显改善作用，尤其对运动迟缓效果好，它一般对药物无效或"关"期的症状效果明显，改善率59%。它对药物引起的症状波动和运动障碍也有很好的效果，对步态障碍也有作用。苍白球毁损术能够改善帕金森病患者个人生活质量，提高其生命力和社会功能，而又不引起明显的认知和精神障碍。

（4）手术并发症发生率约为3%～6%。包括：①视束损伤。发生率2.5%～14%。②面瘫和肢体轻瘫及偏身感觉障碍。多随着水肿的消退而改善。③语言障碍。表现为声音低下、发音不清、吞咽困难、流涎等。④出血。发生率＜2.5%，大多发生在电极穿刺通道。

3. 脑深部电刺激术（DBS）

就是将电极置入患者脑内的靶点处，电极通过皮下隧道的电线与埋藏在胸壁下的刺激器连接，发射一定频率的电流到靶点，抑制其功能，达到改善症状的目的。靶点包括丘脑底核（STN）、丘脑腹中间内侧核（Vim）和苍白球内侧部（Gpi）。

（1）脑深部电刺激装置的组成：①脉冲发生器（IPG），它是刺激治疗的电源。②刺激电极由 4 根绝缘导线绕成一股线圈，有 4 个铝合金的电极点。每个电极长度 1.2 mm，间隔 0.5 mm。③延伸导线连接刺激电极和脉冲发生器。④程控仪和刺激开关（磁铁）。

（2）刺激参数的设置：DBS 的刺激参数包括电极的选择，电压幅度、频率及宽度。常用的刺激参数为：幅度为 1～3 V，频率为 135～185 Hz，脉宽为 60～90 μsec。患者可以根据需要自行调节，以获得最佳治疗效果而无不良反应或不良反应可耐受。可以 24 h 连续刺激，也可以夜间关机。

（3）脑深部电刺激术的适应证：①原发性帕金森病。②对左旋多巴制剂治疗有效。③药物疗效减退或出现症状波动及开关现象。④因不良反应不能耐受药物治疗。⑤对侧做过毁损手术并出现并发症。

（4）脑深部电刺激术禁忌证：①有出血倾向等严重系统性疾病者。②伴有痴呆、自杀倾向、明显抑郁者。③晚期生活完全不能自理、卧床不起者。

3. 放射外科治疗

包括伽玛刀、X 刀、射波刀和质子治疗系统等。靶点选择同立体定向术毁损术。

第五节　扭转痉挛

扭转痉挛又称扭转性肌张力障碍。本病常见于 7～15 岁之间的儿童和少年，40 岁以上发病罕见。

一、临床表现

（一）症状

（1）颈部、躯干、四肢的不自主痉挛和扭转，全身的扭转或作螺旋形运动是本病的特征性表现。动作奇异多变。

（2）运动时或精神紧张时扭转痉挛加重，安静或睡眠中扭转动作消失。

（3）肌张力在扭转运动时增高，扭转运动停止后正常或减低。

（4）可伴有痉挛性跖屈或痉挛性斜颈。

（5）严重患者可伴有口齿不清、吞咽受限、流口水、智力减退等。

（二）体征

尤肌肉萎缩，反射及深浅感觉正常。

二、诊断

根据发病年龄以及扭转痉挛是以颈部、躯干、四肢、骨盆呈奇特的螺旋形运动，诊断多可确立。

三、鉴别诊断

（一）肝豆状核变性

多发生在 20～30 岁之间，表现为意向性肢体震颤、肌张力增高、构音困难。肌张力增高为逐渐加剧，起初多限一肢，以后扩散至四肢和躯干。若肌强直持续存在，可出现异常姿势。常伴有精神症状，角膜上有 K-F 环。

（二）手足徐动症

先天性手足徐动症多伴有脑性瘫痪，主要表现为手足发生缓慢和无规律的扭转动作，肌张力时高时低，变动无常。扭转痉挛主要是侵犯颈肌、躯干肌及四肢的近端肌，而面肌与手足幸免或轻度受累。症状性手足徐动症，常继发于脑炎、肝豆状核变性或核黄疸等。

（三）癔病

癔病性的不自主运动容易受暗示的影响，多有精神因素。发作间歇期一切正常。

四、治疗

（一）药物治疗

无肯定的有效药物。镇静剂、肌松剂、抗震颤麻痹药等有助于缓解肌张力障碍。

（二）手术治疗

主要有立体定向毁损术或脑深部电刺激术立体定向毁损术有效率在42％～77％。但手术并发症发生率也高达18％左右，主要为术后肌张力明显下降，影响行走。脑深部电刺激术有效率与并发症发生率都比立体定向毁损术要好，已成为本病的首选方法。

第七章
颅内感染

第一节　脑脓肿

脑脓肿主要指各种化脓性细菌，通过身体其他部位的感染灶转移或侵入脑内形成的脓肿。脑脓肿可发生于任何年龄，但以儿童及青壮年占多数，男性多于女性。

一、分类

（一）邻近感染灶的扩散所致的脑脓肿

该类最多见，如中耳炎、乳突炎、鼻窦炎、颅骨骨髓炎及颅内静脉窦炎等化脓性感染病灶可直接向脑内蔓延，形成脑脓肿，称为耳源性脑脓肿；由鼻窦炎引起的脑脓肿称为鼻源性脑脓肿。

（二）血源性脑脓肿

主要是来自远隔身体其他部位的感染灶流经动脉的炎性栓子传入而形成的。感染来源为胸部各种化脓性感染，如肺炎、肺脓肿、脓胸、支气管扩张等的脑脓肿，称为胸源性脑脓肿；因细菌性心内膜炎、先天性心脏病，特别是紫绀型心脏病等引起的脑脓肿，称为心源性脑脓肿。

（三）外伤性脑脓肿

为化脓性细菌直接随异物或碎骨片进入脑内所致，也可继发于外伤性脑脊液漏。清创不彻底、不及时，有异物或碎骨片存留于脑内，可在数周内形成脓肿。

（四）隐源性脑脓肿

指临床上无法确定其感染源，可能为原发感染灶和脑内继发病灶均较轻微或机体抵抗力强，炎症得到控制，未被发现，但细菌仍潜伏于脑内，一旦机体抵抗力下降，即可发病。因此，这类脑脓肿实质上为血源性脑脓肿。

二、临床表现

（一）急性感染及全身中毒症状

一般发病急，出现发热、畏寒、头痛、恶心、呕吐、乏力、嗜睡或躁动、肌肉酸痛等，检查有颈部抵抗感，克氏征及布氏征阳性，周围血象增高。

（二）颅内压增高症状

颅内压增高症状可在急性脑炎阶段出现。随着脓肿形成和逐渐增大，症状也进一步加重，出现典型的颅内压增高表现。

（三）局灶定位征

根据脓肿病灶的部位、大小、性质不同可出现相应的神经定位体征。如累及主侧半球，可出现各种失语。如累及运动、感觉中枢及传导束，则产生对侧不同程度的中枢性偏瘫和偏侧感觉障碍，也可因运动区等受刺激而出现各种癫痫发作。影响视路可出现双眼不同程度的同向对侧偏盲。额叶受累常出现性格改变和记忆力障碍。小脑脓肿常出现水平性眼球震颤、共济失调、强迫头位、Romberg 征阳性等局限性体征。脑干脓肿可出现各种颅神经损伤和长束征的脑干损害特有的复杂征象。罕见的垂体脓肿可出现垂体功能减退等改变。非主侧半球的颞叶和额叶脓肿，则定位征不明显。

三、辅助检查

（一）外周血象

脓腔形成后，外周血象多正常或轻度增高。70%～90%脑脓肿患者红细胞沉降率加快。C反应蛋白增加，可凭此与脑肿瘤相鉴别。

（二）脓液检查和细菌培养

通过脓肿穿刺或手术摘除可以获得脓液，应立即送检，进行细菌培养和药敏试验。若行厌氧菌培养，送检的器皿或瓶子应密闭与空气隔绝送检。

耳源性脓肿多数为链球菌或变形杆菌为主的混合感染；鼻源性脑脓肿以链球菌和肺炎球菌为多见；血源性脑脓肿取决于其原发病灶的致病菌，胸部感染多属混合性感染；创伤性脑脓肿多为金黄色葡萄球菌；厌氧菌脑脓肿以链球菌居多，其次为杆菌和其他球菌。

（三）腰椎穿刺和脑脊液检查

腰椎穿刺可能会诱发脑疝，一般不做。若必须检查时，应缓慢释放少量脑脊液送检，术后患者要平卧 6 h，并给予脱水降压。脑脊液检查多显示白细胞增高，一般在 $50\sim100\times10^6/L$（$50\sim100$ 个/mm^3），蛋白也常升高，糖和氯化物变化不大或稍低。早期脑脓肿或脓肿接近脑表面或脑室时，脑脊液变化明显，若出现脓性改变则说明脓肿破溃。

（四）CT 扫描

脑脓肿的 CT 表现在脓肿的不同发展时期有不同的表现。急性脑炎期，病灶呈边缘模糊的低密度区，有占位效应，增强扫描低密度区不发生强化。脓肿形成后初期仍表现为低密度占位性病灶，但增强扫描在低密度周围可呈轻度强化，表现为完整的不规则的浅淡环状强化。脓肿壁完全形成后，其低密度边缘密度较高，少数可显示脓肿壁。增强扫描可见完整、厚度均一的"环状"强化，周围有明显不规则的脑水肿和占位效应，少数脑脓肿的增强环不均匀，或有结节状。

（五）MRI

急性脑炎期，仅表现为脑内不规则边界模糊的长 T_1、长 T_2 信号影，有占位征，此期须与胶质瘤和转移瘤相鉴别。增强扫描比 CT 扫描更能早期显示脑炎期。当包膜形成完整后，T_1 加权像显示高信号影，有时尚可见到圆形点状血管流空影。通常注射强化剂后 $5\sim15$ min 即可出现异常对比增强，包膜表现为边界清楚的高信号环状强化。延迟扫描增强度可向外进一步扩大，为脓肿周围血脑屏障的破坏所致。

四、诊断

根据病史、临床表现和辅助检查，一般可明确诊断。仔细询问病史十分重要，因为脑脓肿患者常有慢性中耳炎、乳突炎急性发作、鼻窦炎、胸部及肺部化脓性感染、细菌性心内膜炎、紫绀型先天性心脏病、皮肤疖肿及痈、骨髓炎、颅骨骨髓炎、败血症及脓毒血症等炎症病史，或开放性颅脑外伤，尤其有碎骨片或异物存留于脑内的患者。在此基础上经过一段潜伏期，患者出现化脓性恼炎的症状和体征，经抗生素等治疗，病情缓解后再次出现颅内压增高的征象和局灶定位体征，即应首先考虑脑脓肿的可能。进一步经过辅助检查，大多可明确病变的定位和定性诊断。

五、鉴别诊断

（一）化脓性脑膜炎

多起病急剧，体温较高，中毒症状和脑膜刺激征较明显，神经系统局灶体征不明显，脑脊液可呈脓性，白细胞增多明显，可发现脓细胞。主要与脑脓肿脑炎期相鉴别，有些患者早期几乎无法区别，鉴别诊断有赖于辅助俭查。

（二）硬脑膜下和硬脑膜外脓肿

两者可与脑脓肿合并存在，病程也与脑脓肿相似，硬脑膜外脓肿 X 线平片可发现颅骨骨髓炎。

（三）耳源性脑积水

慢性中耳炎、乳突炎引起的横窦栓塞导致脑积水，临床表现为病程较长，全身症状较轻，颅内压增高征象明显，但缺少神经系统局灶性体征，经药物抗炎、脱水多能缓解。

（四）颅内静脉窦栓塞

多见于慢性中耳炎、乳突炎等引起的静脉窦炎性栓塞，可出现全身感染症状及颅内压增高征，但无神经系统局灶体征。此病腰椎穿刺测压。行单侧压颈试验时病侧无反应，有助于诊断，但颅内压较高时应慎重进行。

（五）化脓性迷路炎

临床征象似小脑脓肿，如眩晕、呕吐、眼震、共济失调和强迫头位。本病眩晕较头痛严重，颅内压增高和脑膜刺激征皆不明显。经药物治疗数周多好转。

六、治疗

（一）急性化脓性脑炎和化脓阶段

1. 抗生素的应用

（1）抗生素经验性应用的基本原则：①应掌握常用抗生素的天然耐药谱。②经验性用药前，应力争采集标本送病原学检查。③经验性用药前，应尽快判断感染的性质。④对严重颅内感染应选择杀菌作用强的抗生素。⑤一旦获得药敏试验结果，应及时针对性用药。

（2）颅内细菌性感染的抗生素应用原则：①用药前必须进行脑脊液、血常规检查和细菌培养。②尽早开始经验性用药。③尽早根据细菌培养及药敏学结果调整用药。④选用易透过血脑屏障的杀菌药物。⑤用最大剂量的静脉给药。⑥疗程要根据病原菌不同而异。⑦耐甲氧西林金黄色葡萄球菌感染，应尽早应用万古霉素。

给药途径应采用分次静脉滴入，有时为了提高抗生素在脑脊液中的浓度，可同时鞘内给药。必须体温正常、脑脊液和血常规正常后方可停药。手术后抗生素的应用不应少于 2 周。

2. 脱水药物的应用

常用脱水药物有甘露醇、甘油溶液、速尿、利尿酸钠等，用药同时应注意补钾，注意肾功能、酸碱和水电平衡的检查。

3. 激素的应用

在应用抗生素的同时，也可应用肾上腺皮质激素，以改善和调整血脑屏障的功能，降低毛细血管的通透性，减轻脑脓肿周围的脑水肿。常用激素当前首选地塞米松，每日 10～20 mg，分 1～2 次静脉滴入或肌肉注射。视病情可加大剂量。用药时注意检查血糖。

4. 支持疗法和对症处理

注意营养和维生素的补充，注意水、电解质与酸碱平衡的调整。检查肝、肾等功能状况。病程长、全身情况较差者需适当输全血、血浆和蛋白以改善全身状况，增加抵抗力，为手术创造条件。如有高热，可物理降温；对并发癫痫者，应予以抗癫痫药物治疗。预防和治疗其他并发症。

（二）脑脓肿包膜形成阶段

脓肿包膜形成后，应在上述治疗的同时，尽早施行外科手术治疗，根据脓肿的类型、部位、病情及技术、设备等条件，综合分析，选择最佳的手术方式。

1. 手术方式

（1）脑脓肿穿刺术。适应证：①单发脓肿。②脓肿部位较深或位于语言中枢、运动中枢等重要功能部位。③病情危急，尤其已形成脑疝者，需迅速抽出脓液以缓解脑压。④年老体弱或同时患有其他严重疾病者，婴幼儿及一般情况较差的不能耐受开颅手术者。⑤先天性心脏病引起的脑脓肿。⑥中耳炎和乳突炎手术者，对同时患有颞叶或小脑脓肿的患者，可在手术同时行脓肿穿刺。⑦不适用于多发性或多房性脓肿或脓肿腔内有异物者，但必要时对多房和多发脓肿也可借助 CT 扫描和 MRI 扫描在立体定向引导下，分别进行穿刺，定位准确，效果更好。临床症状、体征消失，CT 显示脓肿缩小（直径＜1.5 cm）、皱缩，则说明脓腔已闭合，可停止穿刺，但临床还应定期随访半年至 1 年

（2）脑脓肿切除术。适应证：①脓肿包膜形成完好，脓肿位置表浅，不在功能区。②外伤性脑脓肿，脓肿腔内有异物或碎骨片等。③多房性脓肿和小脓肿。④脓肿包膜厚，先经穿刺抽脓或持续引流而脓腔不消失者，或经穿刺引流，效果不明显。⑤复发性脑脓肿，一般须手术切除，若患者情况差，亦可先穿刺抽脓，待病情好转后再采取手术切除。⑥脑脓肿破溃于脑室或蛛网膜下腔时，或出现急性脑疝，应急症行脓肿切除并尽量冲洗外溢的脓液。⑦急性脑炎期或化脓期，因颅内压增高引起脑疝，不论脓肿包膜是否形成，都须急症行开颅手术，清除炎性病灶及坏死脑组织，并放置引流。

对于位置深在的多发性或单发小脓肿以及年老体弱不能耐受手术者，可采用内科治疗，但必须密切观察，定期作神经系统检查和脑CT复查。抗生素应用时间应根据患者临床状况和CT表现而定。当脓肿体积显著缩小，抗生素静脉给药至少3周，以后改口服，直到CT证实脓肿完全消失为止。对结核性、真菌或阿米巴原虫性脑脓肿，应给予相应的药物治疗。

2. 并发症与后遗症

（1）术后复发：复发率为3.8%～16.7%。造成脑脓肿复发的因素有：①手术治疗不彻底，有残留的脓腔。②未发现的小脓肿。③原发病灶处理不彻底。④手术时脓液外渗，污染创口。⑤手术方式选择不恰当。

（2）并发症包括化脓性脑炎、脑室炎、脑膜炎、硬脑膜下腔积液、积脓、感染性颅内静脉窦血栓形成、细菌性心内膜炎、肺炎、化脓性关节炎、败血症、弥散性血管内凝血（DIC）及多脏器衰竭（MOF）等。

（3）后遗症常见的有症状性癫痫、脑积水，各种神经系统病残，如肢体瘫痪、失语等。

第二节　脑结核球

脑结核球又称脑结核瘤，是中枢神经系统结核病的表现形式之一。中国的发病率为0.65%～14%。可发生于任何年龄，但以30岁以下的青少年和儿童最多见。男女差别不大。

一、临床表现

（一）全身型

患者同时存在其他脏器的活动性结核病灶，表现为全身情况差、发热、盗汗、乏力、消瘦等。若为肺结核，可有咳嗽、咯血、胸痛等。其他如淋巴结肿大，甚至粟粒性结核伴结核性脑膜炎，此型少见，一般病情较重。

（二）局限性

无其他脏器明显活动性结核病灶，临床上以颅内病变为主。最常见的表现是颅内压增高和脑局灶性体征。颅内压增高表现为头痛、呕吐、视神经盘水肿。幕上半球病变以癫痫发作最为常见，尚可有偏瘫、失语、视力改变等。幕下病变可先出现颅内压增高症，儿童出现颅骨缝分离，并能引起不同的颅神经损害，主要是Ⅲ、Ⅴ、Ⅵ、Ⅶ神经损害，其次为Ⅸ和Ⅹ神经损害，随后出现眼震、共济失调、强迫头位等局灶症状。脑干病变可先出现颅神经功能障碍，以后出现交叉性瘫痪等。

二、辅助检查

（一）周围血象

多无异常，血沉可以增快。

（二）结核菌素皮试

多为阴性或弱阳性。

（三）X线平片

50%左右的患者有胸部结核病灶。头颅X线片多正常，有时可有多灶钙化点，小儿可显示颅内压增高症。

（四）腰椎穿刺

颅内压增高，脑脊液检查细胞数一般正常或仅少数轻度增多，蛋白含量增加，糖和氯化物正常或略低。多无炎性反应表现。脑脊液中极少发现结核分枝杆菌。若合并结核性脑膜炎，患者脑脊液检查可有相应的改变。

（五）CT扫描

1.早期渗出期

CT平扫显示局限性小盘状低密度病灶，周围脑水肿，无强化效应。

2.肉芽肿期和干酪化期

CT平扫显示病变呈圆形、椭圆形或分叶状等密度或稍高密度病灶，周围有脑水肿带；强化 CT 可呈均质增强或周边环形增强或混合性增强，环形有时呈串珠状，是本病的特征之一。结核球的均质性增强，中心如有钙化灶则称为"靶征"，也是结核球的典型特征。结核球钙化率 2%～60%。结核性脑脓肿时表现为中心低密度环形强化伴明显水肿。

（六）MRI 扫描

结核球在 T_1 加权像上为低或略低信号，在 T_2 加权像上大多信号不均匀，表现为低、等或略高信号；结核球中心干酪样坏死在 T_2 加权像上呈高信号，也可呈模糊不清的同心圆状分层像，周围包膜呈低信号，并有高信号的水肿带环绕，这种有水肿带包绕者，表明结核球尚未成熟；强化扫描多呈环状强化。

三、诊断

根据病史、临床表现和辅助检查，多可明确诊断。诊断要点是：①青少年儿童发病多见。②慢性病容。③有颅外结核史和活动性结核密切接触史。④颅内压增高表现。⑤有颅内占位性征象。⑥癫痫发作。⑦CT 和 MRI 的脑结核球的改变。

四、治疗

结核球的治疗原则是先采用药物治疗 4～8 周，再通过 CT 或 MRI 复查，若症状不改善，结核球不缩小，再考虑手术切除。

（一）药物治疗

脑结核球应首先采用药物治疗，多数情况下药物治疗的预后要好于手术治疗。在结核中毒症状明显、脑 CT 显示结核球是"未成熟型"或脑干结核球时，更应尽快采取抗结核治疗。抗结核药物的选择原则与结核性脑膜炎相同，即异烟肼、利福平、乙胺丁醇和链霉素联合应用，多数采用常规剂量。强化期 2～3 个月，总疗程 1.5 年左右，

有脑水肿和颅内压增高者，应尽早给予糖皮质激素和脱水剂，以减轻球周水肿，降低颅内压。一般与抗结核药同时应用。在糖皮质激素治疗过程中，个别病例在症状改善的同时，反而出现病

变体积增大，并伴有表浅淋巴结增大，称为"反常性膨胀"，出现这种情况时，治疗方案可以不变，只停用激素，但有时这种情况可持续 1 年左右。

CT 监测在药物治疗过程中十分重要。脑结核球在药物治疗后 6～8 周，CT 上才能发生改变，小病灶 8～10 周可以消失，大病灶需 8 个月～3 年才能消失，部分患者可遗留结核球体的钙化灶。CT 监测不仅可以了解治疗过程中病灶的变化，也能及时发现颅内并发症，指导调整用药。

（二）外科治疗

1. 手术方式

包括开颅病灶切除术、立体定向活检术和脑室－腹腔分流术。

（1）开颅病灶切除术。手术指征：①CT/MRI 检查显示结核球过大，且已成熟，药物治疗效果不佳者。②经 4～8 周的药物治疗，CT/MRI 扫描结核球不见缩小，症状依旧者。③颅内压明显增高，视力减退明显，有生命威胁者。④结核球造成梗阻性脑积水者。⑤癫痫频繁发作或肢体瘫痪，保守治疗无效者。⑥结核球干酪物液化形成脑脓肿，全身中毒症状明显者。

（2）立体定向手术通过立体定向手术活检，可排除误诊，明确诊断，及时治疗，故对诊断不明确或经 4～8 周治疗无效者皆可采用。

（3）脑室－腹腔分流术对脑结核球并发脑积水者，在治疗脑结核球的同时，可行脑室－腹腔分流术，以缓解颅内压增高。

2. 手术注意事项

（1）术前应至少抗结核治疗 2 周以上，以减少术后并发结核性脑膜炎的机会。

（2）术中力争完全整个切除结核球，以免分块切除引起结核杆菌扩散，导致并发结核性脑膜炎。

（3）对多发结核球者，可选择只切除引起颅内压增高者，对重要功能区可仅做活检，残余病变采用药物治疗。

（4）术中病巢部位可用链霉素 0.5 mg/mL 冲洗。

（5）皮层瘤体切除或炎症较明显者，术后应给予抗癫痫治疗。

（6）术后结核球患者应继续抗结核治疗 1～1.5 年。

第三节　脑真菌性肉芽肿

脑真菌性肉芽肿是一种深部真菌感染，属于颅内占位性病变。

一、临床表现

（一）年龄、性别

本症可发生于任何年龄，但 2/3 病例发生在 30～50 岁之间，男性多于女性。

（二）病程

本病多慢性或亚急性发展，病程数周至半年，偶有超过一年者，少数病例可有缓解和复发。

（三）症状、体征

大多数患者在原发病变症状尚不明显时，即出现神经系统症状。临床表现酷似颅内肿瘤，有颅内压增高和局灶性神经体征。患者一般有低热，首发症状多为头痛，伴恶心、呕吐，有颈项强直等脑膜刺激征，严重者可出现意识障碍，常伴因颅底蛛网膜粘连引起的交通性脑积水。

二、辅助检查

（一）腰椎穿刺和脑脊液检查

大多数脑脊液压力增高，可呈无色透明或黄色混浊状，白细胞增多，以淋巴细胞为主，一般在 $300 \times 10^6/L$ 以下，蛋白增高，糖和氯化物皆降低。脑脊液涂片，墨汁染色可找到隐球菌。补体结合试验和乳胶凝集试验，可测定患者脑脊液或血清中的抗原和抗体，如脑脊液中含抗原而无抗体，提示病变仍属活动期。

（二）CT 扫描

隐球菌脑膜炎可表现脑基底池模糊变形，不对称，强化明显，脑实质内肉芽肿呈等密度或高密度影，强化扫描表现为边界清晰的均匀强化结节，或呈不均匀性强化或环形强化，周围伴有脑水肿或不明显，有时伴有钙化。

（三）MRI

肉芽肿结节在 MRI 上表现为 T_1 加权像呈等或略低信号，T_2 加权像为等或略高信号病灶，周围可见脂样水肿带，病灶明显强化。

三、诊断

本病的重要诊断依据是脑脊液涂片染色、培养和接种或脑组织和肉芽组织标本的病理检查发现了病原菌。真菌皮肤试验阳性反应，其他器官、组织发现真菌感染等有辅助诊断价值、根据临床表现，起病缓慢，病程较长伴有脑膜刺激征、颅内压增高症等改变，结合其他辅助检查，可作出诊断。若脑脊液涂片找到真菌即可确诊。

四、治疗

（一）手术治疗

真菌感染一旦形成肉芽肿，则药物治疗难以消除，手术切除为主要手段，但手术前后都需要抗真菌药物治疗，并对原发感染灶进行系统治疗。

（二）药物治疗

目前治疗真菌的药物有两性霉素 B、氟康唑、氟胞嘧啶等。

对不同的真菌需用不同的药物，可以合并用药，如两性霉素 B 对隐球菌、球孢子菌、念珠菌等效果较好；制霉菌素对隐球菌、念珠菌等效果较好；克霉唑对念珠菌、球孢子菌等有效；两性霉素 B 和氟康唑合用治疗隐球菌致病疗效更佳；大剂量青霉素、林可霉素、氯霉素对放线菌感染有效。

两性霉素 B 仍是目前治疗中枢神经系统隐球菌感染的首选药物，首次剂量 1 mg/d，静脉滴入，注意本药禁溶于生理盐水中。以后根据患者的耐受性每日增加 2～5 mg，直至 1 mg/（kg·d），但浓度不能超过 0.1 mg/mL，每次静脉滴入的时间至少 6 h，并避光。新型隐球菌合成荚膜时需要硫胺，故应用两性霉素 B 治疗过程中避免使用硫胺，并注意低硫胺饮食 3 个月以上。由于本药不易透过血脑屏障，故常同时鞘内给药。

咪康唑为广谱抗真菌药，毒性低，较安全，可鞘内注射，一次用量为 20 mg，3～7 d 1 次。

5-氟尿嘧啶由于能通过血脑屏障，可与两性霉素 B 合用。两性霉素 B 的剂量为 0.3 mg/（kg·d）。两药合用不但可减少两性霉素 B 的毒性，还可减少耐药性。全疗程 6 周。此药的不良反应是抑制骨髓，一旦出现，则只能停用。

上述药物应用的期限要根据脑脊液常规、生化、涂片检查和培养结果决定是否停药。

第四节　脑蛛网膜炎

脑蛛网膜炎是一种继发于颅内非化脓性感染的组织反应性改变，以蛛网膜增厚、粘连和囊肿形成为主要特征。脑蛛网膜因浆液性炎症发生增厚、粘连和囊肿，引起对脑和颅神经的压迫和供血障碍。好发于中青年。

一、临床表现

（一）起病方式

可呈急性、亚急性和慢性起病。

（二）炎症表现

急性、亚急性的患者可有不同程度的发热、全身不适及脑膜刺激征等症状，慢性起病者炎症表现不明显。

（三）脑部受损表现

1. 视交叉区蛛网膜炎

视交叉区蛛网膜炎是颅底蛛网膜炎最常见的受累部位，表现为额部及眶后疼痛、视力视野障碍、视神经盘呈炎性改变、水肿、原发性或继发性萎缩，累及丘脑下部时可有垂体机能异常，如嗜睡、轻度尿崩、性功能减退等。多数颅内压正常。

2. 颅后窝蛛网膜炎

又分为3亚型。

（1）中线型：最常见，侵犯枕大池区，粘连阻塞中孔、侧孔或枕大孔，引起便阻性脑积水导致颅内压增高症，病程发展快，一般病情较重。累及延髓时可发生真性球麻痹。

（2）小脑凸面型：病程可达1~3年，表现为慢性颅内压增高症及小脑体征。

（3）桥小脑角型：出现桥小脑角综合征，如眩晕、眼震、病侧耳鸣、耳聋、周围性面瘫、颜面疼痛及感觉减退、共济失调等。如累及颈静脉孔区，可出现病变侧颈静脉孔综合征，即同侧舌咽、迷走及副神经受累。颅内压增高较少。病程较缓慢，可长达数年。

3. 大脑半球凸面蛛网膜炎

病变发展慢，可反复发作，可长达数月或数年，主要累及大脑半球凸面及外侧裂，表现为头痛、精神症状及癫痫发作。无或轻度偏瘫、偏侧感觉障碍及失语等。

4. 混合型

以上各型蛛网膜炎可混合存在，如大脑凸面、颅底和环池等也可广泛粘连，引起交通性脑积水，主要表现为颅内压增高症，局灶性体征不明显。

二、辅助检查

（一）腰椎穿刺

早期可压力正常，多数患者脑脊液压力有轻度升高，有脑积水者压力多显著增高。急性期脑脊液细胞数多稍有增加（$50\times10^6/L$以下），以淋巴细胞为主，慢性期可正常。蛋白定量可稍增高。

（二）CT扫描

可显示局部囊性低密度改变、脑室系统缩小、正常或一致性扩大。通过扫描可排除其他颅内占位性病变。

（三）MRI

对颅底、颅后窝显示比 CT 更清晰，排除颅内占位性病变有助于本病的诊断。

三、诊断

单独依靠临床表现诊断不易，须结合辅助检查，综合分析才能明确诊断。在诊断时，应了解患者是否有引起蛛网膜炎的原发病因如颅内外感染、颅脑损伤及手术、蛛网膜下腔出血等病史，症状常有自发缓解或在感冒、受凉和劳累时加重或复发，局灶体征轻微或呈多灶性、症状多变等特点。

四、鉴别诊断

（一）颅后窝中线区肿瘤

颅后窝中线型蛛网膜炎须与该区肿瘤相鉴别，包括小脑蚓部肿瘤、第四脑室肿瘤。该区肿瘤儿童多见，且常为恶性髓母细胞瘤，症状发展快、病情严重，可出现脑干受压征、小脑体征、脑积水及双侧锥体束征。

（二）桥小脑角区肿瘤

桥小脑角型蛛网膜炎应与该区肿瘤相鉴别，该区肿瘤多为听神经瘤、脑膜瘤及表皮样囊肿。如听神经瘤及脑膜瘤，可早期出现听神经损害症状，随后出现面神经、三叉神经及小脑损害症状；表皮样囊肿早期多出现三叉神经痛的症状颅骨 X 线片，听神经瘤可出现内听道口破坏与扩大，脑膜瘤可有岩骨破坏及钙化。CT 或 MRI 扫描可确定诊断。

（三）鞍区肿瘤

神经交叉部位的蛛网膜炎须与该区肿瘤相鉴别，该区最常见肿瘤为垂体腺瘤、颅咽管瘤及脑膜瘤。垂体腺瘤绝大多数早期出现内分泌障碍，眼底及视野改变比较典型；颅咽管瘤多见于儿童，X 线平片鞍上可有钙化；鞍结节脑膜瘤，表现为视神经慢性受压的视力减退和视野障碍，后期出现原发性视神经萎缩。这些病变经 CT 和 MRI 扫描，各有其特点，鉴别不难。

（四）大脑半球凸面肿瘤

大脑半球凸面蛛网膜炎与大脑半球表浅胶质瘤、血管瘤、转移瘤及结核球等病变相鉴别，这些病变绝大多数可通过 CT 或 MRI 扫描，作出明确诊断。

五、治疗

（一）非手术治疗

1. 抗感染治疗

可根据感染灶的部位和感染性质，选择恰当的抗生素治疗。对于结核引起的蛛网膜炎应常规给以抗结核药物治疗。激素也有明显的抗炎作用，并且对预防和治疗蛛网膜炎的粘连均有较好的疗效，尤其在蛛网膜炎的早期，在应用抗生素的同时，应给予激素治疗，包括适量鞘内应用地塞米松。

2. 降低颅内压力

根据颅内压增高的程度，选择口服或静脉应用脱水剂。重复腰椎穿刺。每次缓慢放液 10～20 mL，也有降低颅内压与减轻蛛网膜粘连的作用。

3. 其他药物

适当选择改善脑组织营养及血运的药物，如 ATP、辅酶 A、维生素 B6、维生素 C、烟酸、地巴唑、654-2、维脑路通等。

（二）手术治疗

1. 开颅蛛网膜粘连松解切除术

对颅后窝中线型蛛网膜炎有第四脑室正中孔和小脑延髓池粘连者，可手术分离、松解、切除，疏通正中孔，必要时可切开下蚓部，保证正中孔通畅。对脑桥小脑角和小脑半球的蛛网膜粘连和囊肿，可行剥离松解、切除。对于视交叉部位的蛛网膜炎，经非手术治疗效果不佳或病情恶化者，可开颅行粘连及囊肿分离，切除绞窄性纤维带和压迫神经的囊肿，有效率为 30%～40%，故术后仍应继续各种综合治疗。

2. 脑脊液分流术

对于枕大池广泛粘连，无法剥离，可试行第四脑室－枕大池分流术，或先行枕肌下减压术，最后再作脑室腹腔分流术。弥漫性蛛网膜炎导致梗阻性或交通性脑积水明显者，可行脑室－腹腔分流术。

3. 单纯蛛网膜囊肿切除术

适用于蛛网膜囊肿引起癫痫、颅内压增高或其他神经功能障碍者。

4. 腰椎穿刺

术后应反复腰椎穿刺释放脑脊液，并应用激素。每次 10～20 mL，亦可同时注入滤过氧或空气 10～20 mL。

第五节　脑囊虫病

脑囊虫病是猪囊尾蚴寄生于脑内引起的一种疾病。经多种途径进入胃的绦虫卵发育成囊尾蚴，经消化道穿出肠壁进入肠系膜小静脉，再经体循环和脉络膜到达脑膜、脑实质以及脑室内，形成脑囊虫病。约占全部囊虫病的 80% 以上。发病年龄以青壮年为主。男性多于女性。

一、临床表现

（一）癫痫

癫痫发作是脑囊虫病最常见的临床症状。出现率为 60%～80% 其发作的形式多为大发作、小发作、局限性发作、精神运动性发作等。机体对虫体反应强烈者，往往癫痫发作较频繁，甚至出现癫痫持续状态。头痛性癫痫、腹痛性癫痫、睡眠性癫痫等特殊类型的癫痫发作在脑囊虫病中也可见到。

（二）颅内压增高

表现为剧烈头痛、进行性加重，伴喷射性呕吐，眼底水肿等，可伴有癫痫、神经精神症状。第四脑室内囊虫病可出现强迫头位和颈强直，当变动头位时，游离的囊虫可突然阻塞脑脊液通路和刺激第四脑室底部，患者会出现剧烈眩晕和呕吐，甚至呼吸循环障碍，即 Brun's 综合征。

（三）精神障碍

多合并癫痫发作或颅内压增高。精神障碍呈进行性加重。主要表现为记忆障碍、思维和判断力障碍、性格改变和情感障碍等。有的表现为类似精神分裂症。轻者可仅有神经衰弱的症状。

（四）脑膜脑炎症状

主要表现为头痛、呕吐、脑膜刺激征及发热，还常同时有精神障碍、瘫痪、失语、癫痫发作、共济失调和颅神经麻痹。

（五）局限性神经体征

出现偏瘫、偏盲、失语等。

二、辅助检查

（一）实验室检查

血和脑脊液中囊虫抗体检测，阳性符合率可达 80%～90%。用单克隆抗体检测患者血及脑脊液中囊虫抗原，阳性率可达 90% 以上，敏感性高，特异性强，还可用于疗效判断。

（二）腰椎穿刺脑脊液检查

颅内压升高，脑脊液白细胞数明显增加，且嗜酸性粒细胞数显著增高。

（三）CT 扫描

各期的 CT 表现如下内容。

1. 活动期

（1）脑实质内脑囊虫大多呈圆形囊性病变，其囊内头节呈偏心的小点状，附在囊壁上，周围无水肿或轻度水肿，增强扫描囊壁和囊内头节可轻度强化或不强化。

（2）多发性小囊是脑囊虫病的典型 CT 表现之一。

（3）脑室内活囊虫呈囊状，表现为脑室扩大积水，其内可见小结节样等或高密度头节。

2. 退变死亡期

（1）脑实质内广泛性低密度恼水肿，有占位效应，增强扫描囊壁明显强化，可呈环状强化或结节状强化，强化环的厚度较囊虫活动期明显增宽。

（2）多发结节状或环状强化是脑囊虫病典型 CT 表现之一。

（3）脑室系统内囊虫死亡后，囊体增大可引起占位效应。

3. 非活动期

（1）囊虫死亡后发生钙化，CT 呈点状高密度钙化灶。

（2）位于蛛网膜下腔者引起蛛网膜肥厚、粘连，可伴有脑积水。

4. 混杂期

活动期、退变死亡期、非活动期的囊虫表现混杂存在。

（四）MRI

各期的 MRI 表现如下内容。

1. 活动期

T_1 加权像囊虫呈圆形低信号，头节呈点状高信号；T_2 加权像囊虫呈圆形高信号，头节呈点状低信号。

2. 退变死亡期

局灶性脑水肿的表现，即 T_1 加权像水肿区呈低信号，内有高信号环、高信号结节；T_2 加权像则水肿区呈高信号区，内有低信号环、低信号结节（称"白靶征"）。可见脑积水征。

3. 非活动期

脑囊虫死亡后钙化，MRI 呈低信号或无信号，有脑萎缩表现。

4. 混杂期

患者同时存在上述 3 期表现。

三、诊断

根据病史、癫痫发作、头痛、精神障碍等临床表现，结合脑 CT 和 MRI 的特征性表现，诊断不难。如有皮下结节，可活检证实。诊断依据包括：①有便绦虫史和食糜猪肉史。②具有中枢神经系统症状和体征。③活检及病理证实为囊性结节。④囊虫免疫学检查阳性。⑤脑脊液压力增高，嗜酸性粒细胞数增多。⑥头颅CT 及 MRI 扫描符合囊虫改变。⑦脑电图异常。

诊断标准：①有癫痫、颅内压增高、精神障碍等症状与体征，除外其他疾病。②脑脊液囊虫免疫学试验阳性。③头部 CT/MRI 显示有典型的囊虫改变。④病理证实皮下结节为猪囊尾蚴或眼内、肌肉内发现囊虫，或血囊虫免疫学试验阳性。⑤脑脊液细胞增多或蛋白增高或找到嗜酸性粒细胞。⑥头颅 X 线显示多个典型囊虫钙化影。

具备上述前三项中二项者，即可诊断；如果不具备上述②和③条，则应具备后三项中二项，才可诊断为脑囊虫病。

四、治疗

（一）药物治疗

1. 驱绦治疗

应尽早彻底驱绦治疗。常用的药物为氯硝硫胺（灭绦灵），硫双二氯酚（吡丁）及槟榔、南瓜子等。

2. 抗囊治疗

（1）吡喹酮：适用于颅内囊虫弥散甚至密集分布，颅内压增高者。①常用剂量 30 mg/（kg·d），6～14 d 1 疗程，间隔 2～3 个月根据患者的病情及杀虫反应情况，酌情给予 30～50 mg/（kg·d），6～14 d 1 疗程。常用剂量适宜于颅内囊尾蚴散在分布。如自体感染者需服用 3 个疗程。②剂量递增疗法为第 1 疗程按 10 mg/（kg·d），6～14 d 1 疗程，间隔 2～3 个月后再按常用剂量治疗，直至达到 50 mg/（kg·d），6～14 d 1 疗程，一般须 4～5 个疗程。

（2）阿苯达唑：主要适用于重度感染高颅压患者。年老体弱不宜接受吡喹酮治疗的患者。常用剂量为 20 mg/（kg·d），12 d 1 疗程，根据感染程度，需 3 个疗程。每疗程间隔 2～3 个月。

（3）联合用药对少数有可能产生抗药者，可先采用阿苯达唑，后接服吡喹酮剂量递增疗法。

3. 对症治疗

在抗囊治疗之前，存在明显颅内压增高、癫痫频繁发作、精神异常者，应采取降颅压、抗癫痫、抗精神病等对症治疗。在抗囊治疗中还须继续降颅压、抗过敏治疗。

（二）手术治疗

手术的目的是为了摘除脑室内的囊虫、解除脑积水或缓解高颅压危象，给抗囊药物提供机会和保障。手术治疗只是一种辅助治疗手段，手术前后的抗囊治疗才是治愈脑囊虫病的关键。常用的手术方式如下内容。

1. 双颞肌下去骨瓣减压术

适用于脑实质囊虫、颅内压超过 2.94 kPa、眼底水肿、出血、视力急骤减退经内科大剂量脱水药物和激素治疗效果不明显或颅内压有继续升高者以及出现高颅压危象危及生命者。

2. 脑脊液分流术

适用于有梗阻性脑积水或交通性脑积水的患者。

3. 脑室内囊虫摘除术

适用于脑室囊虫体积大或引起脑积水。

参考文献

[1] 雷霆.临床医师诊疗丛书神经外科疾病诊疗指南[M].北京:科学出版社,2017.

[2] 罗玉敏,冯娟,朱君明.神经系统疾病动物模型[M].北京:中国医药科技出版社,2017.

[3] 张亚卓.内镜神经外科学[M].北京:人民卫生出版社,2017.

[4] 温秀玲.脑科疾病的防治指南[M].北京:人民卫生出版社,2017.

[5] 姚晓腾.神经外科诊疗及临床应用技术[M].西安:西安交通大学出版社,2015.

[6] 耿凤阳,赵海康,张玉定.临床神经外科诊疗技术[M]上海:上海交通大学出版社,2015.

[7] 来怡农.神经外科疾病临床诊疗与康复治疗[M].北京:科学技术文献出版社,2015.

[8] 孙涛,王峰.神经外科与癫痫[M].北京:人民军医出版社,2015.

[9] 王其瑞.临床神经外科诊疗精粹[M].西安:西安交通大学出版社,2015.

[10] 李联忠.颅内压增高症影像诊断[M].北京:人民卫生出版社,2016.

[11] 戴建平.中华临床医学影像学神经分册[M].北京:北京大学医学出版社,2016.

[12] 朱丹.癫痫的诊断与治疗临床实践与思考[M].北京:人民卫生出版社,2017.

[13] 闫素英.癫痫与帕金森病用药咨询标准化手册[M].北京:人民卫生出版社,2016.

[14] 石祥恩,钱海.显微神经外科解剖与手术技术[M].北京:科学普及出版社,2017.

[15] 龚会军.简明神经外科手册[M].昆明:云南科技出版社,2016.

[16] 许加军.神经外科疾病诊疗策略[M].长春:吉林科学技术出版社,2016.

[17] 孙泽林.实用神经外科诊疗与重症救护[M].长春:吉林科学技术出版社,2016.

[18] 赵德伟,陈德松.周围神经外科手术图解[M].沈阳:辽宁科学技术出版社,2015.

[19] 曹元江.神经外科诊疗学[M].长春:吉林科学技术出版社,2015.

[20] 赵晓平.神经外科研究与实践[M].西安:西安交通大学出版社,2017.

[21] 刘玉峰.神经外科疾病的诊疗[M].昆明:云南科技出版社,2016.

[22] 孙泽林.神经外科基础与手术精要[M].长春:吉林科学技术出版社,2016.

[23] 陈金宝,包义君.临床人体解剖图谱神经外科分册[M]上海:上海科学技术出版社,2016.

[24] 徐晓胜著.神经外科常见疾病诊疗常规[M].长春:吉林科学技术出版社,2016.

[25] 蔡艳,张熙,权俊杰.神经外科术后感染患者万古霉素脑脊液穿透率测定及相关因素分析[J].中华医院感染学杂志,2016,26(24):5628-5631.

[26] 周秋锋.浅谈神经外科术后颅内感染患者的抗生素使用[J].中国继续医学教育,2016,8(23):139-140.

[27] 牛向阳.右美托咪啶在功能神经外科手术麻醉中的应用[J].环球中医药,2015,0(S2):246-300.

[28] 郭黎,郭晓兰,邓健康.神经外科病房404株鲍曼不动杆菌的耐药性分析[J].国际检验医学杂志,2016,37(13):1762-1764.